CARL AUER

PETER R. BREGGIN

GIFTIGE PSYCHIATRIE

TEIL 2

Was Sie über Psychopharmaka und Biologie bei „Angst", „Panik", „Zwang", „Eßstörungen", „Sucht" und kindlichen „Verhaltensauffälligkeiten" wissen sollten!

Übersetzt aus dem Amerikanischen von
Christel Rech-Simon

Übersetzt aus dem Amerikanischen von Christel Rech-Simon
Über alle Rechte der deutschen Ausgabe verfügt Carl-Auer-Systeme
Verlag und Verlagsbuchhandlung GmbH; Heidelberg
Fotomechanische Wiedergabe nur mit Genehmigung des Verlages
DTP-Management: Peter-W. Gester
Satz: Drißner-Design u. DTP, Meßstetten
Umschlag: WSP Design, Heidelberg
Printed in Germany 1997
Gesamtherstellung: Druckerei Kösel, Kempten

Erste Auflage, 1997

Die Deutsche Bibliothek – CIP-Einheitsaufnahme

Breggin, Peter Roger:
Giftige Psychiatrie / Peter R. Breggin. Übers. aus dem Amerikan. von
Christel Rech-Simon. – Heidelberg: Carl-Auer-Systeme, Verl. und
Verl.-Buchh.
Einheitssacht.: Toxic psychiatry <dt.>

Teil 2 : Was Sie über Psychopharmaka und Biologie bei „Angst“, „Panik“,
„Zwang“, „Eßstörungen“, „Sucht“ und „kindlichen
Verhaltensauffälligkeiten“ wissen sollten! – 1. Aufl. – 1997
ISBN 3-931574-38-5

Die Originalausgabe dieses Buches ist unter dem Titel
„Toxic Psychiatry“ bei St. Martin's Press, New York erschienen.

Warnung

Die meisten psychiatrischen Medimamente dürfen nicht unvermittelt abgesetzt werden!

Die Einnahme der meisten psychiatrischen Drogen ist weit gefährlicher als man sich klarmacht. Aber sie können auch eine Gefahr darstellen, wenn ihre Einnahme zu plötzlich beendet wird. Wie in diesem Buch beschrieben, haben die meisten eine suchterzeugende Wirkung. Sie können Entzugserscheinungen hervorrufen, die emotional und körperlich belastend und manchmal lebensbedrohlich sind. Zu den Drogen, die Entzugserscheinungen auslösen können, gehören Neuroleptika oder Antipsychotika wie Haloperidol oder die Phenothiazine, Antidepressiva wie Imipramin oder Amitriptylin, Stimulantien wie Methylphenidat, Tranquilizer wie Diazepam und verschreibungspflichtige Beruhigungs- und Schlafmittel.*

Der Ausstieg aus psychiatrischen Drogen sollte langsam erfolgen und unter fachlicher Leitung stehen.

Kein Buch kann individuelle medizinische oder psychologische Fürsorge ersetzen. Aber es ist wichtig, eine Art der Hilfe zu finden, die mit der eigenen Philosophie vereinbar ist. Das Ziel dieses Buches ist es, eine psychosoziale Sichtweise darzustellen. Es kann nicht als Handbuch für die Behandlung verwendet werden.

* Anm. d. dt. Hrsg.: Die Markennamen, unter denen die hier angeführten Stoffe auf dem deutschen Markt verkauft werden, sind in den jeweiligen Kapiteln bei der Diskussion ihrer Wirkungen aufgeführt. Am Ende des Buches findet sich ein Register der besprochenen Stoffe und Medikamente.

Inhalt

Teil II : Frauen, Kinder, Obdachlose und der psychopharmazeutische Komplex 84

5 Die Unterdrückung von leidenschaftlichen Gefühlen bei Frauen 152

6 Die Psychiatrie und der psychopharmazeutische Komplex 189

Vorwort zur deutschen Ausgabe

von Fritz B. Simon

Im ersten Band von *Giftige Psychiatrie* hat sich Dr. Peter Breggin kritisch mit den biologischen Theorien und Therapien der sogenannten „großen" psychischen Störungen (*Schizophrenie, manisch-depressive Erkrankung* und *endogene Depression*) auseinandergesetzt. Es sind Symptombilder, die üblicherweise von Fachärzten für Psychiatrie behandelt werden. In seiner Einschätzung der wissenschaftlichen Fundierung der biologischen Ansätze der Psychiatrie kommt Dr. Breggin zu keinem sehr schmeichelhaften Urteil. Ein großer Teil der Studien, die zur Begründung dieser Ansätze herangezogen werden, sind methodisch höchst fragwürdig. Dasselbe gilt für die Untersuchungen, welche sich mit der Wirksamkeit von Psychopharmaka beschäftigen. Breggins Warnung gilt dabei vor allem den schädlichen Nebenwirkungen einer längerfristigen Medikation.

Dieser zweite Band von *Giftige Psychiatrie* (er kann unabhängig vom Band 1 gelesen werden) ist zunächst den sogenannten „kleinen" psychischen Störungen gewidmet, den *Angstzuständen, Panikattacken, Depersonalisationserfahrungen, Zwängen, Süchten* und *Eßstörungen*. Sie werden im allgemeinen von Psychiatern oder aber Psychotherapeuten behandelt. Auch wenn hier die Vorherrschaft der biologischen Ansätze nicht so stark ist wie bei den „großen" Störungen, werden doch Hunderttausende von Patienten ausschießlich medikamentös behandelt. Nur ein kleiner Teil von ihnen landet schließlich bei einem Psychotherapeuten. Deshalb ist es auch hier angebracht, sein kritisches Augenmerk auf die biologischen Theorien und Therapien zu richten. Der Autor warnt hier speziell vor den abhängigkeitserzeugenden Wirkungen der Tranquilizer.

Ein weiterer Bereich, den Breggin ausführlich analysiert, ist der Umgang mit Verhaltensauffälligkeiten von Kindern und die große Gefährdung von Frauen, als psychisch krank abgestempelt zu werden.

Kinder bekommen in der (kinder-)psychiatrischen Praxis diagnostische Etiketten wie *Hyperaktivität, Aufmerksamkeitsstörungen, Lernstörungen* u. ä. aufgeklebt. Und auch sie werden zu einem großen Teil medikamentös behandelt. Dabei wird das Kind diagnostisch vom sozialen Umfeld isoliert, von dem, was in der Familie und der Schule vor sich geht. Eine solche Sichtweise führt zur Pathologisierung der Kinder und bildet nur zu oft den Ausgangspunkt für eine Patientenkarriere. In ähnlicher Weise laufen auch Frauen größere Gefahr als Männer, pathologisiert zu werden. Interaktionsprobleme in Familie und Paarbeziehung werden nur zu häufig ursächlich einseitig den Frauen zugeschrieben, weil sie ihre aktuellen Gefühle klarer ausdrücken und sich insofern, gemessen an den herrschenden Normen unserer Gesellschaft, in ihrem Verhalten weniger angepaßt zeigen.

Biologische Erklärungen entlasten – hier wie auch sonst – alle Beteiligten, einschließlich der Patienten und Patientinnen, von Schuld und Veränderungsforderungen. Wenn die Ursache für psychische und interaktionelle Probleme in der Biologie zu finden ist, dann kann auch nur der Arzt helfen. Dies mag einer der Gründe sein, warum biologische Konzepte bei Ärzten so beliebt sind: Zum einen ist es meist das einzige, was sie während ihrer Ausbildung gelernt haben, und zum anderen werden sie bei solch einer Sichtweise unersetzbar. Den Patienten und ihren Angehörigen wird damit suggeriert, sie hätten keine Chance, ihre Situation selbst zu verändern.

Daß in den Psychiatrien der Universitäten überwiegend biologische Konzepte vertreten werden, hat noch andere Gründe, die Peter Breggin am amerikanischen Beispiel ebenfalls analysiert: die enge Verzahnung von Psychiatrie und psychopharmazeutischem Komplex. Auch hier belegt er sehr erhellend und desillusionierend, daß im Bereich der Psychiatrie von der Unabhängigkeit der Wissenschaften nicht die Rede sein kann. Zwischen der forschenden (universitären) Psychiatrie und der Pharmaindustrie bestehen massive finanzielle Abhängigkeiten. Dies ohne kollegiale Rücksichten offenzulegen, ist zweifellos eines der großen Verdienste des Autors.

Es ist nur konsequent, wenn Peter Breggin diesen von ihm so massiv kritisierten biologischen Ansätzen psychosoziale Erklärungs- und Therapiemodelle entgegensetzt. Hier mag der Leser, der nach Alternativen sucht, Anregungen finden.

Dem Buch ist eine breite Leserschaft zu wünschen, damit unter Patienten wie unter psychiatrischen Fachleuten die Diskussion über die Richtung, in welche die Psychiatrie sich entwickelt, wieder verstärkt in Gang kommt. Nur dann ist zu hoffen, daß erneut finanziell und personell Anstrengungen zur Weiterentwicklung der Alternativen zur biologischen Psychiatrie unternommen werden.

Priv.-Doz. Dr. Fritz B. Simon
Facharzt für Psychiatrie
Facharzt für Psychotherapeutische Medizin

Teil I

Das Überwältigtsein von „Angst“ und die Tranquilizer

Kapitel 1

Die Überwältigung durch Angst verstehen: Panikattacken, Depersonalisation, Phobien, Zwangsvorstellungen und Zwänge, Süchte und Eßstörungen

„Menschen möchten ihre feste Ordnung; nur wenn sie die nicht haben, gibt es Hoffnung für sie ... Wer nicht jeden Tag eine Furcht überwindet, hat die Lektion des Lebens nicht gelernt."

Ralph Waldo Emerson (1981)

„Segne dein inneres Unbehagen als ein Zeichen, daß noch Leben in dir ist."

Dag Hammarskjold (1956)

„... Angst hat für das Überleben nicht mehr Wert als ein Spannungskopfschmerz. Ihre Beseitigung wird ein Segen sein."

Donald W. Goodwin, biologischer Psychiater (1986)

„Rana Lee erinnert sich an die Zeit, als sie ihren Arzt aufsuchte, weil ihr Mann sie schlug. Der Arzt, erzählte sie dem Kongreßausschuß, ‚verschrieb 10 Milligramm Valium, dreimal täglich, um mich zu beruhigen. Er verschrieb es fünf Jahre lang, ohne eine einzige Frage zu stellen.'"

Washington Post Health, 3. Januar 1989

In ihrer Bemühung, neue Märkte zu eröffnen, hat die organisierte Psychiatrie Angst zum Thema ihrer Werbekampagnen der 90er Jahre gemacht.[1] Schätzungen aus „offiziellen Quellen" wie dem National Institut of Mental Health (NIMH) haben Angst zum Gesundheitsproblem Nummer eins in Amerika erklärt. Acht Prozent der Bevölkerung seien betroffen. Drei Millionen Amerikaner sollen unter Panikattacken und wiederholten Anfällen von Angst leiden, elf Millionen unter Phobien, Zwängen und Zwangsvorstellungen sowie chronischen Ängsten und Befürchtungen unterschiedlichen Ausmaßes. Die „Aufklärungskampagne" des NIMH definiert Angst als einen Krankheitszustand und befürwortet Medikamente als Behandlung.[2]

Die Evolution einer „Panikstörung"

Nach der Entscheidung, ihren Mann zu verlassen, begann Alice eine Psychotherapie. Als Frau in den Dreißigern mit zwei kleinen Kindern und einem kleinen Geschäft, das sie knapp ernährte, war sie all den Ängsten gegenüber empfänglich, die Trennung und Scheidung so mit sich bringen.

Eines Nachmittags, wenige Wochen, nachdem sie mit der Therapie angefangen hatte, erlebte sie in der U-Bahn auf dem Weg zu ihrem Scheidungsanwalt einen plötzlichen Anfall von Übelkeit. Sie hatte „Hitzewellen" und dachte zunächst: „Das sind die ersten Anzeichen der Menopause." Als sie an der nächsten Haltestelle aus der Bahn ausstieg, fühlte sie sich sofort besser. Zu ihrer großen Bestürzung fing es in dem Augenblick, als sie in die nächste Bahn stieg, wieder an. Während ihrer ersten Panikattacke empfand Alice starke Angst, sie zitterte, fühlte sich klamm und fürchtete, daß „etwas absolut Schreckliches passiert". Für einen Moment war es ein Gefühl, als würde sie irgendwie vernichtet. In den folgenden Episoden konzentrierte sie sich zunehmend auf ein Thema – ihre Angst, sich in der Öffentlichkeit zu übergeben. Mit Humor beschreibt Alice im Rückblick, wie diese Furcht ihr Realitätsgefühl verzerrte. Sie schaute sich im U-Bahnwagen um und sah nichts anderes als „teure Kamelhaarmäntel – ein Meer von Kamelhaarmänteln", alles mögliche Ziele ihres Brechreizes.

Innerhalb kurzer Zeit begannen ihre Angstattacken in vielen anderen öffentlichen Orten auszubrechen, angefangen vom Kaufhaus bis zur Kirche. Sie kaufte immer nur ein paar Sachen auf einmal, um an der Expresskasse (für Kunden mit wenig Waren) bezahlen zu können.

In der Zeit ihres Lebens, als die Panikattacken begannen, hatte Alice große Angst, allein zu sein. „Ich hatte das Gefühl, anders als alle anderen zu sein. Alle anderen sahen zufrieden und glücklich aus, als wären sie normal. Mein Leben war anders – isoliert und einsam."

In der Therapie versuchten wir gleich von Beginn an zu verstehen, was vor sich ging. Wir waren uns darüber einig, daß es von großer Bedeutung war, daß die erste Episode auftrat, als sie auf dem Wege zu ihrem Anwalt war, um mit ihm die bedrohlichsten Aspekte ihres Lebens zu diskutieren: den Konflikt mit dem von ihr getrennt lebenden Ehemann. Wir sprachen darüber, wie schwer es im allgemeinen für Frauen ist, für sich selbst einzutreten. Ich ermutigte sie, das Problem im Kontext von Frauenfragen zu sehen. Sie lernte mit der Angst umzugehen, indem sie sie in Befürchtungen umwandelte, die sie bewältigen konnte, wie beispielsweise: „Ich fürchte mich davor, mit meinem Mann zu tun zu haben, aber ich habe einen guten Plan und einen guten Anwalt, der mir hilft." Sie war mehr und mehr in der Lage, ihre Befürchtungen, die unter der anscheinend irrationalen Angst lagen, zu identifizieren und dann Lösungen der Probleme zu entwickeln und durchzuführen. „Statt deinen Kopf zu verlieren, wenn die Angst anfängt", empfahl ich ihr, „werde so rational, wie du kannst, und konzentriere dich auf die realen Probleme".[3]

Weil Alice sich so „anders" als andere Leute fühlte, sprachen wir darüber, wie natürlich es ist, während der Zeit einer Trennung und Scheidung eine Anzahl von „Symptomen" zu entwickeln. Ich sagte ihr, daß ich noch keine Person kennengelernt hätte, die sich während dieser Zeit nicht so gefühlt habe, als sei sie im Abseits. Ich teilte ihr meine eigenen persönlichen Reaktionen während meiner Trennung und Scheidung mit, und wir lachten zusammen über die anscheinend irrationale Art des Menschen, auf Belastungen zu reagieren.

Im Rückblick hielt Alice es für besonders wichtig, daß ich sie nie so behandelte, als hätte sie eine Geisteskrankheit. Als sie einer engen Freundin über ihre Angstanfälle erzählte, platzte die Frau im Gegensatz dazu heraus: „Du wirst doch nicht eine von „denen" werden?" Das „denen" bezog sich auf Leute, die als Beispiele für „Panikstörungen" in einem Fernsehbericht über die neuesten psychiatrischen Angsttheorien gezeigt wurden. Daß sie eine psychiatrische Diagnose haben könnte, war beängstigend. Es ließ Alice denken, sie sei nicht normal. Sie erklärte mir: „Aber sie haben bewirkt, daß ich mich wie ein normaler Mensch fühle, der eine schwere Zeit durchmacht. Das bedeutet mir viel."

Wir sprachen über Panikattacken als ein Zeichen, daß das Leben einen überwältigt, und wir arbeiteten besonders daran, wie sie alle Belastungen in ihrem Leben erledigen kann, indem sie sich in ihrem Beruf weiterentwickelt, finanzielle Quellen für den Notfall findet und ein Netzwerk schafft, das ihr mit den Kindern hilft und ihr soziales Leben erweitert. Wir sprachen auch über ihre Empfindlichkeit gegenüber der Angst, die aus Erfahrungen in ihrer Kindheit entstanden ist.

Innerhalb von ein paar Monaten waren die Panikattacken vollständig abgeklungen. Alice datiert den Wendepunkt auf den Abend, an dem sie Warren traf, einen Mann, der sofort freundlich, sanft und fürsorglich auf sie wirkte. „Nach meiner ersten Nacht mit Warren", erinnert sie sich, „fühlte ich mich sehr viel besser, und die Attacken fingen gleich an nachzulassen." Indem sie viele ihrer Ängste überwand, lernte sie auch ihr Geschäft zu fördern, und bald konnte sie Geld auf ihr Sparkonto legen. „Es war die Veränderung meiner Lebensumstände, was am meisten geholfen hat", sagte sie kürzlich. „Die Therapie hat dabei geholfen, mir zu zeigen, wie ich meine Verhältnisse ändern kann – wie ich besser für mich sorgen kann, wie ich Leute erreichen kann, wie ich mich und meine Fähigkeiten im Geschäft vermarkten kann."

Die Therapie half auch, indem sie ihr den Mut gab, „niemals aufzugeben, die Dinge zu erledigen", egal wieviel Angst sie bekam. Ich hatte ihr gesagt, daß ihre Panikattacken wie wilde Tiere seien – wenn du ihnen in dem Moment nachgibst, in dem sie dich bedrohen, werden sie wilder und wilder. Unsere gemeinsamen Gespräche ermutigten sie, sich wie „ein Mitglied der menschlichen Rasse" zu fühlen.

„Wenn mir das noch einmal passiert", sagte Alice, „werde ich darüber nachdenken, was ich verändern muß – was ich in meinem Leben für mich selbst tun muß. Ich glaube nicht, daß das alles eine chemische Sache ist. Ich glaube nicht, daß meine Chemie sich an jenem Tag in der U-Bahn veränderte." Im Rückblick schienen ihre Panikattacken wie „die Zusammenballung der Panik eines ganzen Jahres", ausgelöst durch die Trennung und Scheidung.

Angst, Schuld und Scham

Wie eine Person mit Angst umgeht, kann den Lauf ihres Lebens bestimmen. Leute, die „alles tun", um Angst zu vermeiden, werden oft zu hilflosen Vermeidern des Lebens überhaupt. Leute, die trotz Angst willens sind zu denken und zu handeln, Leute, die der Angst, als etwas, das verstanden und überwunden werden muß, ins Gesicht sehen, werden wahrscheinlich viele Herausforderungen des Lebens bewältigen. Weil Angst ein Signal der Überwältigung ist, ist sie nicht etwas, was man loswerden muß, sondern etwas, das verstanden und dann durch persönliches Wachstum und Veränderung überwunden werden muß.

Ich verstehe die verschiedenen negativen, selbstvernichtenden Gefühle – Schuld, Scham und Angst – als ein Ankämpfen gegen die Angst und Hilflosigkeit, die in der Kindheit erlebt wurden.[4] Bei der Diskussion der sogenannten Schizophrenie stellten wir fest, daß Scham sich auf unsere Gefühle von Machtlosigkeit, Schwäche und Sprachlosigkeit konzentriert. Wenn wir beschämt oder gedemütigt sind, fühlen wir uns als Opfer von Mächten, die größer sind als wir selbst. Im Vergleich zu anderen führen wir uns wie ein „Nichts", wie eine „totale Null". Wir werden gegenüber jeder an uns gerichteten Kränkung sehr empfindsam und verwundbar. Bei der Diskussion der Depression stellten wir fest, daß sich Schuld auf die Gefühle, schlecht zu sein, konzentriert – unsere Macht, anderen Verletzungen und sogar Böses zuzufügen. Schuldgefühle richten sich eher auf uns selbst als auf andere. Die Wut wird eher nach innen als nach außen gerichtet. Wir suchen in unserem Inneren nach irgendeinem Zeichen, daß wir böse sind. Bei der Angst neigen wir nicht dazu, jemanden oder etwas zu beschuldigen, und wir haben keinen Ort, auf den wir unsere Aufmerksamkeit oder unsere Wut richten. Statt dessen brechen wir in einer „Weiß-von-nichts"-Hilflosigkeit zusammen, ein reines Überwältigtsein ohne nennbare Ursache für das Problem. Mit anderen Worten, Angst ist ein überwältigender emotionaler Tumult, eine Überrumpelung oder Verwirrung, für die wir keinen Grund finden können. Weil wir keine Vorstellung davon haben, was los ist, können wir überhaupt nicht handeln.

Zuallererst muß die verängstigte Person jedes Quentchen Willenskraft aufbringen, um die rationale Kontrolle wiederzugewinnen und ihre Aufmerksamkeit darauf zu konzentrieren, über ihre Hilflosigkeit hinwegzukommen.

Es ist wichtig, niemals zuzulassen, daß die Angst zur Motivation für unsere Wahlmöglichkeiten wird oder unsere Handlungen kontrolliert. Wenn die Angst uns Bedingungen diktiert, wird unser Leben wirklich eingeengt. Wir sollten die Angst statt dessen vertreiben und entschärfen, indem wir verstehen, wo sie herrührt, während wir unser Leben mit vertrauenswürdigeren Werten wie Vernunft und Liebe führen. Wenn es um eine Angst geht, die den Verstand betäubt, ist es besonders nützlich, den Schwerpunkt der Aufmerksamkeit darauf zu richten, rational zu bleiben und alle realen Bedrohungen zu erkennen. Ziel ist es, die hilflose Verwirrung und das „Keine-Ahnung-Haben" zu beheben und durch bewußte, funktionierende Prinzipien zu ersetzen.

Melissas Triumph über die Angst

Melissa, 25 Jahre alt, hatte eine Ausbildung in Buchführung und arbeitete als Hilfsbuchhalterin, eine Arbeit, die sie langweilig fand und die keine Aussichten für die Zukunft bot. Sie hatte einen Freund, einen Alkoholiker, der ihr wenig Liebe und keine Sicherheit gab. Ihre wahre Liebe gehörte den experimentellen Naturwissenschaften, aber denen kam sie nur in ihrer Freizeit ein wenig nahe, wenn sie sehnsuchtsvoll in die Zeitschriften *Scientific American* oder *Science News* schaute.

Melissa hatte ihrem ersten Psychiater erzählt: „Ich sitze an meinem Schreibtisch in der Bibliothek, und ganz plötzlich habe ich Todesangst. Ich muß aufstehen. Ich muß von diesem ganzen Gebäude wegkommen. Aber natürlich kann ich das nicht. Ich arbeite dort.

Manchmal versuche ich, mich für einen Moment im Archiv zu verstecken. Aber es ist ganz egal, was ich mache. Ich fange an, schneller zu atmen, und ich kann meinen Atem nicht drosseln. Wenn ich versuche aufzustehen, sehe ich Flecken und fange an in Ohnmacht zu fallen."

Sie erklärte, die Panikattacken könnten sie überall überfallen, und deshalb hätte sie begonnen, ihr Leben einzuschränken. Das ging seit Monaten so, und ihr Körper zeigte Anzeichen von chronischem Streß: Kopfschmerzen, Rückenschmerzen, im Gesicht durch das Zusammenpressen der Kiefer Taubheitsgefühle, in der Brust ein beängstigendes Engegefühl, Müdigkeit. Sie hatte Schwierigkeiten, ein- und durchzuschlafen. Sie verlor zuviel an Gewicht. „Kampfesmüdigkeit" nannte sie es. „Aber ich weiß, verdammt noch mal nicht, worum ich kämpfe." Melissas Psychiater sagte zu ihr, sie habe ein physisches Problem – ein hyperaktives Nervensystem –, und er verschrieb Valium, um „die Nerven zu besänftigen". Aber als Melissa zu Hause ankam, entschied sie, Medikamente könnten ihre Probleme nicht lösen. Sie sah sich nach einem anderen Arzt um.

Nachdem ich Melissas Geschichte gehört hatte, empfahl ich: „Du bist von den Symptomen völlig in Anspruch genommen. Alles, was dich interessiert, ist, Erleichterung zu bekommen. Und das kann ich verstehen, aber das ist nicht die Antwort. Du bist in solch einem Zustand, weil du nicht weißt, wie du deinen Verstand oder dein Leben kontrollieren kannst. Du mußt lernen, in einer Weise für dich selbst verantwortlich zu sein, die dir wirklich hilft. Wir müssen aufhören, über die Symptome zu reden, darüber haben wir lange genug gesprochen. Es ist an der Zeit, über neue Ansätze für dein Leben nachzudenken." Melissa war nicht darauf vorbereitet, mit den Herausforderungen des Lebens umzugehen. Ihre Mutter war hilflos mit ihren physischen Problemen und persönlichen Gefühlen der Unzulänglichkeit beschäftigt. Sie sorgte sich „zu Tode" über jedes Risiko, das Melissa auf sich nahm. Ihr Vater zog die Möglichkeit, daß Frauen stark und fähig sein könnten, nicht in Betracht. Als Melissa als Kind einen Chemiekasten haben wollte, lachte er sie aus.

Gefangen zwischen ihrer wahren Charakterstärke und der Angst, den Herausforderungen des Lebens entgegenzutreten, war Melissa langsam „aus den Fugen geraten". Sie würde in einem Zustand von Hilflosigkeit und Panik enden. Es war, als sei sie geistig und seelisch in der Mitte zerbrochen – eine klaffende Unvereinbarkeit zwischen dem, wie sie leben wollte, und dem, wie sie wirklich lebte. Sie lernte mit diesem Riß in ihrer Persönlichkeit umzugehen, indem sie gefühlsmäßig dumm oder verwirrt war, wenn es um sie selbst ging.

Ich erinnerte Melissa immer wieder an das Ziel, ihr Leben vernünftiger zu kontrollieren.

„Ich kann noch nicht einmal mehr meinen Körper kontrollieren! Und ich habe das Gefühl, meinen Verstand zu verlieren."

Es sind nun einige Jahre vergangen. Seit langer Zeit hatte sie keine Panikattacke und keinen schweren Angstzustand mehr. Ich fragte sie, ob es ihr etwas ausmachen würde, mir rückblickend zu erzählen, was ihr geholfen hat, ihre Panikattacken und ihre chronische Angst zu überwinden.

„Ich erinnere mich daran, wie ich mich für gewöhnlich fürchtete, eine Wahl zu treffen. Ich erinnere mich an einen Tag, an dem Sie mir sagten, daß nur wenige Entscheidungen im Leben unwiderruflich seien. Ich lernte, daß ich eine Entscheidung treffen konnte, es ausprobieren konnte, und wenn es nicht funktionierte, eine andere Richtung einschlagen konnte. Es ging nicht immer um Leben oder Tod, wie meine Mutter gesagt hatte. Ich konnte meinen Weg finden, Schritt für Schritt.

Ich lernte auch, die Kontrolle über mich selbst, meinen Körper, mein Leben zu übernehmen. Sie erinnerten mich fortwährend daran, danach zu suchen, was mich wirklich erschreckte, wenn ich begann, mich ängstlich zu fühlen. Ich lernte herauszufinden, was mich tatsächlich beunruhigte, so daß ich damit umgehen konnte. Eine Frau muß nicht hilflos sein, auch wenn mein Vater das immer gesagt hat."

Stufenweise lernte Melissa, Gedanken willkommen zu heißen, die sie zu erfolgreichem Handeln führten, und Gedanken zurückzuweisen, die darauf beharrten, daß sie hilflos und abhängig sei. Sie lernte, sich zu anderen Leuten in gleicher Weise in Beziehung zu setzen. Sie trennte sich von einigen ihrer mehr hilflosen Gefährten zugunsten neuer Leute, die ihr Leben erfolgreich lebten und sie in der gleichen Richtung ermutigten. Sie lernte besonders gut, die an sie gerichteten Signale von Angst und Hilflosigkeit ihrer Eltern zu entdecken. Immer wieder betonte ich, daß Angst eine Reaktion gefühlsmäßiger Benommenheit angesichts großen inneren Stresses ist. Sie mußte sich immer wieder vergegenwärtigen, daß ihre Gefühle einen Sinn hatten, den sie finden konnte, um dann Mut zu fassen und den nächsten Schritt in ihrem Leben zu gehen.

„Oh, ja", fügte sie hinzu. „Ich mußte aus dieser Rolle des Opfers heraus. Ich mußte damit aufhören, mich so zu fühlen, als füge man mir alle Ungerechtigkeiten der Erde zu; und daß ich statt dessen tatsächlich mein Leben lenken konnte. Deswegen war ich in der Lage, meinem Freund zu sagen, daß er gehen sollte. Und deswegen konnte ich zurück zur Schule gehen."

Melissa erlangte einen höheren wissenschaftlichen Abschluß und arbeitet nun für ein angesehenes Forschungsinstitut.

Eine ethische Reise

Das Leben ist eine ethische Reise, bei der wir unseren Weg finden, wenn wir für die Führung unseres Lebens so viel Verantwortung wie möglich übernehmen. Das ist Selbstbestimmung. Wenn wir in psychische oder erlernte Hilflosigkeit fallen und aufhören, Verantwortung für unser Leben zu tragen, werden wir Opfer unserer emotionalen Reaktionen.

Die Weigerung, sich von Schuld, Scham und Angst leiten zu lassen, ist der wichtigste Schritt, um in uns selbst Raum für Vernunft und Liebe zu schaffen. Wenn eine Person es nicht zuläßt, daß selbstzerstörerische Gefühle Macht gewinnen, werden sie mit der Zeit verschwinden. Aber wenn wir sie hätscheln, ist es so, als würden wir wilde Hunde mit Fleisch füttern; sie wachsen in ihren Ansprüchen und ihrer Dreistigkeit. Kurz gesagt, ein Ziel des Lebens ist es, Schuld, Scham und Angst durch vernünftig gewählte Werte, Verstand und Liebe zu ersetzen.

Die Suche nach dem Ursprung schmerzhafter Gefühle in der Kindheit und das Wiedererleben ihrer ursprünglichen Wirkung auf uns kann helfen, diese Gefühle zu überwinden. Das Wissen darum, wie wir in unserer Kindheit dazu gebracht wurden, uns beschämt, schuldig oder ängstlich zu fühlen, hilft uns als Erwachsenen, uns nicht von diesen Gefühlen leiten zu lassen. Wir lernen uns selbst zu sagen: „Ich fühle mich nicht wirklich schuldig oder ängstlich wegen dieses unmittelbaren Ereignisses; ich reagiere auf diese alten Quellen aus der Kindheit." oder „Ich brauche jetzt nicht panisch zu werden; das ist ein Schrecken aus der Vergangenheit."

Wenn man erkennt, daß die Gefühle der Schuld, Scham und Angst aus der Kindheit stammen, werden sie als Leitlinien für ein reifes Leben in Zweifel gezogen. Wenn wir entdecken, daß wir uns mit diesen emotionalen Reaktionen im Alter von fünf Jahren herumschlugen, scheinen sie uns als Überlegungen eines Erwachsenen nicht länger angemessen.

Das Leben ist vielschichtig, und wir sind es auch. Nicht immer erleben wir Schuld, Scham oder Angst in ihrer reinen Form. Oft sind sie miteinander vermischt, und manchmal können sie sich innerhalb von Momenten aufeinander aufbauen. Das gemeinsame Element aller dürften Gefühle der Angst und Hilflosigkeit sein, die häufig in der Kindheit ihren Ursprung haben. Das alle verbindende Ziel ist es, nicht in diesen Gefühlen zu versinken, sondern Verantwortung für sich selbst zu übernehmen.

In ihrem Buch *Managing Your Anxiety* (1985) [Angst handhaben] berufen sich Christopher McCullough und Robert W. Mann auf die Ethik der Freiheit und die Verantwortung für die Überwindung der Hilflosigkeit. Selbstzerstörerische Ängste wie Phobien „sind eine natürliche Konsequenz der Angst vor der eigenen Freiheit, als einzigartiges Lebewesen oder selbständige Person zu existieren". Chronisch ängstliche Menschen *scheinen* oft höchst verantwortlich zu sein, meist sogar zu sehr. Zum Beispiel mögen sie sich Sorgen darüber machen, ob sie das „Richtige tun" oder nicht. Sie müssen jedoch ehrlicher und selbstbestimmter mit sich selbst umgehen. „Wenn wir wahrhaft verantwortliche Personen sind, sehen wir klar, *daß wir nur für die vorhersehbaren Ergebnisse unserer Entscheidungen und Handlungen* zur Rechenschaft gezogen werden können – und nicht dafür, was andere Leute fühlen, denken oder tun," schreiben McCullough und Mann. Mit anderen Worten: Autonomie und Selbstbestimmung sind der Schlüssel zur Überwindung der Angst.

Depersonalisation und Derealisation

Starke Angst kann ein Gefühl der Unwirklichkeit in unseren Gefühlen über uns, die Welt und andere Menschen verursachen. Wir empfinden uns als „anders" oder „verändert" (Depersonalisation), oder andere Leute und unsere Umgebung scheinen „weit weg" und „unwirklich" (Derealisation). Obwohl Psychiater dies nicht als psychotische Reaktionen betrachten, fühlen sich Personen, die unter Depersonalisation und Derealisation leiden, oft so, als würden sie verrückt. Ihr Erleben ist häufig von Angst bestimmt, aber auch von einer starken Dosis Schuld und Scham.

Diese schrecklichen Reaktionen können ein Ergebnis von Mißbrauch in der Kindheit sein, häufig physischer oder sexueller Art. Oder sie können Folge eines Traumas sein, das man als Erwachsener erlitten hat, z.B. während eines Kampfes oder eines schweren Unfalls. Diese Entstehungsarten lassen vermuten, daß Depersonalisation und Derealisation eine Abwehr gegen schwere schmerzhafte Gefühle sind. Sie können auch das Ergebnis einer überwältigenden inneren Belastung sein, wenn z.B. eine kindliche Identität die reale Erwachsenenwelt nicht aushalten kann. Depersonalisation ist ein häufig erlebter Zustand.

DSM-III-R[5] nimmt an, daß ein hoher Prozentsatz (70 %) der jungen Leute mindestens einmal irgendwelche Formen von Depersonalisation erleben dürfte. Wir befassen uns mit einer menschlichen Erfahrung, die in einem Kontinuum zwischen alltäglich und außergewöhnlich einzuordnen ist. Der *New Harvard Guide to Psychiatry* (1988) behauptet, daß „Depersonalisation nicht nur allgemeinüblich ist und auch nicht als Beweis einer seelischen Krankheit betrachtet werden sollte", es sei denn, sie ist schwer und anhaltend. Ach, würde dieses Fachbuch dies über alle Arten und Grade menschlichen Leids sagen. Die Schwere und Hartnäckigkeit einer geistig-seelischen Krise macht sie nicht zu einer „Krankheit". Es ist besser, psychische und spirituelle Krisen als Chance zu betrachten, sogar wenn es scheint, daß die Chance verloren ist. Solange Menschen weiterleben, bleibt die Hoffnung auf ihr persönliches Wachstum lebendig.

Selma verliert sich selbst

Von außen gesehen war Selma wahrscheinlich die letzte Person, die die Möglichkeit des großen inneren Dramas, scheinbar verrückt zu sein, in sich barg. Sie hatte ihr erstes Jahr auf dem College verbracht, ohne bewußt sehr viele emotionale Beunruhigungen zu durchleben. Äußerlich unbeschwert und gutmütig, mit einem sehr angenehmen Wesen, hatte sie mehrere flüchtige Freunde in einem größeren sozialen Kreis. Der einzige Schwachpunkt in ihrem sozialen Lebenslauf, wenn es überhaupt irgend jemandem aufgefallen wäre, war das Fehlen eines wirklich intimen oder engen Freundes.

Selma war schwarz, und ihre Familie gehörte in der ersten Generation der Mittelklasse an. Sie war fest entschlossen, ganz nach den Regeln der Mittelklasse zu leben, und das Verhalten aller wurde daran gemessen, ob es vor den Augen der Großmutter Selmas, der Frau eines Baptistenpfarrers, Gnade finden würde.

Selmas erstes Collegejahr begann nicht besonders bemerkenswert, außer daß sie einen jungen Mann traf und sich ernsthaft für ihn interessierte. Dann passierte „es". Während einer Unstimmigkeit mit ihrem Freund wurde sie einmal in der Nacht plötzlich unerklärlicherweise ängstlich. Für den Bruchteil einer Sekunde war da ein Gefühl, als stieße ihr etwas Verheerendes zu, und danach war sie dann „innerlich tot". Zuerst nahm sie an, ihr Freund hätte ihr eine Droge in ihr Getränk getan. Dann dachte sie, sie würde aus einem bösen Traum erwachen. Sie bekam Angst, sie würde verrückt werden.

Zu der Zeit, als sie in meine Praxis kam, etwa einen Monat später, war sie bis ins Mark verängstigt. Sie konnte kaum beschreiben, was los war. „Ich bin verändert", platzte sie heraus. „Verstehen Sie? Verändert!" Sie sagte „verändert", als ob ihr etwas Teuflisches widerfahren sei, als wenn der Teufel selbst sie in der Gewalt hätte. Sie trug sich kurz mit dem Gedanken, daß sie besessen sei, eine Möglichkeit, für die es einige Präzedenzfälle innerhalb ihrer Kultur gab.

Wie die meisten Leute, die diese fürchterliche Erfahrung durchmachen, war sich Selma sicher, daß noch nie jemand dies durchlebt habe. Es schien ihr, als könne niemand auf Erden solche Gefühle emotionaler Entfremdung überleben. Sie sah sich selbst zu einem unsäglichen, kaum mehr menschlichen Leben verdammt. Selmas Verlust ihrer selbst wurde manchmal zur Trennung von ihrem eigenen Körper: „Es ist, als sei ich noch nicht einmal mit Ihnen hier im Zimmer." Und dann noch gequälter: „Ich bin noch nicht mal mit mir selbst im Zimmer! Ich habe Empfindungen, aber es sind nicht meine Empfindungen, oder ich bin es nicht, der sie fühlt ..."

Als ich anfangs versuchte, Selma dazu zu bringen, über sich selbst und ihre Familie zu sprechen, kam dabei eine Reklame für den „American way" heraus. „Ich habe einen perfekten Freund, eine perfekte Familie. Warum passiert mir das?"

Sie hatte sich niemals gegen ihre Eltern aufgelehnt oder irgendwelche ihrer Werte in Frage gestellt. Ihre Familie hatte konfliktfrei zu sein. Sie war niemals mit dem Schmerz zurückgewiesener Liebe konfrontiert, weil starke Gefühle in ihrer Familie nicht ausgesprochen wurden. Ihr war beigebracht worden, auf der Oberfläche des Lebens Schlittschuh zu fahren, und nun brach das Eis unter ihr ein. Lange unterdrückte Gefühle und Bedürfnisse verlangten Aufmerksamkeit, und sie konnte vor ihnen nur in die fremde und erschreckende neue Realität flüchten. In den ersten Sitzungen begrenzte sich ihr emotionales Repertoire auf Angst und die sie begleitende Depersonalisation. Als ich sie in einem Zeitraum von Wochen immer wieder zum Sprechen drängte, kamen komplexere Gefühle über ihren Freund, ihre Familie und ihr Leben zum Vorschein. Sie empfand vor allem Ärger, dann fühlte sie Schuld und Angst, wann immer ihr Zorn an die Oberfläche trat.

Die Depersonalisation hatte in der Nacht begonnen, als sie den Streit mit ihrem Freund hatte. Sie hatte ihm angedeutet, daß sie Schluß machen wolle. Nur eine Andeutung. Nichts in ihrem Leben hatte sie darauf vorbereitet, mit dem Schmerz umzugehen, den sie von seinem Gesicht ablesen konnte. Sein Schmerz – ihre Schuld daran – war für sie unerträglich. Und nichts hatte sie auf die Angst vorbereitet, allein im College zu sein, ohne einen Freund. Sie erklärte: „Ich werde niemals in meinem ganzen Leben wieder einen Mann finden."

Selma konnte nicht mit ihren Eltern über die Schwierigkeiten mit ihrem Freund sprechen. Gerade aus der Unterschicht aufgestiegen, würden Mama und Papa bei jeder Andeutung, daß sie schwanger werden könnte, bevor sie das College abgeschlossen hätte, in Panik geraten. Sie würden auch nicht verstehen, warum sie psychische Probleme haben könnte. Selma hatte Angst, daß ihre Familie sich darüber beunruhigen würde, was sie falsch gemacht haben könnte – und daher erzählte sie ihnen so wenig wie möglich.

Jedesmal, wenn sie ein neues Gefühl in sich selbst entdeckte, schämte sich Selma darüber, oder sie fühlte sich schuldig. In ihren Reaktionen der Scham kam jede Menge Spott über sie selbst zutage: „Wer denkst du, daß du bist? Besser als deine Eltern? Etwas Besonderes? Du verdienst nicht mehr Aufmerksamkeit als irgend jemand anders!“ Dann setzte die Schuld ein: „Du bist so schlecht, weil du deinen Freund verletzt, indem du ihn verläßt. Du bist ein Scheusal, weil du deine Eltern leiden läßt.“ Dann Angst: „Es ist wieder passiert, und ich weiß nicht, warum oder was es ist ...“ Die Angst pflegte die Depersonalisation mit sich zu bringen, die sie wieder überfluten würde.

Dann, in einer Sitzung nach mehreren Wochen harter Arbeit, verkündete sie plötzlich: „Natürlich verändere ich mich. Es ist nötig, daß ich mich verändere!“

Kein längeres Kämpfen mehr gegen die Zerstörung ihrer alten Realität, sie nahm es aktiv in Angriff, etwas Neues aus dem Chaos zu kreieren. Damit machte Selma den wichtigsten Schritt für jeden, der eine schwere emotionale Verwirrung erlebt – sie entschied, daß sie als eine stärkere, entschiedenere Person aus all dem herauskommen wollte, eine, die den Mut hat, sich ihren Gefühlen zu stellen, und eine, die ihren wirklichen Bestrebungen folgt.

Selma war jetzt imstande, ihren Freund auf Distanz zu halten, während sie für sich klärte, was sie wirklich für ihn empfand. Sie war in der Lage, ihren Eltern zu erzählen: „Ich gehe durch die Hölle, aber ich werde da durchkommen, und ich würde gern mit euch darüber sprechen.“ Am Ende des Schuljahres hatte sie die Hölle weit hinter sich gelassen.

Wie würde der moderne Psychiater Selma behandeln? Sehr wahrscheinlich mit Medikamenten. Sehr wenige würden ihre Depersonalisationsreaktion als eine Chance zu neuem Wachstum für eine ehemals unterdrückte Person angehen. Sie würden ihr Ziel nicht darin sehen, ihr dabei zu helfen, die Stärke zu finden, um in ihrem Leben neue Werte zu setzen. Statt dessen würden sie Selma als ein krankes Individuum ansehen, das Erleichterung von seinem Leiden braucht und Hilfe, um sich wieder an die gleiche alte Realität anzupassen.

Posttraumatisches Streßsyndrom

Posttraumatisches Streßsyndrom (PTSD, Posttraumatic Stress Disorder) ist eine der gebräuchlichsten Diagnosen in der Psychiatrie, weil sie eigentlich eine Antwort des wirklichen Lebens auf äußersten Streß beschreibt. Individuen, die unter PTSD leiden, leiden unter einem anhaltenden Wiedererleben des Traumas (durch Alpträume, Rückblenden, Wiederbelebung durch ähnliche Ereignisse), einem großen Bedürfnis, alles zu vermeiden, was nur entfernt der Belastung ähnelt, und weisen Zeichen von „gesteigerter Erregung" auf (Schlaflosigkeit, Reizbarkeit, Konzentrationsschwierigkeiten, Ängstlichkeit, physische Zeichen von Angst).[6] Individuen, die unter PTSD leiden, fühlen sich oft schuldig und beschämt, Angst ist jedoch meist das vorherrschende Gefühl.

Manchmal kann PTSD Jahre nach dem Trauma auftreten – zum Beispiel als Reaktion auf einen Mißbrauch in der Kindheit. Ein neues Ereignis im Leben des Individuums, wie heiraten oder ein Baby bekommen, kann die Streßreaktion aus der Kindheit wiederbeleben, oft ohne daß sich die Person an das frühere Trauma erinnert. Manche Fachleute glauben, daß sexueller Mißbrauch in der Kindheit *immer* zu PTSD im Erwachsenenleben führt.

PTSD ist eine natürliche Reaktion auf äußerst bedrohliche Umstände fast jeder Art, angefangen vom Kindesmißbrauch bis zur Vergewaltigung im Erwachsenenalter oder auch das Erleben von Katastrophen, wie Kriegen, Flugzeugabstürzen, Autounfällen und Erdbeben. Es kann durch ein einzelnes Trauma herbeigeführt werden, wenn man beispielsweise tätlich angegriffen wird oder sieht, daß ein Freund schlimm verletzt wird; oder wenn man selbst anhaltendem Streß ausgesetzt ist, z.B. körperlichen Schlägen, wiederholtem

Verlassenwerden als Kind, oder als Erwachsener ständigen Konflikten mit dem Gericht. Viele Vietnamveteranen und fast alle Geiseln leiden an PTSD.[7] Als medizinischer Experte und Anwalt für Patientenrechte habe ich die Erfahrung gemacht, daß viele ehemalige Psychiatriepatienten – besonders diejenigen, die eingesperrt, unter Medikation gesetzt und geschockt wurden – häufig unter PTSD leiden.

PTSD kann relativ kurzlebig sein, oder es kann Monate und Jahre lang anhalten. Oft kann das Trauma durch die fürsorgliche Leitung eines erfahrenen Helfers gelindert werden. Manchmal kann die Aufdeckung der Verbindung zu früheren ähnlichen traumatischen Erlebnissen in der Kindheit helfen. Es kann sehr nützlich sein, diese Erlebnisse mit Leuten zu teilen, die ähnliche Erfahrungen durchgemacht haben, besonders bei der Überwindung von Gefühlen der Demütigung, die nach Erfahrungen wie Inzest, Vergewaltigung oder unfreiwillige psychiatrische Hospitalisierung und Schockbehandlung folgen.

Ehemalige psychiatrische Insassen oder Patienten werden sich wahrscheinlich besonders allein und beschämt fühlen, wenn Psychiater ihnen sagen, daß sie Unrecht haben, wenn sie sich durch Medikamente oder Schockbehandlung verletzt fühlen. Meine Bücher und Vorträge werden oft von diesen ehemaligen Patienten zitiert, da sie ihnen helfen, ihr Gefühl, „abnorm“ zu sein, weil sie sich so durch ihre psychiatrischen Erfahrungen verletzt fühlen, zu überwinden.

Leuten mit PTSD psychoaktive Medikamente zu verordnen kann ihre Schwierigkeiten, sich zu konzentrieren und die Aufmerksamkeit zu fokussieren, noch erhöhen.

Medikamenten- und Alkoholabhängigkeit

Abhängigkeit von Medikamenten, Alkohol, Nikotin oder Essen – wie auch von Arbeit, Sport, Sex und anderen zwanghaften Aktivitäten – wird oft einer tiefer liegenden Angst zugeschrieben; sie kann aber auch ein Versuch sein, mit nahezu überwältigenden Gefühlen wie Schuld, Scham, Angst und Zorn umzugehen.[8]

Alkohol ist bei weitem der größte Übeltäter. Bemühungen, die Öffentlichkeit aufzuklären, zielten darauf, die Gesellschaft hinsichtlich des Tributs wachzurütteln, den der Alkoholmißbrauch bei Todesfällen durch Unfälle, Krankheit, zerrüttete Leben und nicht mehr funktionierende Familien fordert. Weil Abhängigkeiten so eingreifend und zerstörerisch für die ganze Existenz der Person werden können, ist es oft hilfreich, die Unterstützung von Gruppen wie den Anonymen Alkoholikern (AA) zu suchen. Es kann sein, daß der Einzelne Führung und moralische Unterstützung benötigt, um seine Familie und sein soziales und berufliches Leben wiederaufzubauen, auch bei der Suche nach entwicklungsfähigeren Werten (siehe Kapitel 7). Die Anwendung alternativer Mittel der Entspannung wie Selbsthypnose oder Katathymes Bilderleben, kann hilfreich sein, aber auch das aktive Engagement in Gesundheits- und Fitnessprogrammen und verschiedenen spirituellen Ansätzen.

Es ist auch oft möglich, Alkoholikern und anderen Abhängigen durch Einzel- und Familientherapie zu helfen, ohne zusätzliche Programme; ich glaube aber, daß es wichtig ist, eine ethisch orientierte Psychotherapie anzubieten – eine, welche die Selbstbestimmung ermutigt, das Übernehmen von Verantwortung für die Konsequenzen der eigenen Handlungen, das Entwickeln neuer sozialer Aktivitäten und ein Leben, in dem mehr psychospirituelle Werte gelebt werden können (siehe Kapitel 7).

Genetische und biologische Theorien des Alkoholismus

Während chronischer Alkoholabusus zu vielen körperlichen Leiden führt, ist das Beweismaterial für eine biologische Ursache zu dürftig, als daß es eine Überprüfung erforderlich machen würde. Die meisten psychiatrischen Fachbücher machen kaum oder gar keinen Versuch der Argumentation in dieser Richtung.[9]

Die angenommene genetische Basis des Alkoholismus ist ebenfalls unrealistisch und wurde an anderer Stelle kritisiert.[10] Wie dem auch sei, es ist bemerkenswert, daß eine häufig publizierte Behauptung für eine bewiesene genetische Ursache des Alkoholismus kürzlich wegfiel. Am 18. April 1990 erschien die *Washington Post* mit der Schlagzeile *„Genetische Verbindung zum Alkoholismus als entdeckt gemeldet. Abweichendes Gen wurde in den meisten der untersuchten Fälle gefunden"*. Die Studie des University of Texas Health Science Center, veröffentlicht im *Journal of the American Medical Association,* [11] behauptet, die Existenz eines Gens, das mit einem der Dopamin-Neurotransmitterrezeptoren verbunden ist, bei Alkoholikern nachgewiesen zu haben. Ankündigungen der Forscher in den Medien ließen den Eindruck entstehen, es ergäbe einen neurophysiologischen Sinn, eine Funktionsstörung des Dopamin-Rezeptors auf den Alkoholismus zu beziehen. Es gab Diskussionen darüber, wie Dopamin „Freude" vermittelt. Die Dopamin-Neurotransmission spielt im ganzen höheren Gehirn (dem limbischen System und den vorderen Lappen) eine wichtige Rolle, da es alle intellektuellen und emotionalen Funktionen beeinflußt und daher eine Anomalität, lobotomieartige Wirkungen oder schweren geistigen Verfall verursachen kann (siehe *Giftige Psychiatrie*, Band I, Kapitel 3 und 4). Daher vermutete ich von Anfang an, daß die Entdeckungen aus Texas fehlerhaft waren; es machte einfach keinen Sinn, daß ein so schwerer Defekt ein solch spezifisches Problem wie Alkoholabusus produzieren sollte.

Wie sich zeigte, wurde die Studie innerhalb von Monaten von einer Untersuchung des National Institutes on Alcohol Abusus and Alcoholism widerlegt.[12] Die Forschungsleiterin, Annabel Bolos, folgerte, daß die neue Studie „keine ausgedehnte oder bestehende Verbindung zwischen dem Rezeptoren und Alkoholismus" belegt.[13]

Fallstricke bei der Behandlung von Alkoholismus

Was die Behandlung betrifft, gibt es mehrere bedrohliche Tendenzen. Psychiatrische Krankenhäuser und Abteilungen für die Entgiftung verwenden in steigendem Maße die Programme der Anonymen Alkoholiker und zwingen sogar gegen ihren Willen behandelte Patienten, an den Treffen der AA teilzunehmen. Dies untergräbt meines Erachtens den ganzen Geist der AA als einer freiwilligen

Organisation. Zum zweiten fördern Psychiater und Abhängigkeitsprogramme in Krankenhäusern die Idee, Alkoholismus sei eine genetische und biochemische Störung,[14] und das untergräbt wiederum die AA, besonders die Prinzipien der ethischen Autonomie und persönlichen Verantwortung, auf denen die zwölf Schritte basieren. Diese Schritte schließen moralische Prinzipien ein, wie „Gegenüber Gott, uns selbst und einem anderen Menschen unverhüllt unsere Fehler zugeben“ und „Eine Liste aller Personen machen, denen wir Schaden zugefügt haben, und willig sein, ihn bei allen wiedergutzumachen“. Doch heute sind Veröffentlichungen, die das Krankheitskonzept des Alkoholismus stützen, gewöhnlich bei den Treffen der AA's erhältlich. Die Mitglieder identifizieren dieses Krankheitskonzept irrtümlich mit den grundlegenden Prinzipien der AA.[15]

Das Gefährlichste von allem ist, daß einige Kliniken und Entgiftungsabteilungen die Familien ermutigen, Zusammentreffen oder „Interventionen“ mit den Verwandten zu organisieren, um den Alkoholiker in eine Behandlung zu zwingen. Es ist eine Sache, wenn eine liebende Familie eines ihrer Mitglieder damit konfrontiert, daß es Hilfe suchen sollte. Das kann ethisch und sinnvoll sein oder auch nicht, je nach den Umständen. Aber es ist eine Bedrohung der bürgerlichen Freiheiten, wenn Krankenhäuser oder Psychiater diese auf Zwang beruhenden Ansätze fördern, besonders wenn sie auch die Macht haben, jemanden gegen seinen Willen zu behandeln.

Außer bei der kurzzeitigen Hilfe beim Entzug von abhängig machenden Substanzen[16] ist die Verwendung von Medikamenten bei der Behandlung von Abhängigkeiten besonders zu verurteilen. Nicht nur wegen der Gefahr einer erneuten Abhängigkeit („cross-addiction“) von neuen Substanzen, sondern weil die Verschreibung von Medikamenten die schlimmsten Tendenzen des Abhängigen ermutigt. Aus diesen Gründen macht es nicht mehr Sinn, einem Heroinabhängigen Methadon zu geben als einem Wodkaabhängigen Gin.

Abhängigkeiten können in vieler Hinsicht als Zwänge betrachtet werden.

Zwangsvorstellungen und Zwänge richten unsere Aufmerksamkeit mehr auf hartnäckig bestehende Gedanken und ritualisierte Aktivitäten als auf unsere darunter liegenden schmerzhaften Gefühle. Darin sind sie den Phobien gleich, bei denen die Person völlig von einer spezifischen Angst eingenommen wird.[17] Obwohl diese Erfahrungen völlig entkräftend wirken können, mögen sie für die Person weniger überwältigend sein als die Panikattacken, unter denen Alice litt, die chronische Angst, die Melissa erlebte, oder die äußerste Depersonalisation, wie sie Selma erduldete. Sich auf besondere Gedanken, Aktivitäten oder Ängste zu konzentrieren kann zu einer Flucht vor überwältigenderen Gefühlen von Angst, Schuld oder Scham werden. Wir sahen zum Beispiel, wie Alice anfangs eine enorme Angst fühlte, aber schnell ihre Aufmerksamkeit auf die Furcht vor dem Übergeben konzentrierte. Dies versetzte sie in die Lage, die häufigen Attacken schrecklichster Angst vor persönlicher Vernichtung zu vermeiden.

Die Frau, die von dem Gedanken besessen ist, ihr Kind zu töten, rennt vielleicht vor ihren Konflikten, Mutter zu sein, ihren Gefühlen, in einer Ehe gefangen zu sein, ihrem Wunsch, andere Karrieren anzustreben, davon. Schuld hält sie davon ab, über ein besseres Leben für sich selbst nachzudenken, das scheinbar auf Kosten ihres Mannes oder ihrer Kinder ginge. Der Mann, der zwanghaft zu jeder Verabredung zu spät kommt, kann seine Frustration und Verletzung damit verdecken, daß er den an ihn gestellten Forderungen der Geschäftswelt gegenüber so unterwürfig ist. Die Scham für seine „unmännlichen" Gefühle halten ihn davon ab, auf sie zu achten.

Tony, ein junger Mann, dessen Vater ein berühmter Chirurg war, wurde von einer Zwangsvorstellung gelähmt, bei der es um die Frage ging, welche medizinische Hochschule er besuchen sollte. Er hatte Zusagen von mehreren Hochschulen, und eine davon auszuwählen wurde zu einem alptraumhaften Kampf auf Leben und Tod. Sein Therapeut äußerte sich folgendermaßen: „Die Wahl zwischen mehreren positiven Möglichkeiten bewirkt bei Leuten gewöhnlich keine Lähmung. Gibt es vielleicht einen Grund, daß Sie überhaupt keine medizinische Schule besuchen wollen?“ Und der junge Mann platzte heraus: „Mein Vater würde mich verstoßen!“

Die Wahl, zu einer medizinischen Schule zu gehen, war in Tonys jungem Leben zu einer zentralen Frage der Autonomie geworden, und er fühlte sich nicht in der Lage, damit umzugehen. Der Gedanke an eine Entscheidung darüber gleicht dem Stochern in einem Hornissennest emotionaler Konflikte: der Angst zu versagen, der Angst, mit seinem Vater zu konkurrieren, der Verletzung darüber, sich gezwungen zu fühlen, in die Fußstapfen seines Vaters zu treten, der Schuld darüber, seinen Vater zu enttäuschen, und der Scham, seinen eigenen bescheideneren Ambitionen nachzugehen. Die Bedrohung, die eine medizinische Hochschule für ihn bedeutet, wurde noch durch den Perfektionsdruck erhöht, den seine Eltern auf ihn ausübten, als er noch ein kleines Kind war. Als High-school- und als Collegestudent perfekt zu sein erschien ihm noch erreichbar, und Tony bekam glatte Einsen. Ein perfekter Arzt zu sein schien ihm hingegen vollkommen außerhalb seiner Reichweite zu liegen. Er dachte, daß er sich glücklich schätzen könnte, wenn er gerade mal so durchkommt.

Tony profitierte von einer geduldigen Langzeittherapie, die ihm zu lernen half, seine eigenen, unabhängigen Entscheidungen zu treffen. Er mußte gewissermaßen von der Indoktrination seiner Kindheit, blind den Regeln zu folgen, entbunden werden, um dann zu autonomeren und unabhängigeren Lebensprinzipien geführt zu werden.

Warum ist es so besonders schwer, zwanghaften und von Zwangsvorstellungen besetzten Menschen zu helfen? Die Leute müssen eine sehr rigide Einstellung zum Leben haben, um sich wiederholenden, fremden Gedanken zu unterliegen und endlose Rituale, wie Händewaschen oder den Gasofen wieder und wieder überprüfen, auszuführen. Sie müssen sich vor enorm schmerzhaften unterdrückten Gefühlen verstecken, die für ihre Familien und sie selbst sonst vernichtend wären. Erkundungen ihrer Kindheitserfahrungen werden wahrscheinlich als irrelevant abgelehnt, obwohl sie in Wirklichkeit überwältigend schmerzhaft sind. Die Psychotherapie oder irgendeine andere Art emotionalen Heilens kann die Lockerung der

Kontrollen, die Erforschung von Gefühlen, das Suchen neuer Einsichten und das Verfolgen neuer und besserer Ziele erfordern. All das mag der Person, die schon ihre Rationalität opfert, um zu vermeiden, mit schmerzhaften Gefühlen konfrontiert zu werden, außerhalb ihrer Reichweite erscheinen. Menschen, die in Zwänge und Zwangsideen verstrickt sind, ziehen manchmal mehr verhaltensorientierte Formen der Therapie vor, die selbst zwanghaft sind, wie das Ersetzen „schlechter Gedanken" durch „gute Gedanken" und das Schritt für Schritt zu einer Änderung ihrer Routine und Rituale Geführtwerden. Manchmal suchen sie Therapeuten, welche die Kontrolle über ihr Leben für sie übernehmen. Unglücklicherweise kann ihre Persönlichkeit sie zu einer leichten Beute für autoritäre, pseudowissenschaftliche Ansätze machen. Sie nehmen leicht die Idee auf, daß sie unter einem chemischen Ungleichgewicht leiden und Medikamente brauchen, und sie können den Psychochirurgen zum Opfer fallen, deren Interesse, sie zu operieren, wieder erwacht ist (siehe Kapitel 2).

Phobien

Milton war Anfang Zwanzig, als er mich aufsuchte. Ein paar Wochen zuvor hatte er eine Krebsphobie entwickelt. Nach ausführlichen Untersuchungen auf Krebs kamen seine Ärzte zu dem Schluß, daß er eine psychiatrische Behandlung benötigte, und nun suchte er zögernd bei mir Hilfe. „Wie können Sie mir helfen? Hat nicht jeder Angst, Krebs zu bekommen? Und wie können Sie wissen, daß ich keinen habe? Die Ärzte können die frühen Stadien übersehen haben."

Milton war neu in der Stadt. Nach seiner Collegegraduierung hatte er eine Stelle in einer Bank angenommen und hoffte auf eine spezielle Ausbildung und eine Versetzung in das Büro in der Schweiz. Sprachen und internationale Finanzen waren seine Interessen. Statt dessen steckte er in Washington, D.C. fest. Seine Frau war auch sehr enttäuscht, und entweder mußte sie einen Job finden oder Freunde, mit denen man etwas unternehmen konnte. Für Milton schien das Leben in eine vorzeitige Sackgasse zu führen. Dann entwickelte er die schreckliche Angst, Leukämie zu haben.

In der ersten Sitzung erinnerte sich Milton an etwas, das er vollständig aus dem Gedächtnis verloren hatte. Sein Großvater war an Leukämie gestorben, als Milton noch ein Kind war, und keiner hatte versucht, den kleinen Jungen zu trösten, oder ihm geholfen zu verstehen, was geschehen war. Dann erzählte er mir von etwas, das noch offensichtlicher mit seiner Phobie in Verbindung stand. Zwei Jahre zuvor hatte Miltons Bruder eine schwere, jedoch oft heilbare Form von Krebs entwickelt; seine Familie aber war nicht in der Lage, darüber zu sprechen. Milton hatte keine Ahnung, ob man erwartete, daß sein Bruder überlebt.

Ich erklärte Milton, daß seine Phobie wahrscheinlich in den Erfahrungen seiner Familie mit Krebs wurzelte, besonders in ihrem Widerwillen, ihre Ängste davor ins Auge zu fassen, und in seinem eigenen gegenwärtigen Gefühl, in eine „Sackgasse" geraten zu sein. Ich empfahl ihm, seinen Bruder aufzusuchen und mit ihm über seine Gesundheit zu sprechen. Außerdem sollte er energischere Bemühungen in Betracht ziehen, um seine Karriere in die gewünschte Richtung zu lenken.

Als er zur nächsten Sitzung kam, hatte er mit seiner Mutter, seinem Vater und mit seinem Bruder gesprochen. Jeder war erleichtert, das Schweigen zu brechen. Es stellte sich heraus, daß sein Bruder eine 90prozentige Chance hatte, völlig gesund zu werden, und dankbar war, daß er Milton hatte, der Interesse an ihm zeigte. Milton hatte auch seinen Chef damit konfrontiert, wie lustlos er über eine Arbeit in Washington, D.C. sei, und zu seiner Überraschung fand er heraus, daß sein Chef völlig ahnungslos über Miltons Unzufriedenheit mit seinem Arbeitsort war.

Miltons Krebsphobie war nach der zweiten Sitzung fort, und er hatte die Therapie abgeschlossen. Ein Jahr später rief er an, um mir mitzuteilen, daß er nach Europa versetzt würde und daß es ihm gut gehe.

Es ist ungewöhnlich, daß man jemandem mit einer Phobie so leicht helfen kann. Psychiater haben selten die Chance, das Problem gleich ein paar Wochen, nachdem es erstmals auftrat, anzugehen. In der Zeit, die mit der Suche nach Hilfe vergeht, sind die meisten Phobien schon tief verwurzelt, und die Verbindungen zum persönlichen

Leben der Person sind irgendwo vergraben und nicht mehr sichtbar. Phobien haben viel mit den Zwangskrankheiten gemeinsam. Die Fähigkeit, sich mit anhaltender Intensität auf eine unbegründete Angst zu konzentrieren, ist Kennzeichen eines Geistes, der getrieben ist, die Aufmerksamkeit von anderen, bedrohlicheren Leidenschaften und Problemen abzuwenden.

Fast alles und fast jede Erfahrung kann zum Objekt einer phobischen Angst werden. Am häufigsten treten Phobien vor dem Betreten großer Plätze auf, vor dem Verlassen des Hauses oder dem Ausgehen, vor dem Gefangensein in kleinen oder engen Räumen, vor dem Autofahren, dem Fliegen, vor Krankheiten wie Aids oder Krebs oder Herzkrankheiten und davor, von Tieren wie Schlangen, Hunden oder Fledermäusen gebissen zu werden. Eßstörungen sind ebenfalls oft mit Phobien verknüpft, besonders die Angst, übergewichtig zu werden.

Aus denselben Gründen wie bei Zwangskrankheiten ist es oft schwer, Leuten zu helfen, die unter einer Phobie leiden. Menschen, die sich so stark bemühen, ihre Gefühle auf offensichtlich irrationale Art zu verdrängen, sind sehr stark motiviert, diesen Gefühlen nicht ins Auge zu blicken.

Manchmal können sogar bei lang bestehenden Phobien große Fortschritte gemacht werden.

Jim suchte seinen Therapeuten ursprünglich wegen anderer Probleme auf. Er entschloß sich aber, einige Zeit dafür zu verwenden, seine Angst vor Höhen zu bearbeiten. Sein Therapeut ermutigte ihn mehrere Sitzungen lang, in seinem Gedächtnis nach Zeiten und Orten seiner Kindheit zu forschen, in denen er diese Art von Panik fühlte, die er nun an hohen Orten empfindet.

Schließlich erinnerte sich Jim an einen folgenschweren Tag, als er sieben Jahre alt war. Er war mit seinem Vater und seinem älteren Bruder durch den Wald gegangen, als sie an einem Turm für die Feuerüberwachung, der von den Waldaufsehern benutzt wurde, vorbeikamen. Sie kletterten auf die offene Plattform nahe der Spitze, wo sein Bruder herumzurennen begann und so tat, als wolle er Jim über den Rand schubsen. Jims Vater, der ihm nie sehr nahe stand, fing an, über die Furchtsamkeit des kleinen Jungen zu lachen, während sein Bruder fortfuhr, ihn zu quälen.

Wie ein Blitz brodelten die Schmach und die Angst des kleinen Jim an die Oberfläche. Sein älterer Bruder saß nun gefährlich auf dem Geländer, und Jim stellte sich einen Augenblick lang vor, ihn da hinunterzustoßen. Sein Vater würde ihn dafür töten – ihn einfach über den Rand werfen. Er würde durch die Luft fliegen, vor Entsetzen schreien und dann sterben, zerschmettert am Fuß des Turmes. Der kleine Jim wurde vor Angst gelähmt, gefangen von seiner eigenen Angst und Wut und seinem Entsetzen über die zwei viel größeren Männer. Er klammerte sich zitternd am Boden fest und wurde schließlich schreiend von seinem zornigen Vater vom Turm heruntergeschleppt. Seitdem hatte Jim überall nahe einem Abgrund fürchterliche Angst empfunden. Falls es geschah, daß er zur gleichen Zeit auch Zorn verspürte, hätte ihn die Angst gelähmt.

Nachdem er die Episode auf dem Turm wieder erlebt hatte, war Jims phobische Angst sehr viel geringer geworden. Er würde niemals ein Bergsteiger werden, aber er konnte mit den meisten Forderungen, die ihn vorher überwältigten, umgehen. Die Untersuchung der Phobie führte ihn auch zu einem besseren Verständnis der auf ihn als Kind gerichteten Ablehnung, Einschüchterung und des Hasses. Meiner therapeutischen Erfahrung nach hält die Angst, diesen bedrohlicheren Einsichten über die Vergangenheit ins Auge zu sehen, die Phobie aufrecht. Die Phobie ist eine Art nützlicher geistiger Deckel über einen Abgrund von Kindheitserfahrungen.

Frauen und Agoraphobie

Agoraphobie, die Angst nach draußen zu gehen, gehört zu den Phobien, die einen Menschen gewöhnlich am stärksten handlungsunfähig machen. Sie ist weit mehr bei Frauen verbreitet. Manchmal fängt sie mit einer Panikattacke an und manifestiert sich selbst auf viele Arten, von spezifischen Ängsten, mit öffentlichen Verkehrsmitteln zu fahren oder in Supermärkten einzukaufen, bis zu einer allgemeinen Angst, das Haus zu verlassen. Oft kann die Frau diese Bedrohungen überwinden, jedoch nur in der Anwesenheit eines Ehemannes oder Freundes. Sie wird sehr abhängig und im Extremen fühlt sie sich allein zu Hause nicht mehr sicher. Dies passierte fast bei Alice (siehe Seite 19–22).

Warum besteht die große Mehrheit der Agoraphobiker aus Frauen? Kann es sein, daß den Frauen beigebracht wurde, daß es zu gefährlich ist, nach draußen zu gehen, Fremden zu begegnen, mit den bedrohlichen Realitäten des städtischen Lebens umzugehen? Kann es sein, daß die meisten Frauen feststellen, daß ihr Leben teilweise von der Angst, in ihrem eigenen Haus mißbraucht zu werden oder auf der Straße vergewaltigt zu werden, beherrscht wird? Könnte es sein, daß Frauen, wenn sie Lebensmittel und Kleidung einkaufen gehen, ihren häuslichen Aktivitäten gegenüber unwillig sind? Könnte es sein, daß das Verlassen der häuslichen Basis für viele Frauen beides ist, eine reale Bedrohung und eine verbotene Herausforderung? In vieler Hinsicht ist die agoraphobische Frau eine Karikatur der weiblichen Rolle (siehe Kapitel 5).

Der Psychiater Robert Seidenberg und die Rechtsanwältin Karen DeCrow, Autoren des Buches *Women Who Marry Houses: Panic and Protest in Agoraphobia* [Frauen, die Häuser heiraten: Panik und Protest bei Agoraphobie] (1983), stellen die Agoraphobie als Frauenproblem in ihre historische Perspektive. Der Titel ihrer Einführung, „The Streets Still Belong to Men" [Die Straßen gehören immer noch den Männern], legt die Stoßrichtung ihres Buches dar. Ich fühlte mich besonders berührt von dem Kapitel „Emily Dickinson: A Woman Who Chose to Stay Home" [Eine Frau, die beschließt, zu Hause zu bleiben], in welchem sie beschreiben, daß eine kreative Frau in Emilys Ära in der Gesellschaft keinen Platz hatte. Sie mußte eine Eingeschlossene werden, um kreativ zu sein.

Seidenberg und DeCrow analysieren Agoraphobie zum einen als Angst vor der von Männern geschaffenen sozialen Realität und zum anderen als Protest gegen sie. Sie kritisieren die Therapeuten, die ignorieren, was es bedeutet, in der Gesellschaft eine Frau zu sein, und diese Frauen weiter mit medikamentösen oder solchen verhaltensorientierten Therapien mißhandeln.

Als ich das Buch *Women Who Marry Houses* einer Psychiaterin, die hier am Ort eine Klinik für Agoraphobiker leitete, empfahl, reagierte sie mit Geringschätzung. „Frauen leiden unter Agoraphobie!" erklärte sie. „Es ist fürchterlich, sie so zu behandeln, als seien ihre Probleme politisch oder feministisch oder sonst was!" Für zu viele Psychiater bedeutet die Tatsache, daß jemand leidet, daß es sich eher um ein medizinisches als um ein psychologisches, soziales oder politisches Problem handelt. Die Unterdrückung von Frauen, Rassismus, Armut – viele soziale und wirtschaftliche Probleme – tragen enorm zu menschlichem Leiden bei. Wir diskriminieren menschliches Leiden nicht, wenn wir die zugrunde liegenden sozialen Ursachen untersuchen. Statt dessen helfen wir dem Individuum, eine bessere Perspektive für sein Leiden zu finden. Wenn eine „agoraphobische" Frau entdeckt, daß sie Opfer einer jahrelangen Unterdrückung der Frauen wurde, kann sie Trost und Verständnis in feministischen Prinzipien finden (siehe Kapitel 5), sie kann Mut und Unterstützung durch andere aufgeklärte Frauen suchen und sich selbst von der irrtümlichen Vorstellung befreien, daß sie an einer Krankheit leidet. Sie kann damit beginnen, ihre Ängste eher durch Stärkung ihrer selbst zu überwinden als durch biochemische Theorien und Medikamente.

Women Who Marry Houses wurde nicht von vielen Psychiatern gelesen. Ich habe es niemals in der Diskussion irgendeines Fachbuches über Agoraphobie zitiert gesehen. Die Marketingexperten haben Seidenberg und DeCrow zu verstehen gegeben, daß Männer keine Bücher lesen, bei denen das Wort *Frauen* im Titel vorkommt, es sei denn, sie kaufen es als ein Geschenk für ihre Frauen oder Freundinnen. Vielleicht sind Männer phobisch vor Titeln, die das Wort *Frauen* verwenden. Wenn das so sein sollte, vermute ich, daß diese Phobie nicht biochemischen Ursprungs ist.

Eßstörungen: Anorexie und Bulimie

Anorexie ist selbstherbeigeführtes Hungern. Der Anorektiker weist das Essen zurück, gibt das Essen wieder von sich und äußert fast immer den starken Wunsch, so dünn wie möglich zu sein. Anorexie wird typischerweise als eine Zwangskrankheit eingestuft, aber manchmal wird sie auch als „Fettphobie" bezeichnet. Anorektische Menschen sehen Fett an ihren Körpern überquellen, wo nur noch stramm gezogene Haut ist. Der Zwang, abnehmen zu wollen, tritt in unterschiedlichen Abstufungen auf, angefangen mit dem Gefühl des Zu-dick-Seins, das fast jedes junge Mädchen kennt, bis zu einer alles in Anspruch nehmenden Lebensweise, die mit dem Tod durch Verhungern endet.

Die Bulimie, die manchmal zusammen mit der Anorexie auftritt, ist verbunden mit Völlerei und anschließendem Erbrechen; aber eine Bulimikerin ist nicht unbedingt untergewichtig. Das Individuum will essen, manchmal in großem Übermaß, und versucht dann zwanghaft den „Schaden" ungeschehen zu machen, kennzeichnenderweise durch Erbrechen, durch die Einnahme von Abführmitteln oder körperliche Bewegung. Bulimie kann ebenfalls zum Tode führen, besonders auf Grund entgleisten Stoffwechsels und Herzversagens.

Die Häufigkeit dieser beiden Eßstörungen hat sich in den letzten beiden Jahrzehnten verdoppelt oder verdreifacht, und entsprechend des *DSM-III-R* sind es zu 90 bis 95 Prozent Frauen, die daran leiden. Fast immer liegt der Anfang der Störung zwischen der frühen Adoleszenz und dem beginnenden Erwachsensein. Männliche Anorexie ist in den letzten Jahren[18] vermehrt beschrieben worden und ist wahrscheinlich eine Nachahmungsreaktion eines ursprünglich fast vollständig weiblichen Phänomens. Besonders hohe Raten von Fressen und Kotzen sind innerhalb der Bevölkerung unter den gebildeten jungen Frauen zu finden. Sie betreffen den Umfragen nach 13 bis 67 Prozent der Collegestudenten.[19]

Psychotherapie, Familientherapie und Selbsthilfegruppen können wirksam sein; aber wie bei vielen schwer zwangskranken Menschen kann es schwierig sein, jenen, die unter Eßstörungen leiden, zu helfen.

Heutzutage versuchen biologische Psychiater Medikamente, meistens Antidepressiva, zur Standardtherapie zu machen. Sie versuchen auch, biochemische Ursachen zu beschwören; aber es gibt keinen sinnvollen Beweis, der dies stützen würde, und es erscheint fruchtlos und irreführend, nach genetischen und biochemischen Erklärungen für ein Problem zu suchen, das vor so kurzer Zeit in einem sozialen Kontext erschienen ist, der es fast unvermeidlich zu machen scheint.

Beides, Anorexie und Bulimie, sind Karikaturen der Werte, die modernen jungen Frauen aufgedrängt werden. Keine dieser beiden „Krankheiten" war bis vor ein paar Jahrzehnten so weit verbreitet, daß sie die Aufmerksamkeit der Psychiatrie erregt hätte. Anorexie und Bulimie traten zur selben Zeit wie das Fotomodel Twiggy auf die Bühne und mit ihr die wachsende kulturelle Betonung der Magerkeit als Norm für die weibliche Figur. Das Vorurteil, daß man dünn zu sein hat, wurde mit den zunehmend ambivalenten Werten, mit denen das Frausein selbst belegt wurde, vermischt. Von der „idealen" jungen Frau wird erwartet, daß sie in sich eine unbegrenzte Anzahl von miteinander in Konflikt liegenden Rollen vereinbart, darunter die sexuell verführerische Frau, die hilflose Frau, die perfekte Mutter, die unermüdliche Hausfrau, die Beziehungsgestalterin, die Gefährtin, der zweigeschlechtliche Peter Pan, die Kameradin beim Freizeitsport und schließlich die berufstätige Frau und Gehaltsempfängerin.

Es ist kein Wunder, daß es Frauen mit Eßstörungen so häufig völlig an Selbstachtung mangelt. Die Ziele, nach denen sie streben, sind nicht zu erreichen, und dennoch geben sie sich selbst die Schuld, wenn sie es nicht schaffen, sie zu erreichen. Die besonders hohe Rate von Freß-Kotzerei unter den Collegefrauen bestätigt, daß das Problem kulturell endemisch ist.

Viele junge Frauen, die unter Eßstörungen leiden, sind hochmotivierte, äußerst intelligente Menschen, die versuchen, sich selbst in Stand zu setzen, all das zu erfüllen, was möglicherweise von ihnen erwartet wird – und das ohne die Hilfe von irgend jemand anderem. Die große Mehrheit stammt aus der weißen Mittel-und Oberschicht, und nach Hilde Bruch[20], ist es charakteristisch, daß ihre meist hocherfolgreichen Mütter bei dem Versuch, ihre eigenen Ziele, die sie sich im Leben gesteckt hatten, zu erreichen, enttäuscht wurden. Beide Elternteile sorgen sich allzusehr um die äußerliche Erscheinung. Sie haben oft idealisierte Vorstellungen von ihren Kindern, und es macht ihnen häufig Schwierigkeiten, deren wirkliche Bedürfnisse zu spüren. Aber es ist nicht gerecht, in einer Gesellschaft, die an junge Mädchen solche unmöglichen, miteinander in Konflikt liegenden Anforderungen stellt, den Eltern alle Schuld zuzuschieben.

Junge Frauen mit Eßstörungen können als unbewußte und unbekannte Märtyrer der verwirrenden Werte innerhalb unserer Gesellschaft angesehen werden. Wie bei Agoraphobikerinnen ist ihre mißliche Lage ohne feministische Einsichten in die Situation moderner Frauen unbegreiflich. Sie können auch als junge Leute verstanden werden, die unter Problemen innerhalb ihrer individuellen Familie, häufig zu hohen Erwartungen bei zu geringer Unterstützung leiden. Ihr Leiden ist oft, durch die zugrunde liegenden qualvollen Gefühle, die ihre Zwänge antreiben und durch die körperliche Entkräftung und Scham, die mit der Eßstörung verbunden sind, sehr stark.

Da es so schwierig ist, Leuten mit Eßstörungen zu helfen, gewinnt die biologische Psychiatrie an Einfluß. Weit besser wäre es, wenn sich die Therapeuten zusammenschließen würden, um die biochemischen Theorien und giftigen Medikamente zurückzuweisen. Es wäre besser, wenn sie die jungen Frauen ermutigten, die kulturellen Werte und die Konflikte in der Familie ins Auge zu fassen, die sie zu solch zwanghaften Exzessen getrieben haben; wenn sie ihnen die bedingungslose Liebe geben würden, die sie so verzweifelt brauchen, und wenn sie die Eltern der jungen Leute dazu bringen würden, sich an diesem Prozeß der persönlichen Veränderung und Gesundung zu beteiligen. Auf längere Sicht hin würde es auch helfen, wenn mehr Therapeuten den Frauenfragen und -problemen innerhalb der Gesellschaft eine Stimme verleihen würden.

Wenn wir uns nun der weitergehenden Untersuchung des Einflusses der Psychiatrie auf Kinder und Frauen zuwenden, werden wir feststellen, daß die moderne Psychiatrie sich heftig von allem, was ihre Annahmen bedroht, isoliert. Daß Frauen und Kinder sexuell mißbraucht werden, ist beispielsweise öffentlich als Skandal gebrandmarkt worden. Doch die Psychiater sehen immer noch keine Verbindung zu den Patienten, die sie jeden Tag in ihrer Praxis aufsuchen. Ein Kind nach dem anderen, eine Frau nach der anderen erscheint bei ihnen mit all den Stigmata des Mißbrauchs – nur um weiter durch medizinische Diagnosen und körperliche Behandlungen, wie wir sie uns in den nächsten Kapiteln anschauen werden, mißhandelt zu werden.

Kapitel 2

Die Unterdrückung starker Angstgefühle mit Medikamenten:

Tranquilizer* wie Alprazolam (Tafil®), Diazepam (Valium®), Buspiron (Bespar®, BuSpar®), Lorazepam (Tavor®) und Triazolam (Halcion®) und das Antidepressivum Clomipramin (Anafranil®)

„‚Das nächste Gen, das für eine psychiatrische Krankheit identifiziert werden dürfte, ist das für Panikstörungen', sagte Dr. James C. Ballenger auf einem Symposium von Mitgliedern des Kongresses und deren Mitarbeiter."

Clinical Psychiatric News, November 1988

„So wie die 80er das Jahrzehnt waren, in dem diejenigen, die unter den verschiedenen Formen der Depression litten, erkannt und behandelt wurden, so – hoffen [NIMH**-Direktor Lewis] Judd und andere Spezialisten – werden die 90er Jahre die Ära sein, in der das Erkennen und die Behandlung von Angststörungen vorherrschen wird. Judd kündigte kürzlich an, daß das NIMH eine nationale Bildungs- und Vorsorgekampagne in Gang setzen will, die, wie er sagte, ‚auf ein frühes Erkennen und eine frühe Diagnose ausgerichtet sein wird'."

Washington Post Health, 22. Mai 1990

* Bei allen Medikamenten muß zwischen dem Handelsnamen und der chemischen Kurzbezeichnung für den Wirkstoff („Generic Name") unterschieden werden. Häufig gibt es eine größere Zahl unterschiedlicher Präparate auf dem Markt, die alle dieselben oder chemisch verwandte Wirkstoffe enthalten, aber unter verschiedenen Handelsnamen von verschiedenen Herstellern angeboten werden. In der amerikanischen Originalausga-

Angefangen vom US-Kongress bis zur amerikanischen Öffentlichkeit zielt die Marketingstrategie der Psychiatrie der 90er Jahre auf Menschen, die ängstlich sind. Innerhalb der modernen Wirtschaftswissenschaften ist es zu einem Axiom geworden, daß der Markt erst die Bedürfnisse der Konsumenten *schafft*. Dadurch, daß die Psychiatrie diejenigen ins Visier nimmt, die unter Angst leiden, sollte sie einen unbegrenzten Bedarf ihrer Medikamente erzeugen können. Die verschriebenen Rezepte für einen Typ dieser Medikamente, die Benzodiazepine, werden in den USA schon auf nahezu 100 Millionen im Jahr geschätzt, was zu Kosten von etwa 500 Millionen Dollar führt. Manche Schätzungen der Gesamtkosten liegen bei 800 Millionen Dollar und mehr.

In diesem Kapitel wird zwei Tranquilizern[1], die eine beachtliche Bekanntheit erlangt haben, besondere Aufmerksamkeit geschenkt. Der eine ist Buspiron (Bespar®, BuSpar®), dessen mögliche schädigende Wirkungen sogar in der psychiatrischen Literatur weitgehend ignoriert wurden. Der andere ist Alprazolam (Tafil®, Xanax®), eines der in den USA meistverkauften und dennoch gefährlichsten Medi-

be des Buches sind zur Benennung von Psychopharmaka meist die amerikanischen Handelsnamen von Medikamenten angegeben. Da in Deutschland, Österreich und der Schweiz nicht alle Stoffe in derselben Zusammensetzung wie in den USA auf dem Markt sind oder aber unter verschiedenen Handelsnamen, wird im Text der Übersetzung im allgemeinen der Generic Name genannt. Werden dennoch Handelsnamen verwendet, so sind sie durch das Zeichen ® zu identifizieren.

Die Inhaltsstoffe eines jeden Präparats sind für den Verbraucher stets auf der Packung an ihren Generic Names abzulesen. Die oben angegebenen Wirkstoffe sind, teilweise in modifizierter Form, unter folgenden Handelsnamen im deutschsprachigen Raum auf dem Markt: Alprazolam (Tafil®, Cassadan®, Xanax® (nur in der Schweiz), Diazepam (Diazepam-ratiopharm®, Faustan®, Lamra®, Tranquase®, Valium®), Buspiron (Bespar®, BuSpar® (nur in Österreich und der Schweiz), Lorazepam (Durolozam®, Laubeel®, Pro Dorm®, Punktyl®, Somagerol®, Tavor®, Tolid®), Triazolam (Halcion®) und (aus einer anderen Gruppe von Wirkstoffen) Clomipramin (Anafranil®, Hydiphen®). Diese Aufzählung ist nicht vollständig, die Zahl der auf dem deutschsprachigen Markt vertriebenen Produkte ist weit größer [Anm. d. dt. Hrsg.].

** Abkürzung für National Institute of Mental Health, d.h. Nationales Institut für geistige Gesundheit. Eines der einflußreichsten psychiatrischen Forschungsinstitute in den USA.

Ein Register der verwendeten Abkürzungen findet sich am Ende des Buches [Anm. d. dt. Hrsg.].

kamente in der Psychiatrie. Kapitel 6 wird sich dann auf die politische Kampagne konzentrieren, die Xanax®* in den USA so erfolgreich gemacht hat.

Tranquilizer sind sehr gefragt. Auch ohne daß sie von den Ärzten angepriesen werden, wollen die Leute sie nehmen. Es gibt auf der Straße einen lebhaften illegalen Handel mit ihnen. Das ist nicht überraschend, da Menschen oft auf alles zurückgreifen, was ihnen auch nur zeitweise Erleichterung von Angst verspricht. Millionen trinken Alkohol, rauchen Zigaretten und benutzen Marihuana, Opiate und andere Straßendrogen. Andere essen im Übermaß, treiben zwanghaft Sport, arbeiten bis zur Erschöpfung, sehen endlos Fernsehen, flüchten sich in Bücher, betreiben harten Sex und ergeben sich allzusehr in eine Anzahl andernfalls harmloser Gewohnheiten bei dem Versuch, ihren Spannungen und Sorgen zu entfliehen. In Kapitel 1 haben wir gesehen, daß Zwangskrankheiten und Phobien auch als Versuche, die Angst zu beherrschen, gesehen werden können. Insgesamt spielen die Interventionen der Psychiatrie in dem nie endenden Kampf der Menschen gegen ihre Angst eine relativ untergeordnete Rolle.

Tranquilizer und andere Beruhigungs- und Schlafmittel

Unter den psychiatrischen Medikamenten zur Behandlung der Angst sind die Tranquilizer die gebräuchlichsten. Es begann 1957 mit der Einführung von Librium® (Chlordiazepoxid). In den 70er Jahren führte der Tranquilizer Valium® (Diazepam) die Hitliste der meistverschriebenen Medikamente in Amerika an, er wurde 1986 von Xanax® (Alprazolam) verdrängt. Die meisten Tranquilizer gehören einer Gruppe an, die als Benzodiazepine bezeichnet werden und in ihrer chemischen Zusammensetzung eng mit Chlordiazepoxid, Diazepam und Alprazolam verwandt sind. Sie unterscheiden sich hauptsächlich in ihrer Wirkungsdauer und in der Dosierung, die erforderlich ist, um den gleichen Effekt zu erzielen. *Sie haben fast identische klinische Wirkungen.*[2]

* In Deutschland nicht unter diesem Namen auf dem Markt [Anm. d. dt. Hrsg.].

Zu den Benzodiazepin-Tranquilizern gehören Alprazolam (Tafil®), Bromazepam (Lexotanil®), Chlordiazepoxid (Librium®), Clobazam (Frisium®), Diazepam (Valium®), Dikaliumclorazepat (Tranxilium®), Prazepam (Demetrin®), Clonazepam (Rivotril®), Flurazepam (Dalmadorm®), Oxazepam (Adumbram®, Praxiten®), Lorazepam (Tavor®), Temazepam (Remestan®) und Triazolam (Halcion®).

Ein älterer Tranquilizer ist Meprobamat (Dormilfo®, Visano®).

Andere Tranquilizer sind chemische Antihistaminika wie Hydroxyzin (Atarax®).

Auch Schlaftabletten haben eine beruhigende Wirkung. Dazu gehören Glutethimid, Methyprylon, Ethchlorvynol und Chloralhydrat (Chloraldurat®) und die verschiedenen Barbiturate wie Secobarbital (Vesparax®), Phenobarbital (Luminal®), Butabarbital, Amobarbital (Metrotonin®), Phentobarbital (Medinox®, Neodorm®).

Alle diese Medikamente bergen die Möglichkeit des Mißbrauchs und der Abhängigkeit in sich. Da sie alle eine beruhigende oder sedative Wirkung haben, benutzen die Leute, die von diesen „Downers" abhängig sind, sie ohne Unterschied, je nachdem, was gerade zu bekommen ist. Häufig mischen sie sie mit Alkohol. Tranquilizer und Alkohol ergeben eine sehr gefährliche, häufig tödliche Kombination.

Für Buspiron, die neueste Errungenschaft unter den Tranquilizern, wird damit geworben, es habe keine sedative Wirkung, mache nicht abhängig und sei relativ sicher.

Die meistgebrauchten psychiatrischen Medikamente

Nach Daten der FDA*, über die Carlene Baum und ihre Mitarbeiter im Februar 1988 in der Zeitschrift *Medical Care* berichteten, gab es einen dramatischen Rückgang des Verbrauchs von Tranquilizern und anderen angstlösenden Medikamenten in den Vereinigten Staaten: von einem Höchststand von 103 Millionen Verschreibungen 1975

* Abkürzung für Food and Drug Administration, die US-amerikanische Behörde, die für die Zulassung von Medikamenten zuständig ist.

auf 67 Millionen 1981. Für die letzten Jahre stehen keine vollständigen Daten zur Verfügung, doch der Projektbericht der American Association (APA) über *Benzodiazepine Dependence, Toxicity and Abuse* [Benzodiazepinabhängigkeit, Toxizität und Mißbrauch] (1990) schätzt, daß sich die jährlichen Verschreibungen für Benzodiazepine seit Mitte der 80er Jahre auf einen Stand von 61 Millionen eingependelt haben.

Die Tranquilizer, an ihrer Spitze jetzt Alprazolam, bleiben mit Abstand die meistverschriebene psychiatrische Medikation. In manchen Ländern, wie z.B. Frankreich, steigt der Gebrauch dieses Wirkstoffes noch weiter.

Die meisten Rezepte für Tranquilizer – 65 Prozent– werden für Frauen ausgestellt. Frauen dominieren bei allen Typen psychiatrischer Medikamente. 35 Prozent aller Patienten waren 60 Jahre oder älter.

Sind Tranquilizer etwas Neues?

Wegen der allgemeinen Beliebtheit der Tranquilizer liegt die Vermutung nahe, sie seien gegenüber den anderen Medikamenten etwas ganz Neues und radikal anderes. Doch ich habe noch im Gedächtnis, daß unser Professor für Psychopharmakologie uns bereits 1960 während meiner medizinischen Ausbildung daran erinnerte, daß die sedativen Eigenschaften der Tranquilizer sich sehr wenig von denen der Barbiturate (wie z.B. Phenobarbital) unterscheiden. Er sagte, er zögere, dies praktizierenden Ärzten zu sagen, weil ihr Vertrauen in die Medikamente ihren Patienten helfe, aus ihnen Nutzen zu ziehen. Wie die meisten biologischen Psychiater hatte er keine Bedenken, die Leute zu ermutigen, mehr Vertrauen in eine Tablette zu setzten als in sich selbst.

Schon vor den Barbituraten gab es Beruhigungs- und Schlafmittel, von denen heute noch viele in Gebrauch sind. Die Leute nahmen sie manchmal, um durch sie eine kurzzeitige Erleichterung zu erlangen, und manchmal wurden sie abhängig davon. Dazu gehören Chloralhydrat (Chloraldurat®) und Paraldehyd. Früher standen die hochgiftigen Bromide ganz hoch im Kurs. Und davor wurden in Privatpraxen und psychiatrischen Krankenhäusern Opiate frei ausgegeben.

Alkohol im Wettbewerb mit Tranquilizern

Um den Tranquilizern ihren medizinischen Zauber zu entziehen, brauchen wir uns nur in Erinnerung zu rufen, daß Alkohol schon vor Generationen von den Ärzten als Beruhigungsmittel für ängstliche Patienten verschrieben wurde. Schon 1943 erklärte der klassische Text von Torald Sollmann *A Manual of Psychopharmocology* [Handbuch der Psychopharmakologie]: „Eine gewisse, von Person zu Person unterschiedliche Menge Alkohol kann gelegentlich oder sogar täglich ohne nachweisbare anhaltende schädliche Wirkungen eingenommen werden. Die Entspannung, die Entlastung von Anspannung, schlechter Anpassung und übertriebenen Selbstzweifeln, ja, die Euphorie selbst kann manchmal eine Wohltat sein ..." (S. 718)

Sollmann fährt fort und warnt vor den Nachteilen und Gefahren der Einnahme von Alkohol, versichert dann aber dem Leser: „Auf der anderen Seite wird der gemäßigte Gebrauch von Alkohol oft für eine verkürzte Lebensdauer und für verschiedene körperliche Schäden verantwortlich gemacht, ohne daß entsprechende Daten vorlägen, oder auf Grund der Wirkungen, die nur durch große Mengen hervorgerufen werden." (S. 718)

Offensichtlich betrachten viele Leute immer noch den Alkohol als den Tranquilizer der Wahl, aber ich will hier nicht der ärztlichen Verschreibung von Whisky oder Gin das Wort reden. Ich glaube nicht, daß die Ärzte den Vorschub leisten sollten. Ich denke auch nicht, daß sie so ungeniert andere sedierende oder beruhigende Medikamente verschreiben sollten. Ich möchte betonen, daß es unter den zur Zeit verschriebenen Medikamenten gegen Angst nichts Einmaliges oder medizinisch Unantastbares gibt. Viele der Medikamente besitzen eine Anzahl gefährlicher Eigenschaften, die denen des Alkohols ähnlich sind.

Beruhigende Schlafmittel und die Dämpfung des zentralen Nervensystems

Alle gebräuchlichen Tranquilizer – mit der möglichen Ausnahme von Buspiron – sind Beruhigungsmittel, die auf das zentrale Nervensystem einwirken und in ihren klinischen Wirkungen dem Alkohol und den Barbituraten sehr ähnlich sind. Gleich dem Alkohol und den Barbituraten werden sie als sedative Hypnotika[3] eingestuft, was bedeutet, daß sie bei niedriger Dosierung Entspannung (Sedation) bewirken, bei höherer Dosierung Schlaf (Hypnosis) und schließlich zum Koma führen. Es ist wichtig zu verstehen, daß die Tranquilizer – insbesondere die sedativen Hypnotika – im Prinzip eine dämpfende Wirkung auf das zentrale Nervensystem haben, weil diese Einstufung das Mysterium, das diese „Tranquilizer" umgibt, auflöst. Die sogenannte *angstlösende* Wirkung ist bloß ein frühes Stadium der Dämpfung des zentralen Nervensystems – die Sedation[4]. Die grundlegende klinische Wirkung auf den Geist kann nicht von der Wirkung des Alkohols oder der Barbiturate unterschieden werden.

Es sollte nochmals betont werden, daß alle Tranquilizer, die miteinander oder mit anderen, das Zentrale Nervensystem dämpfenden Mitteln – wie den Barbituraten, Antidepressiva, Neuroleptika, Lithium und Alkohol – kombiniert werden, zu einem fatalen Ergebnis führen können. Obwohl sie tödlich wirken können, wenn sie allein genommen werden, sind sie besonders gefährlich in der Kombination mit diesen anderen Medikamenten. Bei einem großen Prozentsatz von Notfalleinlieferungen wegen Medikamentenvergiftung sind Tranquilizer im Spiel.

Alle Tranquilizer beeinträchtigen die geistige Wachheit und das körperliche Koordinationsvermögen, und sie können das Leistungsvermögen bei mechanischen Tätigkeiten, wie z.B. dem Autofahren, beeinträchtigen.

In niedrigeren Dosierungen sind die Tranquilizer potent genug, bei routinemäßigen EEG, besonders in der Region der Frontallappen, einen merkbaren Einfluß auf die Hirnstromkurven auszuüben. Sie haben typischerweise nicht den lobotomierenden Einfluß, der sich bei den Neuroleptika einstellt (siehe *Giftige Psychiatrie*, Band 1).

Abhängigkeit, Toleranz und Entzugssymptome

Alle beruhigenden Schlafmittel, auch die Tranquilizer, können zur Gewohnheitsbildung führen und abhängig machen. Sie können

Entzugssymptome erzeugen oder ein Abstinenzsyndrom hervorrufen, wenn die Einnahme beendet wird. Im Extremfall kann das Abstinenzsyndrom lebensbedrohliche neurologische Reaktionen verursachen wie Fieber, Psychose und Krämpfe. Zu den weniger schweren Entzugssymptomen gehören ein Ansteigen der Herzfrequenz und ein Blutdruckabfall, Zittrigkeit, Appetitverlust, Muskelkrämpfe, die Verschlechterung des Erinnerungsvermögens, der Konzentration und der Orientierung, seltsame Geräusche in den Ohren, verschwommenes Sehvermögen und Schlaflosigkeit, Unruhe, Angst, Panik und Derealisation. Offensichtliche Entzugssymptome dauern typischerweise zwei bis vier Wochen, schleichende Symptome können Monate andauern.

In Übereinstimmung mit dem Prinzip, daß Tranquilizer sich in ihrer klinischen Wirkung nur wenig von anderen Sedativa unterscheiden, räumt der Artikel über Alprazolam im *PDR** von 1991 ein, daß die Entzugssymptome „im Charakter denen der Barbiturate und des Alkohols gleichen".

Studien über Alprazolam (siehe unten) zeigen, daß die *meisten* Patienten während einer nur acht Wochen dauernden, routinemäßigen Behandlung Entzugssymptome entwickeln. Die Entwicklung einer höheren Toleranz oder das Bedürfnis nach steigenden Dosierungen, um die gleiche psychoaktive Wirkung zu erzielen, ist der verborgene körperliche Mechanismus von Abhängigkeit. Innerhalb von zwei bis vier Wochen kann sich eine Toleranz gegenüber der sedativen Wirkung von Tranquilizern, die am Abend als Schlafmittel[5] genommen werden, entwickeln. Dies ist noch einmal eine Warnung, diese Medikamente nicht länger als ein paar Tage hintereinander einzunehmen.

Die kurzwirkenden Benzodiazepine können besonders schwere Entzugssymptome erzeugen, weil das Medikament vom Körper in einer verhältnismäßig kurzen Zeit abgebaut wird. Dazu gehören Alprazolam, Triazolam, Lorazepam, Temazepam[6]. Folgt man der Ansicht des Experten Louis Fabre, die er in einem Interview mit mir im Februar 1991 äußerte, so ist die Festigkeit der Bindung an die Rezeptoren wahrscheinlich ein wichtigerer Hinweis auf das sucht-

* *Physicians Desk Reference*, ein Nachschlagewerk für den Schreibtisch des Arztes.

auslösende Potential, und die Substanzen, die sich am festesten binden, sind Alprazolam (Tafil®), Triazolam (Halcion®), Lorazepam (Tavor®) und Clonazepam (Rivotril®).

Wer nur eine Tablette täglich zum Einschlafen oder gegen Angst nimmt, bleibt nicht von Entzugsproblemen verschont. In meiner Privatpraxis habe ich in den letzten paar Jahren mit mehreren Leuten gearbeitet, die nicht in der Lage waren, mit der Standarddosierung (einmal am Tag) von Alprazolam, Lorazepam, Clonazepam oder anderen Tranquilizern aufzuhören. Bei jedem der Fälle führte der Versuch, das Medikament abzusetzen, innerhalb von 24 Stunden in einem beunruhigendem Ausmaß zu Angst oder Schlaflosigkeit. Das Problem schien von reaktiver Angst oder Schlaflosigkeit verursacht zu werden (siehe unten).

In einem persönlichen Gespräch Ende Dezember 1990 bestätigte mir der Internist John Steinberg, daß Patienten, die eine Tablette Alprazolam täglich über mehrere Wochen lang einnehmen, abhängig werden können. Steinberg ist der medizinische Direktor des *Chemical Dependency Program* [Programm für Abhängigkeit von chemischen Stoffen] am Greater Baltimore Medical Center und Präsident der Maryland Society of Addiction Medicine. Er machte auf Forschungsarbeiten aufmerksam, die darauf hinweisen, daß Alprazolam und andere kurzwirkende Benzodiazepine eine reaktive Hyperaktivität der Rezeptoren, die sie hemmen, verursachen können. Die hyperaktiven Rezeptoren machen somit jeden Tag eine höhere Dosierung von Alprazolam erforderlich, da sie sonst Angst und emotionales Unbehagen erzeugen. Steinberg nennt die Wirkung von Alprazolam „eine fundamentale Veränderung in der Homöostase des Gehirns". Hört der Patient mit der Einnahme von Alprazolam auf, so Steinberg, braucht das Gehirn *sechs bis acht Monate*, um sich zu erholen. Alprazolam-Patienten sollten gewarnt werden, sagt er, daß es lange Zeit dauern kann, die quälenden Entzugserscheinungen zu überwinden. Da die Ärzte dies häufig nicht realisieren, sind sie wahrscheinlich ebenfalls verwirrt und verordnen das Medikament immer weiter in der Hoffnung, die durch das Medikament ausgelöste Angst und Spannung des Patienten zu „behandeln". Viele Entgiftungsbetten werden von Patienten belegt, die von Tranquilizern abhängig sind, und sogar noch mehr von denen, die kreuzabhängig von Alkohol und anderen Drogen sind. Steinberg sagt, daß Alprazolam „bei weitem" der schlimmste Übeltäter ist und zweifellos Abhängigkeit verursacht, ohne mit anderen Sedativa gemischt zu werden.

Steinberg schätzt, daß einer von zehn Patienten, die Alprazolam nehmen, abhängig[7] wird. Legt man zugrunde, daß jedes Jahr schätzungsweise 15 Millionen Menschen in den USA Alprazolam nehmen, bedeutet dies, daß *jedes Jahr 1,5 Millionen Alprazolam-Abhängige erzeugt werden,* folgert Steinberg.

Auf Medikamentenentzug zurückzuführende Angst und Schlaflosigkeit

Eine der üblichen Reaktionen auf den Entzug oder die Herabsetzung der Dosierung eines Tranquilizers ist die reaktive Angst.[8] Wie bei den meisten psychiatrischen Medikamenten verursacht der Gebrauch der Medikation letzten Endes eine Zunahme gerade der Symptome, welche die Medikamente angeblich beheben. So kann die durch den Entzug der Medikamente verursachte Angst zu der falschen Diagnose einer chronischer Angstkrankheit führen. Wie im *Textbook of Psychiatry* [Lehrbuch der Psychiatrie] der American Psychiatric Press festgestellt wird, kann eine Langzeittherapie irrtümlich beibehalten oder wieder angesetzt werden, wenn durch den Entzug der Medikamente erneute Angst auftritt. Das Endergebnis ist dann die Abhängigkeit.

Einige Fachleute wie John Steinberg stimmen nicht mit meiner Behauptung, es gäbe keinen Unterschied zwischen der Wirkung der Tranquilizer und der Sedativa, überein. Sie vermuten, daß die Tranquilizer außer der offensichtlichen Beruhigung auch eine spezielle Hemmung der Angst bewirken. Wenn das so ist, bedeutet es, daß sie auch eine spezifische Angst durch den Entzug der Medikamente hervorrufen, wenn die gehemmten Rezeptoren überaktiv werden.

Durch die Einnahme fast jedes Schlafmittels wird eine reaktive Schlaflosigkeit hervorgerufen, da das Gehirn auf die Dämpfung des zentralen Nervensystems (ZNS) mit größerer Erregung und Wachheit reagiert. Medikamente gegen Schlaflosigkeit sollten in der Regel nicht länger als einen oder zwei Tage hintereinander eingenommen werden.

Abhängigkeit kann sich unbemerkt einschleichen

Es kommt vor, daß schwer abhängige Patienten für ihre Familie oder ihren Arzt keine äußerlichen Anzeichen erkennen lassen, bis ihre Medikation zufällig abgesetzt wird – zum Beispiel infolge eines chirurgischen Eingriffs oder durch einen medizinischen Notfall. Ihre Entzugserscheinungen können dann völlig falsch als ein Aspekt einer anderen Krankheit oder als psychologisches Problem gedeutet werden. Schon fünf bis sieben Tage nach dem Absetzen der Medikation können deutliche Entzugssymptome wie anhaltende reaktive Angst auftreten, und sie können bis zu einem Monat andauern

Paradoxe Reaktionen

Besonders bei Kindern, Erwachsenen mit Gehirnkrankheiten und bei älteren Leuten können Tranquilizer paradoxe Reaktionen wie akute Erregung, Verwirrung, Desorientiertheit, Angst und Aggression erzeugen. Der Bericht über Alprazolam im *PDR* von 1991 erklärt: „Wie bei allen Benzodiazepinen können in seltenen Fällen und zufällig verteilt paradoxe Reaktionen wie Reizbarkeit, Erregtheit, Wut, vermehrte Muskelkrämpfe, Schlafstörungen und andere nachteilige verhaltensbezogene Effekte auftreten."

Älteren Menschen in Pflegeheimen mag die Medikation für eine oder zwei Nächte gegen Schlaflosigkeit zu helfen scheinen, nur um dann, wenn sich die Medikation im System anreichert, eine allgemeine Gehirndysfunktion zu erzeugen. Es kann dann passieren, daß der agitierte Patient irrtümlich mit mehr Medikamenten, möglicherweise Neuroleptika, überdosiert wird. Nach dem *Textbook of Neuropsychiatry* [Lehrbuch der Neuropsychiatrie] (1987) von Robert Hales und Stuart Yudofsky sollte die „routinemäßige" Verschreibung dieser Medikationen in Pflegeheimen und Krankenhäusern auf jeden Fall dann „vermieden werden, wenn es sich nicht nur um eine kurze Periode von Schlaflosigkeit, die mit einer besonders schwierigen oder belastenden Situation in Zusammenhang steht, handelt".

So wie bei der Reaktion auf Alkohol verlieren manche Leute durch die Einnahme von Tranquilizern leichter die Selbstkontrolle und werden gewalttätig. In der Literatur wird häufig darauf hingewiesen, z.B. auf Mordfälle, die unter dem Einfluß von Tranquilizern verübt wurden. Zum Teil auf Grund dieser enthemmenden Wirkung können die Medikamente in Institutionen zu Zwecken der Verhaltenskontrolle nicht wirksam eingesetzt werden.

Triazolam (Halcion®) ist besonders damit in Verbindung gebracht worden, aggressives und suizidales Verhalten zu verursachen, oder auch Delirium, Halluzinationen und Krämpfe.

Gedächtnisstörungen durch Tranquilizer

Kürzlich wurden mit viel öffentlicher Anteilnahme Bedenken gegen das Medikament Triazolam (Halcion®) geäußert. Es soll eine Amnesie für Ereignisse, die vor der Einnahme lagen, verursachen. Dies ist seit langem ein wenig bekanntgemachtes Problem mit Tranquilizern im allgemeinen. Ich erinnere mich, schon vor Jahren bemerkt zu haben, daß Patienten, die Alkohol mit Diazepam vermischt in der Nacht vor einer Therapiesitzung eingenommen hatten, manchmal schwere Gedächtnislücken hatten und sich nicht mehr genau an den vergangenen Abend erinnern konnten. Es ist wohlbekannt, daß die intravenöse Infusion von Benzodiazepinen wie Diazepam oder Lorazepam für meist mehrere Stunden vor und nach der Infusion eine ähnliche Amnesie bewirkt. Obwohl dies manchmal ein Vorteil sein kann, um die schmerzhafte Wirkung eines chirurgischen Eingriffs zu vergessen, wird es zu einem möglicherweise ernsten Problem bei der routinemäßigen Anwendung von Tranquilizern gegen Angst oder Schlafstörungen. Und es kann störend auf die Psychotherapie, das Studieren, das Lernen von etwas Neuem oder die Erinnerung an Vergangenes wirken.[9]

Die Langzeitwirkungen von Tranquilizern auf die geistigen Funktionen

Trotz des offensichtlichen Grunds zur Beunruhigung haben nur wenige Studien versucht, die Wirkung der Langzeitanwendung von Tranquilizern auf die gesamten geistigen Funktionen zu messen. Susan Golombok und ihre Kollegen vom Institute of Psychiatry in London veröffentlichten 1988 in der Zeitschrift *Psychological Medicine* den Artikel *Cognitive Impairment in Long-Term Benzodiazepine Users* [Kognitive Beeinträchtigungen bei Langzeitnutzern von Benzodiazepinen]. Sie benutzten verschiedene neuropsychologische Tests, um die Wirkung von Tranquilizern auf die kognitiven Funktionen von Patienten, welche die Medikation mindestens ein Jahr lang verabreicht bekamen, zu beurteilen. Sie stellten chronische Schädigungen bei den visuell-räumlichen Fähigkeiten und der Aufmerksamkeitsspanne fest.

Golombok und ihre Mitarbeiter waren nicht in der Lage, nach dem Absetzen der Medikation Nachuntersuchungen mit erneuten Tests durchzuführen. Dennoch sind diese Befunde chronischer Hirnfunktionsstörungen Grund zur Sorge, daß sie möglicherweise dauerhaft sein könnten. Die Forscher kommentieren: „Es ist unmöglich zu bestimmen, wie lange und in welcher Dosierung es für einen Patienten sicher ist, weiter Benzodiazepine einzunehmen, bevor die Beeinträchtigung der kognitiven Fähigkeiten beginnt. Dennoch ist durch die Prüfung unserer Daten eindeutig, daß die kurzzeitige Einnahme in einer niedrigen Dosierung wenig Wirkung hat, während sicher ist, daß eine höhere Einnahme fast immer schädlich ist" (S. 371).

Die Testergebnisse weisen nach, daß „diese Patienten im täglichen Leben nicht gut funktionieren", obwohl sie sich ihrer Beeinträchtigung nicht bewußt werden: „Dies entspricht auch den klinischen Ergebnissen, daß Patienten, bei denen die Medikamente abgesetzt wurden, oft berichten, ihre Konzentration verbessere sich und ihre sinnliche Wahrnehmungsfähigkeit nehme zu. Erst nach dem Entzug realisieren sie, daß sie nicht auf ihrer vollen Höhe gearbeitet haben ... Es scheint daher so, daß nicht nur die Langzeitbenutzer der Benzodiazepine dem Risiko einer Abhängigkeit unterliegen, sondern daß auch kognitive Schäden eine sehr reale Gefahr darstellen" (S. 373).

Es kann nicht genug betont werden, daß gehirnschädigende Behandlungen die Fähigkeiten der Patienten beeinträchtigen, ihre eigenen Störungen einzuschätzen. Die Golombok-Studie ist für den Patienten, der eine Hirnfunktionsstörung zu vermeiden wünscht, und für den Arzt, der sie bei seinen Patienten zu verhindern sucht, äußerst wichtig.[10]

Wenn Ärzte ihren Patienten Tranquilizer verschreiben oder die Patienten sie nehmen wollen, wäre es vernünftig, den Ratschlägen des *New Harvard Guide to Psychiatry* [Neuer Harvard-Leitfaden für die Psychiatrie] (1988) zu folgen: „Der größte Nutzen der angstlösenden Wirkstoffe in der Allgemeinmedizin liegt in der *Kurzzeitbehandlung* relativ vorübergehender Formen von Angst, Furcht und Spannung" (S. 524).

Gehirnschrumpfung durch den Langzeitgebrauch von Tranquilizern

Der Langzeitgebrauch von Tranquilizern wird von einem noch erschreckenderen Gespenst begleitet – der Möglichkeit der Hirnatrophie.

Sie wird zwar selten in schulmedizinischen Büchern und Übersichtsartikeln erwähnt, doch Isaac Marks und zehn Kollegen faßten im Juli 1989 in einem Brief an den Herausgeber der Zeitschrift *Archives of General Psychiatry*, die immer noch knappe Literatur wie folgt zusammen: „Die zerebrale Ventrikelerweiterung, von der bei Patienten mit Angstkrankheiten nach einer Langzeitbehandlung mit Benzodiazepinen berichtet wird, kann der Krankheit oder anderen als den medikamentösen Faktoren zugeschrieben werden, aber Klugheit rät zur Vorsicht" (S. 669). Tatsächlich ist die zerebrale Ventrikelerweiterung – das Äquivalent der Hirnatrophie – sehr wahrscheinlich auf die Medikamente zurückzuführen. C. Schmauss und J.-C. Kreig stellten in ihrem Artikel *Enlargement of Cerebrospinal Fluid Spaces in Long-Term Benzodiazepine Abusers* [Vergrößerung zerebrospinaler Flüssigkeitsräume bei langfristigem Benzodiazepin-

Mißbrauch], erschienen 1987 in der Zeitschrift *Biological Medicin*, fest, daß „unsere Daten vermuten lassen, daß die Ventrikelerweiterung von der Dosierung der Medikation der Benzodiazepine bei Langzeitgebrauch abhängig ist" (S. 873).

Ich erwähnte diese Hirnatrophie-Studien einem Experten gegenüber, der mir zur Antwort gab, daß er, obwohl er noch nicht von den Studien gehört habe, nicht überrascht sei. „Tranquilizer sind wie Alkohol", bemerkte er, „und Alkohol verursacht bei Langzeitgebrauch Gehirnschrumpfung." Er bat, nicht mit Namen genannt zu werden, um anderen Medikamentenexperten nicht zu nahe zu treten.

Buspiron – der neueste Wundertranquilizer

Obwohl der APA-Projektbericht *Treatments of Psychiatric Disorders* [Behandlungen pychiatrischer Störungen] aus dem Jahr 1989 erwähnt, daß der klinische Nutzen von Buspiron nicht nachgewiesen wurde, ist es zum neuesten Lieblingskind unter den Tranquilizern geworden.

Buspiron, sagt man, habe im Gegensatz zu anderen Tranquilizern ein verhältnismäßig niedriges Potential, zu Mißbrauch, Abhängigkeit und Entzugssymptomen zu führen. Es braucht lange, bis es Wirkung zeigt – oft dauert es Wochen –, und es verursacht weniger häufig Nervosität, Unruhe, Kopfschmerzen und Benommenheit. So verhält es sich „offiziell" mit Buspiron, aber es gibt Gründe, seiner Anwendung skeptisch und sogar beunruhigt gegenüberzustehen.

Im Unterschied zu den anderen Tranquilizern zieht Buspiron die Dopamin-rezeptoren in Mitleidenschaft, indem es ihre Aktivität blockiert. Die Möglichkeit einer tardiven Dyskinesie – dieser nicht behandelbaren und für gewöhnlich bleibenden neurologischen Krankheit – kommt einem dabei sogleich in den Sinn. Die Unterdrückung der Aktivität der Dopamine mittels Neuroleptika verursacht häufig eine dauerhafte Dopamin-Hyperaktivität, die zu tardiver Dyskinesie führt.* Obwohl die Art der Hemmung durch Buspiron sich von der der Neuroleptika unterscheidet, ist die

* Siehe dazu ausführlich Kapitel 4 des ersten Bandes *Giftige Psychiatrie* [Anm. d. dt. Hrsg.].

Wirkung doch hinreichend ähnlich, um Warnlampen aufleuchten zu lassen.

Sogar der amerikanische Hersteller von Buspiron (BuSpar®), die Firma Mead Johnson, zeigt sich über die Wirkung des Medikaments auf die Dopamin-rezeptoren besorgt und warnt im *PDR* von 1990 vor der möglichen Gefahr neurologischer Reaktionen, die den von Neuroleptika verursachten ähnlich sind, besonders der tardiven Dyskinesie. Über Fälle von tardiver Dyskinesie, die durch Buspiron hervorgerufen wurden, ist bis jetzt noch nicht berichtet worden; aber zur Erinnerung, es dauerte 20 Jahre, bevor die Ärzte und die Pharmafirmen die durch Neuroleptika verursachte tardive Dyskinesie erkannten. Mead Johnson selbst erklärt: „Im allgemeinen können die Folgeerscheinungen jedes Medikaments erst nach mehreren Jahren des Verkaufs festgestellt werden."

Von seltenen Ausnahmen abgesehen[11] zeigt die etablierte Psychiatrie sich in keiner Weise beunruhigt. Die Möglichkeit permanenter neurologischer Probleme durch Buspiron fand ich an den entsprechenden Stellen der meistens psychiatrischen Fachbücher nirgendwo erwähnt.

Trotz der Tatsache, daß alle Tranquilizer Mißbrauch und Abhängigkeit zur Folge haben, wird es entweder von den meisten aktuellen psychiatrischen Fachbüchern versäumt, diese Möglichkeit in bezug auf Buspiron zu erwähnen, oder sie gehen darüber hinweg. Dennoch ist unter Fachleuten allgemein bekannt, daß scheinbar nicht abhängig machende Medikamente sich doch als suchtauslösend herausgestellt haben, sobald sie auf dem Markt und der Straße gehandelt wurden. Darvon® (Propoxyphen Hydrochlorid) wurde zum Beispiel viel verkauft und galt als harmloses schmerzlinderndes Mittel. Später stellte sich heraus, daß es abhängig macht. Und für die Tranquilizer Valium® und Librium® wurde anfangs damit Reklame gemacht, daß sie, was einen möglichen Mißbrauch betrifft, verhältnismäßig sicher seien, bis die FDA, trotz juristischen Widerstands der Herstellerfirma Hoffmann-La Roche, der Sache Zügel anlegte.[12]

Alprazolam – genehmigt bei Panikstörungen

Die Neuigkeit wurde 1990 in den Schlagzeilen achtseitiger, aufgedonnerter, farbiger Werbeanzeigen der Firma *Upjohn* in psychiatrischen Zeitschriften verkündet: *Xanax®*, „*Die erste und einzige Medikation gegen Panikattacken*".[13] Panikattacken (siehe Kapitel 1) wurden 1980 zum ersten Mal offiziell vom *Diagnostic and Statistical Manual (DSM)* [Diagnostisches und statistisches Handbuch] der American Psychiatric Association als eigenständige Diagnose eingestuft. Die unlängst erfolgte Anerkennung von Alprazolam durch die FDA als einziger Behandlung der Wahl bei dieser verbreiteten Diagnose wird dem Medikament zu einer noch größeren Vorherrschaft auf dem Markt verhelfen.

Was ist es nun, was Alprazolam von den restlichen Benzodiazepinen unterscheidet? Wir stellten schon fest, daß hinsichtlich ihrer klinischen Wirkung nur wenig oder gar kein Unterschied zwischen diesen Medikamenten besteht.[14] Das Gleiche trifft auf die Nebenwirkungen zu – außer daß Alprazolam kurzwirkend ist und sich fester an seine Rezeptoren bindet, und daher, wie schon besprochen, mit noch größerer Wahrscheinlichkeit schwere Entzugserscheinungen und Abhängigkeit verursacht.

Alprazolam gehört zu den gefährlicheren Tranquilizern. Joe und Teresa Graedon warnen vor Alprazolam in ihrer Kolumne *The People's Pharmacy* [Die Volksapotheke] vom Oktober 1989: „Xanax, eines der meistverschriebenen Medikamente im Land, wurde mit Folgeerscheinungen wie Verwirrung, Paranoia, Depression, Feindseligkeit und Vergeßlichkeit in Zusammenhang gebracht. Das plötzliche Absetzen solch eines angstlösenden Mittels kann für manche Leute die wahre Hölle sein. Wir erhielten Briefe von Lesern, die über Nerven- und Muskelzuckungen, Gefühle von Desorientiertheit, Angst, Schlaflosigkeit, Unruhe und sogar Krämpfen berichteten."[15]

Wie von Chad Carlton 1990 in der Zeitschrift *Lexington Herald-Leader* berichtet, stellen Todesfälle durch Alprazolam in Kombination mit Alkohol oder anderen Sedativa ein besonderes Problem dar: „Ein Tranquilizer, eingeführt vor fast zehn Jahren als die sicherere Alternative zu Valium, wird in zunehmendem Maße mit Todesfällen durch Überdosierung, Abhängigkeit und Drogenhandel auf der Straße in Zusammenhang gebracht."[16] Es spielte bei zehn Todesfällen innerhalb eines halben Jahres allein in Lexington eine Rolle. „Die Ärzte verteilen es wie Bonbons!" sagt Mark Hyatt, Direktor der Psychiatrie im örtlichen Veterans Affairs Medical Center.

Die Alprazolam-Studien

Beim Lesen der achtseitigen Werbung von *Upjohn* über seine FDA-Studien[17] in den psychiatrischen Zeitschriften fiel mir etwas Seltsames auf. Auf einer der Seiten wird links oben erklärt, daß die Beurteilungen des Medikaments in den „Wochen 1, 2, 3, 4, 6 und 8 der Therapie" vorgenommen wurden. Das vermittelte mir den Eindruck, daß Alprazolam sich nach acht Wochen als wirksam erwiesen haben mußte. Aber in der Tabelle unter dieser Erklärung waren nur die ersten vier Wochen eingetragen. Nirgendwo in der Reklame findet sich irgendeine Diskussion der Ergebnisse nach den vollen acht Wochen. Im untersten Teil der Seite findet sich dann diese Erklärung: „Auf Grund der hohen Rate von Aussteigern in der Placebo-Gruppe wurde die 4. Woche der Studie (der letzte Auswertungszeitpunkt, zu dem noch die Mehrheit der Patienten in der Placebo-Behandlungsgruppe zurückblieben) als ‚Endpunkt' der Effizienzanalysen betrachtet."[18]

Mit anderen Worten, *Upjohn* hatte nur die ersten vier Wochen der Studie gezählt und die Endergebnisse nach den acht Wochen beiseite gelassen. Warum hatte *Upjohn* das getan?

Ich war schockiert über das, was ich feststellte, als ich den originalen Forschungsbericht prüfte. Am Ende der acht Wochen ging es den Patienten, welche die Zuckerpillen schluckten, genausogut wie denen, die das Medikament nahmen. Tatsächlich waren die Placebo-Patienten weit besser dran, weil sie nicht unter schwerem Entzug und Reaktionen wie zunehmender Angst und phobischen Reaktionen plus *einer 350 % größeren Zahl von Panikattacken* zu leiden hatten.

Eine ungewöhnlich negative Reaktion auf eine so hoch beworbene Studie war der zwei Seiten lange Brief in der Juliausgabe 1989 der Zeitschrift *Archives of General Psychiatry,* den eine internationale Gruppe von 11 Psychiatern und Psychologen, angeführt von Isaac M. Marks vom Institute of Psychiatry in London geschrieben hatte, der die Alprazolam-Studie kritisierte und weitgehend zurückwies. Sie wiesen darauf hin, daß „in der letzten Woche nach dem Absetzen (Medikamentenentzug) die Patienten, die Alprazolam erhielten, was Panik (350 % schlechter in Tabelle 1 des Artikels von Pecknold et al.),

Phobien und Angst (von anderen Messungen wurde nicht berichtet) angeht, in einem *schlechteren* Zustand waren als die Patienten, die Placebo bekamen..“

Zusammengefaßt heißt dies, daß die Alprazolam-Studie der FDA tatsächlich zeigt, daß es den Patienten besser gehen würde, wenn sie das Medikament niemals genommen hätten. Nichts davon wird beim Lesen der Studie von James C. Ballenger und seinen Kollegen offenbar.[19] In der einführenden Zusammenfassung wird nichts von der Wirkung von Alprazolam jenseits der vier Wochen erwähnt. Außerdem beschreibt sie das Medikament als uneingeschränkten Erfolg.

Mit ihren eigenen negativen Ergebnissen konfrontiert, griffen die Alprazolam-Forscher zu statistischen Manipulationen, um zu zeigen, wie die Daten nach acht Wochen eigentlich hätten sein sollen – aber es nicht waren; doch vermutlich brachten sie diese Bemühungen so in Verlegenheit, daß sie ihre Zusammenfassung und die Folgerungen ihres Berichtes auf die Daten der ersten vier Wochen beschränkten. Wie erwähnt, folgte die Firma, mit der sie eng zusammenarbeiteten, diesem Beispiel.

In ihrer umfangreichen Kritik der Studie in den *Archives of General Psychiatry* zeigten Marks und seine Kollegen, daß ein paar Wochen der Erleichterung es wohl kaum wert sind, die Folgen von Entzug und Verschlimmerung der Symptome in Kauf zu nehmen, besonders wenn die Patienten durchschnittlich schon fast neun Jahre lang unter Angstproblemen litten. Außerdem machten sie darauf aufmerksam, daß jeder erhoffte Nutzen gegen die bekannten und unbekannten Gefahren eines Langzeitgebrauchs abgewogen werden muß, zum Beispiel die Möglichkeit der Gehirnschrumpfung durch die chronische Anwendung von Benzodiazepinen.

Marks und seine Kollegen fassen zusammen: „Die uneingeschränkten Schlußfolgerungen über die Wirksamkeit, die ausschließlich auf kurzzeitigen, partiellen Vorteilen bei einer chronischen Störung beruhen, scheint voreingenommen und fragwürdig.“

Weitere Probleme mit der Alprazolam-Studie

Die meisten Leute denken, daß die Medikamentenversuche der FDA sich mindestens über mehrere Monate oder Jahre erstrecken und nicht nur auf ein paar Wochen. Laut Ballenger und seinen Kollegen verabreichen die meisten Psychiater Alprazolam für eine Zeit von drei Monaten bis zu einem Jahr, bevor sie es absetzen oder unterbrechen. Außerdem schränkte *Upjohn* selbst seine Analyse der Daten über die Effizienz auf bloße vier Wochen ein. Es sollte nochmals betont werden: Die Genehmigung durch die FDA bedeutet nicht, daß das Medikament auch nur annähernd für den Zeitraum, für den es normalerweise vom Arzt verschrieben wird, durch kontrollierte Studien getestet wurde.

Besonders hinsichtlich des Tests auf negative Nebenwirkungen ist die Größe der Stichproben ebenfalls ein Problem. Obgleich die meisten Leute denken, daß die von der FDA genehmigten Medikamente an Tausenden oder Zehntausenden von Leuten getestet wurden, wird die tatsächliche Größe der Stichproben in *Upjohn*s Anzeigen mit „mehr als 500 Patienten" beziffert. In Wirklichkeit nahmen während der Dauer der Hauptstudie 226 Patienten Alprazolam.[20] Das ist wohl kaum eine ausreichende Anzahl, um relativ selten auftretende, aber möglicherweise schwere Nebenwirkungen zu testen. Zum Beispiel könnte eine Nebenwirkung, die bei 0,5 Prozent der Patienten, die das Medikament nehmen, den Tod verursacht, bei solch kleinen Proben leicht wegfallen, würde aber 5000 der ersten Million derer, die das Medikament einnehmen, das Leben kosten. Und natürlich würde eine Nebenwirkung, die nicht nach acht Wochen auftritt, überhaupt nicht auffallen.

Die abhängig machende Wirkung von Alprazolam wurde sogar während der kurzen achtwöchigen Versuche zu einem ernsten Problem. J. C. Pecknold und seine Mitarbeiter stellten fest, daß sogar ein stufenweiser über vier Wochen durchgeführter Entzug eine „Verschlimmerung der Symptome" nicht verhütete und daß „manche, ja, die meisten der Patienten einen Rückfall erlebten".[21] 35 Prozent der Patienten hatten „schwache bis mäßige" Entzugssymptome. Somit wurde nach nur zweimonatiger Behandlung ein großer Prozentsatz der Patienten von diesem Medikament abhängig.

Die von *Upjohn* verfaßte Warnung vor Alprazolam im *PDR* von 1991 gibt an: „Wenn Benzodiazepine in hohen Dosierungen und/oder über längere Zeiträume genommen werden, können sie eine Gewohnheit und eine emotionale und körperliche Abhängigkeit hervorrufen." Die Daten weisen tatsächlich nach, daß sich sehr häufig eine körperliche Abhängigkeit auch *ohne* „hohe Dosierung" und *vor* „längeren" Zeiträumen der Behandlung entwickelt.[22] Außerdem gibt es im *PDR* keinen Hinweis darauf, daß Alprazolam *besonders suchterzeugend* ist.

Im *New Harvard Guide to Psychiatry* weist Vaillant darauf hin, daß die Öffentlichkeit sich der abhängig machenden Eigenschaften von Tranquilizern wie Alprazolam nicht bewußt ist: „Entgegen der allgemeinen Meinung tritt bei Diazepam (Valium), Chlordiazepoxid (Librium) und besonders Alprazolam (Xanax) eine körperliche Abhängigkeit auf" (S. 711).

Da die Öffentlichkeit diesem Problem relativ ignorant gegenübersteht und da Alprazolam mit besonderer Wahrscheinlichkeit zur Abhängigkeit führt, hätte *Upjohn* die Gefahr so deutlich wie möglich betonen sollen.

Pecknold und seine Kollegen empfahlen, die Behandlung mit Alprazolam solle *routinemäßig auf sechs Monate* ausgedehnt werden, gefolgt von einem langsamen Entzug. Dies summiert sich zu einer Mindestbehandlungszeit von fast einem Jahr. Kurz gesagt, die Autoren empfahlen viele Monate der Behandlung mit einem Medikament, dessen nützliche Wirkung im Vergleich zu einem Placebo nach acht Wochen auf Null sinkt! Außerdem ist zu erwarten, wie Pecknold und Mitarbeiter zugeben, daß sich Abhängigkeit und Entzugssymptomatik mit der zeitlichen Verlängerung der Behandlung verschlimmern. Eine aufrichtige Sorge um die Patienten hätte diese Forscher zur genau *gegenteiligen* Empfehlung führen müssen: Um Entzug und Entzugssymptomatik und Abhängigkeit zu vermeiden, sollte das Medikament nur über kurze Zeiträume (z.B. ein paar Tage) genommen werden oder gar nicht.

Alprazolam als Alkohol in Pillenform

Die Ähnlichkeit zwischen Alprazolam und anderen suchterzeugenden Beruhigungsmitteln wie Alkohol wurde in den FDA-Studien bestätigt.[23] Russell Noyes, Jr. und seine Mitarbeiter berichten, daß 61,7 Prozent der betreffenden Personen während der ersten Woche eine Dämpfung spürten und daß 38,7 Prozent die Wirkung in der letzten Woche noch immer wahrnahmen.[24] 77 Prozent berichteten irgendwann im Laufe der Behandlung über eine „zumindest schwache Sedierung".[25] Die klinische Erfahrung mit der Abhängigkeit von Alkohol und Medikamenten wie auch die Golombok-Studie über Tranquilizer weisen nach, daß Leute, die Sedativa nehmen, leicht ihre durch Medikamente erzeugte Dämpfung leugnen. Leute, die sediert sind, sehen oft nicht ein, daß ihr Denken verlangsamt ist, in Verwirrung gerät, daß sie Dinge vergessen, Worte verschlucken und die Orientierung verlieren. Wie jeder schon auf Parties beobachten konnte, wenn Leute „betrunken" sind, oder in Radio- und Fernsehspots, die dazu auffordern, unseren berauschten Freunden die Autoschlüssel wegzunehmen, gehört oder gesehen hat, ist es typisch, daß Leute, die unter dem Einfluß von Sedativa stehen, ihre Beeinträchtigung leugnen. Es ist praktisch sicher, daß Patienten, die Alprazolam nehmen, weit mehr sediert sind, als sie berichteten.

In Ergänzung zur Sedierung werden gewöhnlich von vielen Patienten andere „Trunkenheitssymptome" berichtet wie Ataxie (eine muskuläre Koordinationsstörung), Müdigkeit, verwaschene Sprache und Gedächtnisschwund.

Man fragt sich, wie das Medikament, wenn es mit Alkohol statt mit einem inaktiven Placebo verglichen würde, in seinen „nutzbringenden" und seinen giftigen Nebenwirkungen abschneiden würde.[26]

Bei einer anderen Untersuchung wurden nach nur sechstägiger Anwendung von Alprazolam genügend Gedächtnisprobleme festgestellt, um eine mögliche Behinderung des Lernens bei der Ausbildung zu verursachen.[27] Die Forscher warnen davor, Alprazolam vor den Schulexamina zu nehmen.

Wie konnte Alprazolam die anderen Benzodiazepine so an den Rand drängen? Anfangs durch seine Führungsposition auf dem Markt und später dadurch, daß es das erste genehmigte Medikament gegen Panikattacken wurde? Jedenfalls offensichtlich nicht auf der Grundlage wissenschaftlicher Studien, die zeigen, daß Alprazolam nach vier Wochen unwirksam ist, häufig Sedation und geistige Störungen hervorruft und oft Entzugserscheinungen verursacht. In Kapitel 6 werden wir prüfen, wie die finanzielle Unterstützung der psychiatrischen Profession durch *Upjohn* die Akzeptanz des Medikaments beeinflußt haben mag.

Spielen Tranquilizer irgendeine „therapeutische Rolle"?

Haben die Menschen nicht manchmal das Recht, vor der Angst zu fliehen und, wenn nötig, Abkürzungen wie Beruhigungsmittel zu nutzen? Ja, das haben sie sicherlich. Aber sollten Ärzte diese Einstellung zum Leben ermutigen? Ich glaube nicht, wenn man mal von ganz bestimmten Umständen absieht. Weil die Leute keine Tranquilizer bekommen können, ohne daß ihnen der Arzt welche verschreibt, beschuldige ich keinen Arzt, der sie gelegentlich einem Patienten verschreibt, um ihm zu helfen, ein paar schwierige Tage zu überstehen oder um eine Nacht gut zu schlafen; aber für mehr als ein paar Tage ist ihr Nutzen sehr fragwürdig. Sogar die Literatur, die das Medikament befürwortet, war nicht in der Lage, eine positive Wirkung über ein paar Wochen hinaus zu zeigen, wenn sich Toleranz und Entzugssymptome entwickeln.

Tranquilizer können, wie andere Sedativa, auf lange Sicht schädlich sein, nicht nur weil sie zur Gewohnheit werden und abhängig machen, sondern weil sie die Angst zudecken, indem sie die Fähigkeit des Gehirns, Gefühle zu produzieren, unterdrücken. Das Gehirn versucht wie gewöhnlich, die Unterdrückung zu überwinden, und reagiert in einer Weise, die wir nicht vorhersagen oder voll begreifen können. Wie wir gesehen haben, ist die auf den Entzug des Medikaments zurückzuführende Angst ein häufiger Effekt.

Das unter Medikamenten stehende Individuum mit einem unterdrückten und unklaren Angst-Signalsystem lebt unter einem beträchtlichen Handicap. Zumindest werden die Gefühle unterdrückt, und damit ist die Selbstwahrnehmung zum Schweigen gebracht. Noch ernster ist, daß natürliche Angstreaktionen zum Verstummen gebracht werden, wenn das Gehirn gegen das Medikament reagiert, aber abnorme, gegensteuernde Reaktionen aufzuflackern beginnen.

Was ist mit den Leuten, die so von Angst überwältigt werden, daß sie damit überhaupt nicht umgehen können?

Der Arzt, der dem Patienten Medikamente anbietet, wird voraussichtlich dessen Gefühle von Hilflosigkeit verstärken. Versucht man es mit Psychotherapie, kann die durch die Medikamente verursachte Stumpfheit des Selbst den Fortschritt hemmen. Wenn der Patient zum Beispiel mitten in der psychotherapeutischen Sitzung eine akute Angstattacke hat, ist das die beste Gelegenheit, um das Problem zu verstehen und dem Patienten verschiedene Möglichkeiten aufzuzeigen, wie er damit umgehen kann.

Schwer verängstigten Patienten kann oft sehr schnell ohne Medikamente geholfen werden, das Schlimmste ihrer Qual zu überwinden (siehe Kapitel 1). Über längere Zeit können sie neue Lebensweisen, die relativ frei von Angst sind, erlernen.

Aber Erfolg ist in der Psychotherapie nicht garantiert. Eine fehlerhaft durchgeführte Therapie oder ein wenig motivierter Klient oder eine schlechte „Chemie" zwischen Klient und Therapeut kann zu einem Mißlingen führen. Was immer auch die Gründe für ein Scheitern sein mögen, sind Medikamente eine Alternative?

Ich würde eher einen Klienten dazu drängen, es mit einem anderen Therapeuten zu versuchen oder mit mehreren anderen Therapeuten oder auch mit anderen Ansätzen, z.B. Gruppentherapie, Selbsthilfegruppen, Selbsthypnose, Entspannungstechniken, Tiefenmassage oder Meditation und anderen spirituellen Übungen, statt auf Medikamente überzugehen.

Eine Besserung bei gleichzeitiger Einnahme von Medikamenten ist selten eine psychologisch einwandfreie Angelegenheit; die gesundheitliche Verbesserung schließt dann fast immer die Nachwirkung einer bleibenden persönlichen Hilflosigkeit ein. Das Individuum ist nicht in der Lage, mit Überzeugung zu sagen: „Ich habe meine Angst überwunden, und ich weiß, wie ich das geschafft habe!" Es bleibt der schleichende Verdacht bestehen, daß es „die Medikamente waren".

Sogar das gelegentliche Verschreiben von Medikamenten kann störend auf die wirkliche psychotherapeutische Arbeit einwirken und sie untergraben.

Nach einer Sitzung rief mich ein Klient am Nachmittag an, um mich um eine telefonische Verschreibung für ein paar Tranquilizer zu bitten. „Was ist los?" fragte ich. „Tut mir leid, dich zu stören, Peter. Ich kann nicht schlafen. Ich will nur ein Schlafmittel für ein paar Nächte." – „Warum hast du das heute nicht in die Sitzung eingebracht?" – „Hey, Doc, du hast mir heute kaum zugehört. Du schienst selbst in einer anderen Welt zu sein."

Augenblicklich wußte ich, daß er Recht hatte. Vor seiner Sitzung hatte ich telefonisch erschütternde Nachrichten erhalten, und, ohne daß ich es bemerkt hatte, hatte ich die Wirkung, die sie auf mich gemacht hatten, noch nicht abgeschüttelt.

„Danke, daß du mir das gesagt hast", sagte ich. „Wenn du morgen vormittag kommen kannst, gebe ich dir eine Sitzung gratis als Ersatz." – „Abgemacht! Und vergiß die Medikamente. Gute Nacht!"

Hätte ich stillschweigend seiner Bitte um ein Rezept nachgegeben, wären die wirklichen Gefühle des Patienten niemals an die Oberfläche gekommen. Die Verordnung von Medikamenten birgt das Risiko, von der psychotherapeutischen Arbeit abzulenken, nicht nur für den Patienten, sondern auch für den Therapeuten.

Wissenschaftliche Wirksamkeitsstudien

Ich hoffe, daß sich der Leser mittlerweile der Frage „wissenschaftlicher Untersuchungen" in der Psychiatrie mit einem großen Maß an Skepsis und sogar Zynismus nähert. Zu den Tranquilizern gibt es einige allgemeine, bestätigende Bemerkungen wie die folgenden aus dem *Textbook of Psychiatry* [Lehrbuch der Psychiatrie] der American Psychiatric Press: „Die Wirksamkeit der Benzodiazepine bei der Behandlung von Angstkrankheiten wie innerer Unruhe, Angst und somatischen Symptomen (gastrointestinal und kardiovaskulär) ist klar und wiederholt in vielen gut kontrollierten Studien demonstriert worden" (S. 810). Andererseits gibt es einen genauen Übersichtsartikel über die Literatur von Ronald Lipman in Seymour Fishers und Roger Greenbergs *The Limits of Biological Treatments for Psychological Distress* [Die Grenzen biologischer Behandlung bei psychischen Leiden] (1989). Lipman stellt fest, daß es außer für die kurzzeitige Behandlung von allgemeinen Angstzuständen kaum einen Beweis für die Wirksamkeit dieser Medikationen gibt. Die meisten Artikel lassen vermuten, daß die Anwendung kurzzeitig sein sollte und der im allgemeinen gefährlich und ohne Gewähr ist.

Wie eine wachsende Zahl von Fachleuten erklärt auch Lipman, daß die trizyklischen Antidepressiva bei der Behandlung einer Anzahl von Manifestationen der Angst von größerem Wert als die Tranquilizer seien. Wie ich im ersten Band von *Giftige Psychiatrie* deutlich gemacht habe, bin ich wenig überzeugt von den Antidepressiva und sehr beunruhigt über ihre Anwendung; aber nach so vielen Jahren, in denen Fachleute die Behandlung mit Tranquilizern gegen Angststörungen vorangetrieben haben, entwickelt man schwarzen Humor, wenn man sieht, wie sie sich statt dessen frustriert den Antidepressiva zuwenden.

Autorität und Hilflosigkeit

Daß die Medikamente die Hilflosigkeit und Abhängigkeit dem Arzt gegenüber bestärken, scheint einleuchtend. Im *New Harvard Guide to Psychiatry* machten zwei der führenden Psychopharmakologen der Nation folgende Beobachtung:

„Günstige Reaktionen von Patienten auf die angstlösenden Mittel sind mit einem Mangel an psychologischer Bildung und der Unfähigkeit, sein Unglücklichsein in Begriffen intrapsychischer oder interpersonaler Konflikte auszudrücken, verbunden; eine vorteilhafte Reaktion tritt auch leicht bei Patienten auf, die passive und fast magische Erwartungen an den Arzt haben. Ebenfalls scheint eine enthusiastische, charismatische Präsentation der Medikation und ihrer sedativen Effekte zu helfen" (S. 524).

Wenn die Wirksamkeit der Medikamente fraglich ist und sie schwere Nebenwirkungen haben und möglicherweise abhängig machen, so muß man sich fragen, ob die Zustimmung der Patienten nach angemessener Aufklärung und eine „enthusiastische, charismatische Präsentation" miteinander vereinbar sind.

Clomipramin

Das Antidepressivum Clomipramin (Anafranil®) wurde von der FDA im Januar 1990 für die Anwendung bei zwanghaftem Verhalten zugelassen. Abgesehen vom Zusatz eines Chloridradikals ist dieses Medikament in seiner chemischen Struktur mit dem altbekannten trizyklischen Antidepressivum Imipramin (Tofranil®) identisch. Es erhielt eine ganze Menge Publicity durch die Medien, zum Beispiel durch spezielle Berichte im Fernsehen. Lipmans Übersichtsartikel zeigt, daß es nur am Rande von Wert ist. Außerdem belegt eine Studie von W. O. Montiero und anderen aus dem Jahre 1987 im *British Journal of Psychiatry* eine sehr hohe Rate von Orgasmusstörungen. Es kann eine Vielfalt von Nebenwirkungen verursachen wie trockenen Mund, Sedierung, Schwierigkeiten beim Urinieren, Gewichtszunahme, Benommenheit, Krämpfe und andere, die typisch für trizyklische Antidepressiva sind (siehe Kapitel 8 im ersten Band von *Giftige Psychiatrie*).

Betablocker

Die Anwendung von Betablockern gehört bei bestimmten Herz-Kreislauf-Krankheiten zur Routine. Weit spekulativer ist sie bei der Behandlung von Angstkrankheiten. Sie beruht im wesentlichen auf der Hemmung der kardiovaskulären Symptome – einem besonders beschleunigten Puls und Herzklopfen –, die mit Angst verbunden sind. Diese Medikationen können auch einen sedierenden Effekt haben, eine Dämpfung der emotionalen Reaktionen. Meine Patienten, die davon entzogen werden, fühlen sich oft beträchtlich klarer im Kopf. Es ist bekannt, daß Betablocker Depressionen verursachen und gelegentlich Halluzinationen. Eine Kombination mit anderen Medikamenten wie Lithium kann nachteilig wirken. Sie können das Gedächtnis schädigen.

Zu den Betablockern gehören Propranolol (Beta-Tablinen®, Dociton®, Efektolol®, Elbrol®, Indobloc®, Obsidan®, Prophylux®), Nadolol (Solgol®), Metoprolol, (Azumetop®, Beloc®, Dignometoprol®, Lopresor®, Metohexal®, Prelis®, Sigaprolol®), Oxprenolol (Trasicor®), Timolol und Acebutolol (Neptal®).*

* Dies ist nur eine unvollständige Auswahl der auf dem deutschsprachigen Markt erhältlichen Präparate. Es wird auch noch eine Zahl von Produkten unter den jeweiligen *Generic Names* angeboten [Anm. d. dt. Hrsg.].

Die Biologie der Angst

Die biologische Grundlage für das Überwältigtwerden von Angst ist so fadenscheinig, daß eines der neuesten Fachbücher, *The New Harvard Guide to Psychiatry*, ihr nur einen Absatz widmet. Der ausschließlich biologische Ansatz wird als „eine äußerst theoretische Position, die es versäumt, psychologische Faktoren in Betracht zu ziehen" bezeichnet. Das *Textbook of Psychiatry* der American Psychiatric Press diskutiert verschiedene biologische Hypothesen als „vielversprechend", unterstützt aber keine im besonderen. Das *Comprehensive Textbook* macht deutlich, daß Daten und Folgerungen noch vorläufig sind und keine biologische Ursache für Angstkrankheiten bestimmbar wurde. Jedes Fachbuch widmet den psychologischen Erklärungen sehr viel mehr Raum. Nichtsdestoweniger haben die biologischen Psychiater eine Biologie der Angst in der populären Presse und in den Büchern für den Massenmarkt vertreten.

Am 28. April 1990 erzählte Lewis Judd, der Direktor des NIMH, der Southern California Psychiatric Society, es sei nun bekannt, daß Angstkrankheiten eine genetische und biologische Störung seien.

Ein Sturm von Zeitungs- und Fernsehberichten hat in der letzten Zeit, angeregt durch das NIMH, berichtet, daß Infusionen mit Milchsäure Angst bei Personen erzeugen, die eine Anfälligkeit für Panikattacken haben, was einen wahrscheinlich ähnlichen Mechanismus innerhalb des Körpers vermuten lasse. Eine nationale Nachrichtenshow des Fernsehens zeigte keinerlei Skepsis, als bei einem Experiment mit einer Milchsäureinfusion eine Frau aufs Stichwort eine Panikattacke bekam.

Infusionen mit Milchsäure können manchmal Herzklopfen verursachen und wahrscheinlich auch andere Gefühle von Unbehagen, ähnlich wie bei einer Angstattacke. Sie bringen ein Individuum dazu, sich so zu fühlen, *als ob* es von Angst überwältigt würde. Es gibt aber keinen Beweis dafür, daß die Produktion von Milchsäure im Körper irgend etwas mit der Verursachung von Angstkrankheiten zu tun hat.

Als ich im Dezember 1964 einen Übersichtsartikel und eine Analyse mit dem Titel „The Psychophysiology of Anxiety" [Die Psychophysiologie der Angst] im *Journal of Nervous and Mental*

Disease[28] veröffentlichte, wies ich darauf hin, daß sogar eine Infusion mit Adrenalin Angst hervorrufen kann. Leute, die *Angst befürchten,* können als Reaktion auf die Infusion von Adrenalin Angst entwikkeln, während Leute, die keine Angst befürchten, lediglich beobachten, daß ihre Herzen klopfen und ihre Hände zittern. Hohe Dosen von Adrenalin, die asthmatischen Patienten während eines medizinischen Notfalls injiziert werden, bewirken gewöhnlich eine Erleichterung von der Angst, weil der Patient eine Erleichterung von der Asthmaattacke erlebt oder erwartet. Bei den Milchsäureversuchen reagierten die für Panik anfälligen Individuen wahrscheinlich mit Angst auf die Versuchssituation und die Herzsymptome, welche die Milchsäure hervorrief. Vielleicht erfüllten sie auch vor den Fernsehkameras die Erwartungen der Versuchsleiter.

Die Biologie der Zwangskrankheiten

Wie schon beschrieben, werden die Zwangskrankheiten meistens zu den Angststörungen gezählt, obwohl sie auch in Reaktion auf Schuld und Scham auftreten können.

Judith Rapoport, Chefin der Kinderpsychiatrie des NIMH und Autorin des Buches *The Boy Who Couldn't Stop Washing* [dt.: *Der Junge, der sich immer waschen mußte*, 1993], unterstützt stark die biologische Sichtweise. In einem Interview im Magazin *People* (Ausgabe vom 13. März 1989) sagte Rapoport über Zwangskrankheiten: „Es ist wie ein Kurzschluß im Gehirn ..." Im Gehirn gibt es natürlich keine Kurzschlüsse. Seine Stromkreise sind nicht mit dem Haushaltsstrom vergleichbar.

Im März 1989 argumentierte Rapoport im *Scientific American*, daß Zwangskrankheiten durch einen Defekt in den Basalganglien und im Frontallappen verursacht werden. Wer den ersten Band von *Giftige Psychiatrie* gelesen hat, dem werden die Begriffe *Basalganglien* und *Frontallappen* vertraut sein (siehe dort Kapitel 4). Rapoport hätte in gleicher Weise zu unserem Wissen beigetragen, wenn sie gesagt hätte: „Ich glaube, daß das Gehirn etwas mit dem Geist zu tun hat und daher mit den Zwangskrankheiten."

In ihrem Buch *Der Junge, der sich immer waschen mußte* behauptet Rapoport, es sei festgestellt worden, daß sich Anafranil® für die Behandlung von manchen zwanghaften Verhaltensweisen als wirksam erwiesen habe – eine Folgerung, die hier in Frage gestellt wurde. Aber Gehirnzellen, die Serotonin nutzen, lassen sich in allen Regionen des Gehirns feststellen, besonders im gefühlsregulierenden limbischen System und den Frontallappen. Natürlich ist Serotonin in den Prozeß des Zwangs verwickelt. Es ist in *jeden mentalen und emotionalen Prozeß* verwickelt (siehe die Diskussion über Prozac® in Band 1, Kapitel 8).

Nebenbei bemerkt: Es ist unmöglich, von der *Wirkung* eines Medikaments im Umkehrschluß auf einen *Defekt* des Gehirns zu schließen. Psychoaktive Medikamente, angefangen vom Alkohol bis zu den Neuroleptika, üben ihren Einfluß auf die normalen Gehirnfunktionen aus. Ihre beruhigenden oder hemmenden Wirkungen auf die Emotionen haben nichts mit irgendeiner primären Anomalie des Gehirns zu tun.

Leute, die als zwangskrank diagnostiziert wurden und bei Studien Abnormitäten in Computertomographien zeigten, leiden unter allen Problemen, die auch bei der Schizophrenie erörtert wurden (siehe Band 1, Kapitel 4). Die meisten der Patienten sind emotional schwerbehindert, oft schwer depressiv und daher mit einer Vielzahl von Medikamenten wie Antidepressiva und Neuroleptika behandelt worden.[29] Es ist höchst wahrscheinlich, daß pathologische Befunde, oft im Striatum zu finden, die Folge der Behandlung mit Antidepressiva oder Neuroleptika oder der Kombination einer Vielzahl von Mitteln sind.

Das Wiederaufleben der Bedrohung durch Psychochirurgie

Rapoport sagt in ihrem Buch über die Lobotomie: „Ich muß zwar erst noch einen Patienten zu solch einer Behandlung schicken, aber der Erfolg dieser Operationen fasziniert mich, weil diese Verfahren Verbindungen in den Teilen des Gehirns durchtrennen, die unsere bildgebenden Untersuchungsverfahren bei Zwangskrankheiten als abnorm zeigen. Dies ist ein weiterer Hinweis auf den biologischen

Ursprung dieser Krankheit" (S. 16).[30] Natürlich ist das überhaupt kein Indiz; Lobotomie ist eine unspezifische, abstumpfende Operation (siehe Kapitel 3, Band 1). Sie wurde auch bei schizophrenen, depressiven und gewalttätigen Menschen, sexuell aggressiven Kriminellen, Leuten mit chronischen Schmerzen, Alkoholikern und an Krebs sterbenden Menschen angewandt.

Beim jährlichen Treffen der APA, von dem in der Juliausgabe von 1989 der *Clinical Psychiatric News* berichtet wurde, machte Rapoport erneut auf die Möglichkeit der Psychochirurgie aufmerksam. Sich direkt an die Öffentlichkeit wendend, beschrieb sie in ihrem Interview im *People* Magazin einen Mann, der 1960 lobotomiert wurde:

„Das Verfahren ist heutzutage weniger verbreitet und wird nur in Betracht gezogen, wenn alle anderen Behandlungsmöglichkeiten versagt haben. Es heilte seine Zwangskrankheit, aber unglücklicherweise, weil die Psychochirurgie vor 20 Jahren nicht so entwickelt war wie heute, litt er unter Persönlichkeitsveränderungen und begann damit, junge Frauen zu zwicken und auf die Straße zu urinieren."

So gab die Chefin der Kinderpsychiatrie des NIMH bei professionellen und öffentlichen Foren ihren Namen für die Lobotomie her, und sei es auch nur, wenn „alle anderen möglichen Behandlungen versagt haben". So wurde immer schon Reklame für die Lobotomie gemacht; aber da es so viele Mißerfolge in der Psychiatrie gibt, wird es keinen Mangel an Opfern geben, die für die Lobotomie zur Verfügung stehen. Ihre Bemerkung über die relative Sicherheit heutzutage ist einfach nicht wahr (siehe Band 1, Kapitel 3).

Die Reklame für die Psychochirurgie bei Zwangskrankheiten scheint weiter zu gehen. In manchen Fachbüchern wird sie groß herausgebracht, wie erst kürzlich im *Harvard Medical School Health Letter* vom April 1990. Michael Jenike, Direktor der Klinik für Zwangskrankheiten und der Forschungsabteilung des Massachusetts General Hospital, sprach lobend von der Psychochirurgie, besonders von einer Operation, die Cingulotomie genannt wird und bei der die Nervenverbindungen zu den Frontallappen elektrisch eingeschmolzen werden. Er sagt: „Das Beweismaterial, daß diese Leute von einer örtlich genau gezielten Gehirnchirurgie profitieren, nimmt stetig zu." Über den unvermeidlichen Schaden an Gehirn und Geist machte er keine Andeutung.

Ich habe die im Massachusetts General Hospital durchgeführten Cingulotomien über 20 Jahre verfolgt.[31, 32] Der Chefchirurg, H.T. Ballantine, ging allerdings kürzlich in Pension, nachdem er Hunderte von Operationen durchgeführt hatte, meistens an Frauen. Er beschränkte sich nicht auf die sogenannten Zwangskrankheiten, sondern operierte sogar einen Patienten mit chronischen Rückenschmerzen. An diesen Operationen ist nicht Neues. Schon immer haben Chirurgen in der Literatur über sie als im Grunde genommen harmlos berichtet. Der Psychochirurg Ballantine behauptet, daß diese Operationen keine Wirkung auf die geistigen Fähigkeiten hätten, weder ungünstige noch andere. Als spreche er über eine subtile Intervention, die nicht das Gehirngewebe mit heißen Elektroden zu Klumpen gerinnen ließe, vertritt er die Meinung, die Operation würde biochemische Unausgewogenheiten ausgleichen.

Ich habe fünf psychochirurgische Patienten Ballantines interviewt und deren Akten untersucht, aber auch Patienten, die von anderen Psychochirurgen operiert wurden. Jeder dieser Patienten hat ein Lobotomiesyndrom mit geistig behindernden Störung. Die vier Patienten Ballantines, die sprechen können, sind sehr verbittert über das, was ihnen angetan wurde. Seit der Operation zeigt eine Frau, die nicht mehr sprechen kann, vor jedem Arzt, der in ihre Nähe kommt, Angst. Sie war infolge der psychochirurgischen Operation in einem geistig eingeschränkten Zustand schweren chronischen Abbaus (Demenz).

Mich beunruhigen die vielen Äußerungen zugunsten der Psychochirurgie, die hochgestellte Psychiater neuerdings in der Öffentlichkeit machen. Sie zielen vermutlich darauf ab, die Basis für eine vollständige Wiederaufnahme der Psychochirurgie im NIMH, in Harvard und sonstwo zu legen. Dies würde einen Rückschritt von dem im vergangenen Jahrzehnt erreichten Ziel, das die Psychochirurgie im Land fast vollständig zum Erliegen gebracht hat, bedeuten.

Kinder und ihre Eltern

Rapoports radikal biologische Theorien werden für diejenigen attraktiv sein, die es nicht ertragen können, ihren eigenen selbstdestruktiven geistigen Prozessen ins Gesicht zu sehen. Ihre Sichtweisen werden auch einigen Eltern gefallen, die nicht glauben möchten, daß sie irgend etwas mit den Problemen ihrer Kinder zu tun haben. In ihrem Buch kündigt Rapoport mit Nachdruck „großartige Neuigkeiten“ für Eltern und Leidende an, wie: „Es dürfte nicht Ihre Schuld sein, daß Sie oder Ihr Kind eine Zwangskrankheit haben!“ (S. 39). Das sind nur große Neuigkeiten, wenn man lieber überhaupt keine Verantwortung für seine eigenen Probleme oder die seiner Kinder übernimmt.

In den nächsten zwei Kapiteln werden wir sehen, wie weit die Psychiatrie dabei gegangen ist, das Opfer Kind für seine eigenen Probleme zu beschuldigen, während sie Eltern, Schule und andere Autoritäten entlastete. Unglücklicherweise sind die Sichtweisen Rapoports Teil einer Gesamtstrategie des NIMH, die sich eher Eltern und Aufsichtspersonen anschließt als den Patienten, welche oft mit ihren Eltern und Aufsichtspersonen in Konflikt stehen. Es ist sehr gefährlich, wenn Ärzte es versäumen, sich mit ihren Patienten zu verbünden, und es ist noch gefährlicher, wenn sie sich mit den Eltern von seelisch erkrankten Patienten verbünden. Zu oft sind diese Eltern zornig und frustriert über ihre Kinder.

Zwangskrankheiten bei Menschen mit Hirnschädigungen

Zwischen Hirnschäden und dem vermehrten Auftreten von Zwängen gibt es eine Beziehung. Aber diese Beziehung ist der, die von den gegenwärtigen biologischen Psychiatern angenommen wird, entgegengesetzt. Seit dem frühen Werk von Kurt Goldstein (z.B. *Human Nature* [Die menschliche Natur], veröffentlicht 1944) haben Kliniker beobachtet, daß Patienten, nachdem ihr Gehirn durch eine Kriegsverletzung, einen Autounfall oder eine psychiatrische Behandlung wie die Lobotomie geschädigt war, zwanghafte Tendenzen entwickelten. Ich habe dies auch nach Elektroschockbehandlungen gesehen. Mit der Tatsache konfrontiert, daß sie im Umgang mit der Welt hilfloser ist als vorher, versucht die gehirnverletzte Person, ihre innere Angst und in gleicher Weise die äußere Umgebung mit sich wiederholenden Ritualen zu kontrollieren. Alles muß an den richtigen Platz gestellt werden, keine Routine darf verändert werden, Pläne müssen wieder und wieder überprüft werden, einfache Ideen müssen endlos wiederholt werden, Versicherungen gegenüber irrationalen Besorgnissen werden wieder und wieder eingeholt.

Es ist unwahrscheinlich, daß die zwanghaften Verhaltensweisen direkt durch die Verletzung verursacht werden. Es ist wahrscheinlich eher eine psychologische Abwehr, die angesichts der verminderten geistigen Funktionen auf ein höheres Bedürfnis des Individuums nach Sicherheit zurückzuführen ist. Dies wird durch die Tatsache bestätigt, daß ein Sichverlassen auf Zwänge und Zwangsgedanken an beiden Enden des Spektrums, in der Kindheit und im späten Alter, zu beobachten ist. Ein kleines Kind braucht, wenn es sich abends zum Schlafengehen bereit macht, oft ein festes Ritual, das ohne Abweichungen vollzogen wird, um mit der Zubettgehzeit ohne zu viel Angst oder Schlaflosigkeit umgehen zu können. Viele kleine Kinder haben Phasen, in denen alles in ihrem Zimmer an seinem richtigen Platz stehen muß, bevor sie zu Bett gehen. Ebenso sind ältere Leute in ihren alltäglichen Gewohnheiten festgelegter, und sie konzentrieren sich mehr darauf, bestimmte Kleinigkeiten ihrer täglichen Aktivitäten zu kontrollieren: Wann und was sie essen, wann sie ins Badezimmer gehen, wann sie Leute besuchen, was sie sich im Fernsehen ansehen oder lesen, wann sie ins Bett gehen, wie sie ihre Sachen hinlegen. Oft wiederholt sich ihre Kommunikation in zwanghafter Weise.

In einer normalen Kindheit gibt es keinen Grund, hinter den häufig vorkommenden Tendenzen, etwas scheinbar zwanghaft zu wiederholen, einen Gehirnschaden oder eine Fehlfunktion zu vermuten. Im Alter erhöhen der Verlust der geistigen Beweglichkeit und andere körperliche Gebrechen, welche geistig beeinträchtigen, beim Individuum das Gefühl von Hilflosigkeit und Abhängigkeit. Das Vertrauen auf Zwänge und Zwangsvorstellungen gibt einem dem äußeren Anschein nach die Kontrolle über das eigene Leben.

Zwänge und Zwangsvorstellungen verschlimmern sich und tauchen auch leichter in Zeiten vermehrter Belastung auf. Leute, die anhaltendem Streß ausgesetzt sind, wie Athleten, sind für ihre Rituale bekannt. Auch Soldaten an der Front. Im normalen Leben tauchen Probleme mit Zwängen auf, wenn eine beängstigende

Entscheidung zu fällen ist wie beispielsweise die Wahl einer neuen Berufsrichtung oder die Entscheidung zu heiraten.

Genetische Studien

Trotz aller Hoffnungen, eine genetische Grundlage für die Angststörungen zu entdecken, wurde keine nachgewiesen. Eine bemerkenswerte Schlagzeile der *Psychiatric Times* vom 4. Dezember 1987 lautete: „Genetische Befunde". Die Geschichte beginnt mit der Erklärung: „Eine Untersuchung in der Novemberausgabe der Archives of General Psychiatry liefert einen vorläufigen Beweis, daß Panikattacken von einem Gen auf dem Chromosom 16 verursacht werden können". Am Ende des kurzen Berichtes wird eingestanden, daß die Entdeckung *statistisch nicht signifikant* war, die Forscher aber glaubten, mehr Forschungsarbeit würde sie bestätigen. Donald Goodwin begnügte sich in dem Buch *Anxiety* [Angst] (1986) damit, auf die Unterschiede von Ängstlichkeit bei Tieren hinzuweisen und auf eine nicht näher bezeichnete Untersuchung über eineiige Zwillinge, die angeblich zeigte, daß sie einen ähnlichen Grad von Angst vor Fremden hatten. Einige Studien zeigen ein familiäres Muster für bestimmte Angstprobleme, aber das ist nicht überraschend. Psychotherapeuten stellen immer wieder fest, daß ängstliche Patienten ihre emotionalen Reaktionen zumindest zum Teil von ihren Eltern erlernt haben.

Angst kann *zeitweise* von verschiedenen sedativen Medikamenten wie Tranquilizern, Barbituraten, Opiaten, Alkohol und möglicherweise Antidepressiva gemildert werden. Aber diese Wirkung ist kurzdauernd, mit wenig oder keinem Hinweis auf eine anhaltende Erleichterung. Und die Risiken wie Abhängigkeit, Entzugserscheinungen, Angst, die durch den Entzug der Medikamente entsteht, geistige Störungen und Todesgefahr sind beträchtlich.

Selbst wenn diese Medikamente wirksamer oder sicherer wären, sollten die Ärzte sie dann zur Milderung der Angst verschreiben? Nur wenige Psychiater würden eine Flasche Martini in ihrer Praxis zur Hand haben, um die Angst ihrer Patienten zu beruhigen; doch die meisten sind bereit, in die Schublade zu greifen, um ein Muster von

„Alkohol in Pillenform", den Tranquilizer, herauszuholen. Beide, Alkohol und Tranquilizer, erfüllen den gleichen Zweck – eine schnelle Flucht vor starken Gefühlen durch die Unterdrückung oder Sedierung normaler Gehirnfunktionen.

Es ist verständlich, daß einige Leute ihre Probleme durch psychiatrische oder Entspannungsdrogen in den Griff bekommen wollen. Aber sollten die Ärzte diesen gefährlichen und selbstzerstörerischen Weg als Form medizinischer Behandlung unterstützen? Als Ärzte und Psychotherapeuten sollten wir unsere Patienten stark machen, damit sie Zutrauen zu sich selbst fassen und zu ihrem Vermögen, über die angstmachenden Gefühle zu triumphieren. Wir sollten ihnen helfen, die Angst durch ein Verständnis für sich selbst, verbesserte Selbstkontrolle ihrer Gedanken und ihrer Handlungen, eine mutigere Einstellung und erfolgreichere Lebensprinzipien zu überwinden.

Teil II

Frauen, Kinder, Obdachlose und der psychopharmazeutische Komplex

Kapitel 3

Das Aufgeben der Verantwortung für unsere Kinder: Eine Kritik an Diagnosen wie Hyperaktivität, Konzentrationsmangel, Lernbehinderung, Dyslexie, Autismus und anderen

„Kinder brauchen mehr Vorbilder als Kritik."

Joseph Joubert (1754–1822)

„Aus den wildesten Fohlen werden die besten Pferde."

Themistokles (ca. 525–460 v. Chr.)

„Betrachtet man die Freudlosigkeit vieler Schulen mit ihren autoritären Strukturen, ist die Vermutung berechtigt, Hyperaktivität könne eine „normale" Reaktion – ja, sogar eine gesunde Reaktion – auf eine nicht tolerierbare Situation sein."[1]

J. Larry Brown und Stephen R. Bing (1976)

„Es ist leicht, dem Kind unseren Willen durch Beeinflussung oder durch Zwang unterzuschieben, aber wenn wir das getan haben, haben wir das Kind seines wichtigsten Rechts beraubt, des Rechts, seine eigene Persönlichkeit zu bilden."

Maria Montessori (1870–1952)

An nichts läßt sich die Qualität einer Gesellschaft besser messen als daran, wie sie ihre Kinder behandelt. Nichts sagt die Zukunft einer Gesellschaft besser voraus als die Art, wie sie ihre Kinder pflegt, erzieht und ausbildet. Im heutigen Amerika sind die Kinder als Gruppe in Schwierigkeiten, und die Psychiatrie unternimmt Schritte, um die Zuständigkeit für diese Problemgruppe zu übernehmen.

Das abgeschobene Kind

Ein Bericht des House Select Committee on Children, Youth and Families stellt fest, daß die Gesamtzahl der „abgeschobenen Kinder" 500 000 erreicht hat und bald auf 850 000 angewachsen sein wird. Dies sind Kinder, die in Jugendgefängnissen, Krankenhäusern, Pflegeheimen und in psychiatrischen Einrichtungen leben. In vielen Städten werden Kinder mit Drogenabhängigkeit oder Aids geboren, und viele Neugeborene werden in Krankenhäusern als unerwünschte Babys zurückgelassen. Als Grundursache für das Abschieben der Kinder wurden von einem Parlamentsausschuß Alkohol- und Drogenmißbrauch, Obdachlosigkeit, das Auseinanderbrechen der Familie, Armut und Kindesmißbrauch festgestellt. Festzuhalten ist, daß keine dieser ausgewiesenen Ursachen in Form genetischer Defekte oder biochemischer Störungen im Kind liegen.

Das Kind der Armut

Gedrängt von zunehmender Armut unter den Ärmsten der Armen und durch die immer geringer werdende Verfügbarkeit von billigem Wohnraum sind mehr und mehr Familien obdachlos geworden. Es wird geschätzt, daß Kinder fast ein Viertel der Odachlosen ausmachen. Nach einem Bericht des Columbia University National Centre for Children in Poverty leben fünf Millionen Kinder unter sechs Jahren in Armut. Das ist fast jedes vierte Kind.

Kindesmißbrauch und Vernachlässigung[2]

Die gemeldeten Zahlen über Kindesmißbrauch lassen nur die Spitze eines Eisbergs erkennen. Dennoch sind sie tragisch. Wie Richard Gelles und Claire Cornell in dem Buch *Intimate in Families* (1990) zusammenfaßten, werden 16 Prozent der Kinder jedes Jahr in irgendeiner Form mißhandelt, d.h körperlich, sexuell oder seelisch mißbraucht oder vernachlässigt.

Die letzte Umfrage offenbarte für 1989 2,4 Millionen vermutete Fälle von Vernachlässigung und Mißbrauch.[3] Das U.S. Advisory Board on Child Abuse and Neglect [Beratungsstelle für Kindesmißbrauch und Vernachlässigung] erklärte: „Jedes Jahr läßt man Hunderttausende von Kindern zu Tode verhungern, oder sie werden verlassen, verbrannt und schwer geschlagen, vergewaltigt und sexuell mißbraucht, beschimpft und gedemütigt", und das oft von Mitgliedern ihrer Familie. Mißhandlung von Kindern ist eng verknüpft mit Armut. Die Wahrscheinlichkeit ihres Auftretens in Familien mit einem Einkommen unter 15 000 Dollar ist siebenmal höher.

Die Anwendung von körperlicher Gewalt greift immer mehr um sich. Die letzten Schätzungen zeigen an, daß eins von zehn Kindern vermutlich jedes Jahr schwerer Gewaltanwendung unterworfen ist. 1 500 bis 5 000 Kinder sterben jedes Jahr an den Folgen von Mißhandlung.

Eine jüngste Befragung zum Stand der Dinge zeigte, daß 38 Prozent der Frauen als Kinder mißbraucht wurden. In ihrem Buch *Secret Survivors* [Stille Überlebende] (1990) vermutet E. Sue Blume, daß die wirklichen Zahlen noch höher sein müssen, weil die Leute dazu neigen, ihre Kindheitserinnerungen über den sexuellen Mißbrauch zu verdrängen, und daher den Interviewern nichts darüber erzählen können (siehe Kapitel 3). Da Männer viel weniger häufig davon berichten, Opfer eines sexuellen Mißbrauchs zu sein, schämen sie sich bezeichnenderweise mehr, es zuzugeben. Überführte Päderasten gestehen häufig, daß sie mehr Jungen als Mädchen belästigt haben.

Eine steigende Anzahl von Kindern lebt in einem Zuhause mit nur einem Elternteil. 13 Prozent der weißen und 43 Prozent der schwarzen Familien haben ein weibliches Familienoberhaupt, und ein Drittel lebt in Armut. Viele andere Kinder sind Schlüsselkinder mit zwei arbeitenden Elternteilen. Viele Leute, die sich mit dem Familienleben in Amerika befassen, stellen fest, daß die moderne Familie für die Kinder viele Belastungen produziert.

Eine 1990 gestartete Umfrage des National Centre for Health Statistics stellte fest, daß eines von fünf Kindern unter emotionalen Problemen leidet, die ursächlich mit dem Auseinanderbrechen der Familie und der Trennung der Eltern in Zusammenhang stehen. Die am häufigsten betroffenen Kinder sind diejenigen, die „eine Scheidung der Eltern miterlebten, unehelich geboren sind oder in Familien mit vielen Konflikten oder niedrigem Einkommen, wenig gebildeten, Eineltern-Haushalten aufwuchsen". Es wird auch zitiert, ein möglicher Wirkfaktor für die vermehrte Geburt untergewichtiger Babys liege in der Umweltverschmutzung und der Crackabhängigkeit von Müttern.

Die Schulen

Während der 60er Jahre waren die Schulen beißender Kritik aus vielen Richtungen ausgesetzt. Der Sozialkritiker Paul Goodman sprach von „zwangsweiser Fehlerziehung", und der ehemalige Lehrer John Holt fragte: „Warum kann Johnny nicht lesen?" In den Jahren 1967 und 1968 war ich mir als Berater für seelische Gesundheit, Bildung und Erziehung am NIMH der weitgehend erkennbaren Krise in der Erziehung und Bildung bewußt.

Keine Reform hat jemals in den Schulen Fuß gefaßt. Mehr als zwei Jahrzehnte später, im Juni 1989 und dann im Januar 1990, bestätigten fortlaufende Berichte die sich verschärfenden Versäumnisse. Der erste Bericht über die Entwicklung von Jugendlichen wurde vom Carnegie Council verfaßt, und der zweite über Schwierigkeiten bei der Erziehung und Bildung von Minoritäten vom Massachusetts Institute of Technology. Sie stimmen im wesentlichen überein, und ich werde mich auf den umfassenderen Carnegie-Bericht, der den Titel trägt: *Turning Points: Preparing American Youth for the 21st Century,* [Wendepunkte: Die Vorbereitung der amerikanischen Jugend auf das 21. Jahrhundert] konzentrieren. Er beschäftigt sich mit den höheren Schulen, in denen die Studenten, die am Beginn ihrer Adoleszenz stehen, unterrichtet werden. Das Carnegie Council setzt sich aus Führungskräften in der Wirtschaft, Gouverneuren, Universitätspräsidenten und -dekanen, Schuldirektoren und Professoren aus vielen Fachbereichen zusammen.

Diese Ratsversammlung stellte fest, daß sieben Millionen Jugendliche, das ist einer von vier Adoleszenten, „in hohem Maße anfällig für Verhaltensweisen, die mehrfach mit hohen Risiken behaftet sind, und für Schulversagen sind." Weitere sieben Millionen bleiben „bei mittlerem Risiko doch Ursache ernster Befürchtungen". Das weist auf dramatische Veränderungen und neue Nöte hin, mit denen die jungen Leute konfrontiert sind, z.B. sexuelle Promiskuität, Drogen, Auseinanderbrechen von sozialen Beziehungen in der Gemeinde und einen Mangel an Orientierung durch die Erwachsenen.

Der Bericht erklärt, daß die Schulen zu oft zu den Problemen der Schüler beitragen:

„Ein lebhaftes Mißverhältnis besteht zwischen der Organisation und dem Kurrikulum von Schulen der mittleren Stufe und den intellektuellen und emotionalen Bedürfnissen junger Adoleszenten. Gefangen in einem Strudel wechselnder Anforderungen nimmt das Engagement zum Lernen bei vielen jungen Leuten ab, und das Maß an Entfremdung, Mißbrauch von Substanzen, unerlaubter Abwesenheit und vorzeitigem Verlassen der Schule beginnt sich zu erhöhen".

Ganz anders als die psychiatrischen Analysen, die wir untersuchen werden, ist der Bericht den Schulen gegenüber sehr kritisch:

„Viele große Schulen arbeiten als Mühlen, die endlose Ströme von Schülern eindämmen und verarbeiten. Innerhalb dieser Ströme sind Massen von anonymen Jugendlichen ... Solche Settings garantieren im Grunde genommen, daß die intellektuellen und emotionalen Bedürfnisse von Jugendlichen unbefriedigt bleiben."

Der Carnegie Council gab einige Empfehlungen zur Umgestaltung der Schulen, darunter die Idee, kleinere Lerngruppen innerhalb der größeren Schule, ein besseres Kern-Kurrikulum zu schaffen, mehr Berücksichtigung aktueller Bildungs- und Erziehungsbedürfnisse der Schüler, die Verfügbarkeit von mindestens einem Erwachsenen, der ein besonderes Interesse an jedem Kind nimmt, und das Einbeziehen der Familien und Gemeinden in die Erziehung und Bildung. Es ist nicht mein Interesse, das eine oder andere Reformprogramm zu unterstützen, sondern die Aufmerksamkeit auf die weitreichenden gesellschaftlichen Belastungen zu lenken, denen die Kinder von heute ausgesetzt sind.

Den Lehrern Ärger machen

Bei diesem traurigen Zustand unserer Schulen ist es keine Überraschung, daß der einzige und wichtigste Grund, warum Kinder zur psychologischen oder psychiatrischen Hilfe überwiesen werden, ist, daß sie dem Lehrer Ärger machen. Die Septemberausgabe der *Clinical Psychiatry News* von 1989 zitiert eine Duke-University-Studie, die darlegt, daß „die Menge des Ärgers, welchen die Kinder den Erwachsenen, besonders den Lehrern, bereiten, die treibende Kraft zu sein scheint, auf Grund derer die Kinder an die Gesundheitsdienste überwiesen werden". Ohne Kommentar wurde erwähnt, daß die meisten der überwiesenen Kinder „schwarz, männlich und arm" waren. Die Schulen haben die Fachleute für seelische Gesundheit mit einem Brecheisen ausgestattet, mit dem sie eine große Zahl von Kindern in unfreiwillige Konsumenten der Psychiatrie verwandeln.

Die Auswirkungen von Vernachlässigung und Mißhandlung erkennen

Als junger, freiwillig im Kindergarten mitarbeitender Vater war es für mich leicht, die gestörtesten Kinder ihren Eltern zuzuordnen, schon wenn die Eltern ihre Kinder abholten.

Die meisten Kinder, die schwere psychologische oder soziale Schwierigkeiten zeigen, haben ernste Probleme zu Hause, es gibt z.B. Konflikte zwischen den Eltern, oder sie werden vernachlässigt und mißhandelt. Häufig ist es so offensichtlich, daß Fünft- oder Sechstklässler sich es leicht zusammenreimen können: „Oh, ja, Jimmys Eltern lassen sich scheiden, darum ist er im Moment so sonderbar", oder „Sicher, Joanie ist ausgeflippt, aber du solltest erstmal ihre Eltern sehen". Aber viele der Mißhandlungen, denen Kinder unterworfen sind, bleiben außerhalb der Familie unbemerkt und werden innerhalb der Familie verleugnet. Eine Vielzahl von populären Büchern zeigt deutlich den Zusammenhang zwischen Vernachlässigung und Mißhandlung in der Kindheit und den daraus folgenden emotionalen Problemen bei Kindern und Erwachsenen.[4] Ein Klassiker ist inzwischen *Du sollst nicht merken* (1983) von Alice Miller, und mein eigenes Buch *Psychology of Freedom* [Psychologie der Freiheit] (1980) verbindet ebenfalls psychologische Probleme von Kindern und Erwachsenen mit der Mißhandlung.

Das wachsende Bewußtsein der Öffentlichkeit für die Bedeutung der Kindesmißhandlung kommt genau in dem Moment, in dem die biologische Psychiatrie versucht, die Entwicklung umzukehren und das Problem an der Genetik und der Biologie des Kindes festzumachen.

Die psychologischen Auswirkungen von Mißhandlung und Vernachlässigung auf Kinder

Mehr und mehr psychologische Forschungsarbeiten bestätigen das Offensichtliche – daß gestörte Familien zu einem hohen Prozentsatz gestörte Kinder aufziehen, die daraufhin wieder gestörte Erwachsene werden.[5] In einem Fachbuch mit dem Titel *Children of Battered Women* [Kinder geschlagener Frauen] (1990) überprüften Peter Jaffe und seine Kollegen wissenschaftliche Studien, die darlegen, daß „physische und emotionale Mißhandlung und sexueller Mißbrauch" Kinder produziert, die typischerweise mit psychiatrischen oder schulbezogenen Diagnosen etikettiert werden.

Kognitive und emotionale Probleme von Kindern werden nicht nur durch direkte Mißhandlung verursacht, sondern durch das Miterleben von Gewalt und typischen „ehelichen Streitigkeiten, Trennung und Scheidung".[6] In dem Buch *The Creation of Dangerous Violent Criminals* [Die Erzeugung von gefährlichen gewalttätigen Kriminellen] (1989) beschreibt Lonnie Athens auf spannende Weise die Indoktrination durch Familien und Gruppen, die den extremen „Wahnsinn", den gefährlichen Verrückten, der sich anderen menschlichen Wesen gegenüber in brutaler Weise verhält, hervorbringt.

Ein Kapitel mit dem Titel „Physical and Sexual Abuse of Children" [Körperlicher und sexueller Mißbrauch] von dem Psychiater Arthur H. Green im *Comprehensive Textbook of Psychiatry* (1989) deckt auf, daß all die gewöhnlich diagnostizierten Störungen der Kindheit mit Mißhandlung und Vernachlässigung in Zusammenhang gebracht werden können. Dies schließt nicht nur die traditionellen Diagnosen wie Depression und Angstkrankheiten ein, sondern auch populäre, die sich auf die Schule beziehen, wie Aufmerksamkeits- und Hyperaktivitätsstörung[7] und eine Vielzahl sogenannter Lernstörungen. Green beschreibt im Detail, wie „pathologische Objektbeziehungen" (Vermeidung und Rückzug von anderen Menschen),

„schlechtes Selbstbild und Depression" und „eine schwache Impulskontrolle" durch Mißhandlung hervorgerufen werden können. Mißhandlung und Vernachlässigung führt zu „Schulschwierigkeiten" wie einer „kognitiven Beeinträchtigung, besonders im sprachlichen Bereich, kombiniert mit einer eingeschränkten Aufmerksamkeitsspanne und Hyperaktivität". Außerdem schreibt er: „Diese Kinder weisen häufig spezifische Lernbehinderungen auf, wie Dyslexie, Störungen des sprachlichen Verstehens und Ausdrucks und Probleme im Bereich der Wahrnehmung und Motorik. Kurz, die ganze Bandbreite der sogenannten psychiatrischen und psychologischen Störungen bei Kindern können auf Kindesmißhandlung und Vernachlässigung zurückgeführt werden. Das gilt auch für die gerade modernen Diagnosen bei Schulschwierigkeiten.

Am erschreckendsten ist, so folgert Green aus der Forschung, daß die Gehirnschäden und Störungen, die gelegentlich bei Kindern gefunden werden, ebenfalls mit Kindesmißhandlung verknüpft sind. Während der biologische Psychiater sich auf jeden Hinweis für einen Hirnschaden stürzt, um den Finger auf einen Defekt beim Kind zu legen, sollte jemand, der dem Kind helfen möchte, bereit sein, sich das Verhalten der Eltern und anderer möglicher Mißhandler in der Umgebung des Kindes anzusehen.[8]

Nicht nur die biologischen Psychiater, die mit Kindern arbeiten, neigen dazu, diese offensichtlichen Folgerungen zu verleugnen, auch die anderen Psychiater, die Beiträge zu dem gleichen *Comprehensive Textbook of Psychiatry* lieferten. Kapitel für Kapitel wurde über die eine oder andere „Störung" bei Kindern und Erwachsenen geschrieben, ohne sie in irgendeiner Weise mit irgendwelchen Kindheitserfahrungen in Bezug zu setzen. Kindesmißhandlung bleibt unerwähnt, so als existiere die Realität hinter Greens Kapitel nicht. Statt dessen werden die sogenannten Störungen mit unbewiesenen, aber mutmaßlichen biochemischen Unausgewogenheiten und genetischen Defekten verknüpft.

Die Psychiatrie bietet an, die Lücke zu füllen

Die Fachleute für seelische Gesundheit, angeführt von der Psychiatrie, haben sich in die Lücke gestürzt, die das Versäumnis der

Familien, der Schulen, der Gesellschaft und der Regierung hinterlassen hat. Erst kürzlich verkündete das NIMH, daß 20 Prozent der Kinder psychiatrische Fürsorge benötigen! In einer anderen Erklärung schätzte das NIMH, daß im Jahre 1990 eine Million Kinder das Medikament Ritalin® nehmen, eine abhängig machende Substanz, die verwendet wird, um schwierige Kinder mit den verschiedensten Diagnosen handhabbar zu machen. Ob nun die Zahlen des NIMH eine tatsächliche Eskalation der Probleme mit Kindern widerspiegeln oder nicht, sie zeigen ohne Frage den unersättlichen Appetit des psychiatrischen Establishments auf Kinder an.

Indem sie das Opfer Kind zum Schuldigen macht, nimmt die Psychiatrie den Druck von den Eltern, der Familie, den Schulen und der Gesellschaft. Durch das Diagnostizieren, Unter-Medikamente-Setzen und Hospitalisieren von Kindern verschärft die Psychiatrie die schlechteste Einstellung, die man in unserer heutigen Kultur Kindern gegenüber haben kann, und entlastet jene Institutionen der Erwachsenen, die einer Reform bedürfen.

An die Seite der Psychiatrie sind Fraktionen der Verhaltens- und Erziehungspsychologie getreten, welche die Schulen entlasten und die Kinder selbst verantwortlich machen. Die Frage von John Holt „Warum kann Johnny nicht lesen?“ ist beantwortet worden mit: „Weil er eine Lernbehinderung hat!“

Wir werden uns zuerst die Bewegung anschauen, die die Kinder mit Aufmerksamkeitsstörung und Hyperaktivität etikettiert und sie unter Medikamente setzt. Sie stammt größtenteils aus der Medizin und der Psychiatrie. Dann sehen wir uns die Lernstörungsbewegung an, die, hauptsächlich von der Psychologie ausgebrütet, jetzt aber auch von der Psychiatrie übernommen wurde.

Andy: ein hyperaktives Kind

Ein national bekannter Psychiater, der mit dem NIMH zusammenarbeitete, hatte bei dem zehn Jahre alten Andy schon eine Aufmerksamkeitsstörung diagnostiziert, die darauf hinwies, daß er unter einer angeborenen und wahrscheinlich genetischen und biologischen Schwierigkeit litt, sich auf seine Arbeit in der Schule zu konzentrieren. Keine Probleme hatte er mit der Konzentration auf Videospiele, Sport und andere Sachen, die ihn interessierten. Weil er in der Schule herumzappelte, unruhig war und einen nervösen Eindruck machte, wurde Andy auch als hyperaktiv diagnostiziert.

Der Experte des NIMH hatte Andy Ritalin® verschrieben. Andys Mutter, entsetzt über die Vorstellung, ihr Kind unter Medikamente zu setzen, war zu mir gekommen, um eine zweite Meinung einzuholen.

Nach dem Beratungsgespräch setzten die Eltern Andy in meiner Praxis ab, damit wir uns kennenlernen konnten.

„Er ist wie ein Elefant im Porzellanladen!" warnte mich sein Vater, als er ging. „Dieser Junge wird alles, was Sie haben, kaputt machen!"

Ich nahm Sydney, den Papagei meines Sohnes, aus seinem Käfig, um ihn Andy vorzustellen, und plötzlich flog er auf Andys Schulter und begann am Ohr des Jungen zu knabbern. Sydney ist dreimal so groß wie ein Sittich, und wenn er beißt, kann es so arg sein, daß es blutet.

Andy rührte sich nicht. Mit äußerster Selbstkontrolle tolerierte er Sydneys Direktheit, sich mit ihm anzufreunden. Indem er genau meinen Anweisungen folgte, hob Andy dann seinen Finger an Sydneys Brust, erduldete ein paar Schnabelhiebe auf seinen Knöchel, streichelte den Bauch des Vogels und hob ihn sanft auf seinen Finger.

Draußen am Gartentisch erklärte mir Andy, daß er mit seiner Mutter gut klar komme, außer daß er ihr nicht so gut gehorche. Er konnte nicht erklären, warum er es ihr so schwer machte. Er sagte, daß er nicht glaube, daß sein Vater ihn liebe. Die Schule war eben einfach langweilig. „Grauenhaft" und „d-u-m-p-f" nannte er sie.

Als ich so mit diesem wundervollen Kind in der Sonne saß, kam mir die Idee, giftige Medikamente in sein Gehirn zu schütten, entsetzlich vor.

In den nächsten paar Monaten bat ich selten darum, Andy zu mir in die Praxis zu schicken. Da er sich schon von sich aus schlecht fühlte, brauchte er nicht noch das Stigma, „Patient" zu sein. Statt dessen arbeitete ich mit seinen Eltern. „Ihr Sohn fühlt sich im Moment von seinem Vater nicht geliebt, und von seiner Mutter bekommt er keine ausreichenden Grenzen gesetzt. Er bekommt widersprüchliche Botschaften darüber, wie er sich zu verhalten hat.

Die eine Botschaft, die er bekommt, ist, daß sein Vater ihn nicht liebt und daß er für jeden ein Problem ist."

Der Vater weinte während unserer vierten Sitzung und sagte mir, daß er seinen Sohn wohl lieben würde, aber daß er ihn genau so behandeln würde, wie sein eigener Vater ihn behandelt hatte. Die Verletzlichkeit und Ehrlichkeit von Andys Vater waren ein gutes Zeichen. Innerhalb von zwei Monaten lief das häusliche Leben viel besser.

Ich ermutigte die Eltern, mit dem Versuch aufzuhören, die Einhaltung eines Mischmaschs von verwirrenden Regeln zu erzwingen und sich statt dessen nur auf einige wenige zu konzentrieren. Die Hauptregel für Andy war einfach genug: Behandele deine Eltern mit Respekt und erwarte von ihnen, daß sie dich ebenso behandeln. Diese Regel verlangt von jedem Familienmitglied Disziplin, auch von den Eltern. Sie würden würdevollere und vernünftigere Wege lernen, um ihren Kindern ihre eigenen Bedürfnisse mitzuteilen. Vorher waren alle, Andy und seine Eltern, von Angst beherrscht. Andy hatte Angst vor seinem Vater; Vater und Mutter waren durch Andys rebellisches Verhalten eingeschüchtert. Der Respekt erlaubte schließlich, daß die Liebe erblühte.

Zur Erinnerung: bei Andy war eine Aufmerksamkeitsstörung diagnostiziert worden, was bedeutet, daß es ihm an der Fähigkeit mangelt, seine Aufmerksamkeit auf etwas zu konzentrieren. Das wirkliche Problem, das Andy mit der „Aufmerksamkeit" hatte, war die *fehlende* Aufmerksamkeit seines Vaters – die gute, liebevolle Aufmerksamkeit und die konsequente, beständige Disziplin, die er als ein normales, unternehmungslustiges Kind brauchte. Eine bessere Diagnose für Andy wäre „Störung durch mangelnde Aufmerksamkeit von seiten des Vaters" gewesen. Auch Mama vermißte Vaters Aufmerksamkeit, was dazu führte, daß sie ihm gegenüber Feindseligkeit zum Ausdruck brachte und sich zu sehr an Andy hängte. Sie litt unter „Störung durch mangelnde Aufmerksamkeit des Ehemannes". In der Paartherapie für Vater und Mutter ging es teilweise um die eigenen Kindheitserlebnisse und darum, wie die extreme Mißhandlung, die sie durchgemacht hatten, sich in ihrer neuen Familie wiederholte. Es ist allen Klinikern, die auf diesem Gebiet arbeiten, allgemein bekannt, daß die meisten Eltern, die ihre Kinder mißhandeln, selbst als Kind mißhandelt wurden.

Obwohl die Verbesserungen zu Hause eine große Menge Druck von Andy nahmen, langweilte er sich in der Schule weiter. Zum Glück hatten die Eltern die Möglichkeit, es mit einer anderen öffentlichen Schule zu versuchen, einer, die etwas mehr kindorientiert arbeitete. Wie sich herausstellte, war sein neuer Lehrer ein junger Mann.

„Ich möchte Sie nur warnen", sagte Andys Mutter zu dem neuen Lehrer. „Die Lehrer in der alten Schule sagten, er sei vergeßlich. Manchmal läßt er seine Bücher zu Hause liegen und, wenn er in eine andere Klasse gehen muß, vergißt er wahrscheinlich seine Stifte. Er meint es nicht böse, aber er ist zu freundlich und unterhält sich gern in der Klasse."

„In meinen Ohren klingt das ganz normal", antwortete der Lehrer. „Eben ein Kind." Andys „hyperaktive" Tage endeten in dem Moment, als er seinem neuen Lehrer begegnete, einem warmen, zu Scherzen aufgelegten Mann, der bereit war, gelegentlich Gehorsam durchzusetzen, wenn es notwendig war, doch in einer freundlichen, konsequenten Weise. Entspannter zu Hause und darauf aus, seinem neuen Lehrer zu gefallen, begann Andy in der Schule besser zu werden.

Regina: die Tochter, die keine Probleme hat

Andys jüngere Schwester Regina hatte keine Schulprobleme, keine Probleme in der Familie und keine psychiatrischen Probleme. Der Psychiater, der Andy diagnostizierte, wies auf Regina als den Beweis, daß Andys Problem allein ihm und seinen genetischen Defekten und biochemischen Unausgewogenheiten zuzuordnen war. „Sehen Sie", hatte er Andys Eltern gesagt, „sie tragen keine Schuld an seinen Problemen." Ich begegnete Regina kurz. Sie war so schüchtern, daß sie sich überhaupt nichts anzufassen traute, noch nicht einmal unser lammfrommes Kaninchen. Dem Papagei gegenüber war sie ausgesprochen verängstigt und wollte mich nicht seinen Käfig öffnen lassen. Ihre Probleme waren weit beeinträchtigender als die ihres Bruders Andy.

Die Psychiatrie hat keine Diagnosen für Kinder, die zu angepaßt sind, zu gehemmt und eben zu lieb. Schüchternheit muß die Ausmaße von Autismus oder Schizophrenie annehmen, bevor die Psychiatrie davon Notiz nimmt. Wenn das Kind ein Mädchen ist, können sogar die krankhaftesten Hemmungen unbemerkt bleiben.

Hyperaktivität: die Erfindung einer Krankheit

Hyperaktivität, wie jede andere sogenannte psychiatrische Störung, rechtfertigt das Axiom, daß „die Krankheit im Auge des Betrachters entsteht". Es sind meist die Lehrer, die den Prozeß der Etikettierung der Kinder als verhaltensschwierig einleiten, und, wie Russell Barkley in seinem Buch *Hyperactive Children: A Handbook for Diagnosis and Treatment* [Hyperaktive Kinder: Ein Handbuch zur Diagnose und Behandlung] (1981) bestätigt, glauben viele Lehrer, daß ein großer Prozentsatz ihrer Schüler nicht normal ist. In einer Studie etikettierten sie 57 Prozent der Jungen und 42 Prozent der Mädchen als überaktiv. In einer anderen Studie stellten die Lehrer fest, daß von den Jungen 30 Prozent überaktiv, 46 Prozent störend, 49 Prozent unruhig waren und 43 Prozent nur ein kurze Aufmerksamkeitsspanne hatten.[9]

Hyperaktivität ist die am häufigsten gebrauchte Rechtfertigung, um Kinder unter Medikamente zu setzen. Das schwer unter Kontrolle zu haltende männliche Kind ist sicherlich kein neues Phänomen, aber die Versuche, ihm eine medizinische Diagnose zu verpassen, sind das Produkt der modernen Psychologie und der Psychiatrie. Zuerst nannten die Psychiater die Hyperaktivität eine Gehirnkrankheit. Als man keine Krankheit im Gehirn fand, veränderten sie sie in „minimal brain disease" (MBD) [geringfügiger Hirnschaden]. Als kein minimaler Gehirnschaden nachgewiesen werden konnte, formten die Fachleute das Konzept in „minimal brain dysfunction" [geringfügige Störung des Gehirns] um. Da keine minimale Gehirndysfunktion bewiesen werden konnte, wurde das Etikett zur „attention deficit disorder" (ADD) [Aufmerksamkeitsstörung]. Jetzt wird einfach angenommen, daß das eine wirkliche Krankheit ist, ungeachtet der gescheiterten Versuche, es zu beweisen. Biochemische Unausgewogenheit ist das Schlüsselwort, aber dafür gibt es genausowenig Beweise wie für eine tatsächliche Gehirnkrankheit.

Die erschreckende Geschichte dieser Versuche, den Kindern für das Scheitern ihrer Eltern und der Schulen die Schuld zu geben, wird ausführlich in dem Buch von Peter Schrag und Diane Divoky *Myth of Hyperactivity* [Mythos Hyperaktivität] (1975) und in Gerald Coles Buch *The Learning Mystique* [Das Geheimnis des Lernens] (1987) beschrieben. Schrag und Divoky nennen es „eine Krankheit erfinden". Sogar das eher zurückhaltende Buch von Raymond Adams und Maurice Victor *Principles of Neurology* [dt.: *Kleines Handbuch der Neurologie*, 1993], stellt keine signifikante physische Grundlage für die „minimale Gehirnstörung" fest. Gerald S. Golden erkennt keinen folgerichtigen Beweis für eine zugrundeliegende physische oder chemische Ursache.

Diane McGuinness referiert in ihrem Kapitel in Seymour Fishers und Roger Greenbergs *The Limits of Biological Treatments for Psychological Distress* [Grenzen der biologischen Behandlung von psychischen Leiden] (1989), über ADD als „Des Kaisers neue Kleider". Sie beobachtet: „Es ist zur Zeit modern, fast ein Drittel aller Jungen in der Grundschule als abnorme Bevölkerungsgruppe zu behandeln, weil sie zappelig, unaufmerksam und der Kontrolle durch den Erwachsenen unzugänglich sind." Sie schließt, daß „zwei Jahrzehnte der Forschung keine Erhärtung der Validität von ADD oder der Hyperaktivität gebracht haben". Weder klinische Untersuchungen noch psychologische Tests waren imstande, solch eine Gruppe zu identifizieren. Laut McGuinness besteht das Problem darin, wie man die Fachleute dazu bringt, ihr Interesse am Gebrauch dieses machtvollen Etiketts aufzugeben:

„Wir haben eine Krankheit erfunden, ihr den medizinischen Segen gegeben und müssen sie nun verleugnen. Die wichtigste Frage ist, wie werden wir das Ungeheuer, das wir kreiert haben, wieder los. Es ist nicht einfach, das zu tun und dabei das Gesicht zu wahren. Das ist ein weiterer Grund, warum viele Ärzte und Forscher, die jahrelange finanzielle Förderung und akademische Reputation zu schützen haben, nur widerstrebend glauben."

Doch die Etikettierung geht weiter

Mittlerweile sind neue Etiketten zur Beschreibung verschiedener Lernstörungen hinzugekommen, z.B. die Dyslexie, die angeblich häufig in Verbindung mit ADD festgestellt wird. Die meisten der normalen Probleme, die beim Heranwachsen und bei der Entwicklung von Kindern auftreten, werden im offiziellen *Diagnostic and Statistical Manual* der APA Krankheiten genannt.

Wie viele Kinder mit dem einen oder anderen Etikett versehen werden, ist nicht bekannt, aber es geht sicher in die Millionen. Die Autoritäten des Gesundheitssystems erklärten, daß vielen Millionen Kindern – erinnern Sie sich an die Schätzung des NIMH von 20 Prozent – psychiatrische Diagnosen gegeben werden *sollten*. Ich habe die Prävalenzraten verschiedener, auf die Schule bezogener Diagnosen zusammengezählt. Alles in allem beliefen sie sich auf 57 Prozent aller Mädchen und auf 46 Prozent aller Jungen. Zugegeben, diese Gesamtsummen spiegeln die Höchstschätzung jeder Störung wider. Andererseits schließt die Gesamtsumme nicht die traditionellen psychiatrischen Diagnosen wie Phobien, Depression und Autismus ein. Ich habe nur die neuen, schulbezogenen Diagnosen wie Sprach- und Lesestörungen gezählt. Die Gesamtsummen sind so exotisch, daß sich wahrscheinlich keiner aus dem DSM-III-R-Komittee die Mühe gemacht hat, sie zusammenzuzählen.

In den 70er Jahren wurde in den Medien, vom Amerikanischen Kongreß und in der Öffentlichkeit eine Menge Kritik geäußert, die das Diagnostizieren und die Medikation von Kindern betraf; aber ein Überblick über die zeitgenössischen psychiatrischen Fachbücher offenbart, daß die Kritik entweder abgewiesen oder ignoriert wurde. Wir werden sehen, daß bis zu einer Million Kinder pro Jahr allein mit Ritalin unter Drogen gesetzt wird. (Kapitel 4). Weiteren Zehntausenden gibt man Tranquilizer, Neuroleptika, Antidepressiva und andere Medikamente. Und die Idee, es gäbe den Beweis einer körperlichen Basis für Kindheitsprobleme, bleibt weiterhin bestehen.

Paul Wender und der Mythos des Monsterkindes

Paul Wender, am NIMH forschender Psychiater und Professor an der John Hopkins Universität, setzte den Maßstab für einen radikalen biologischen Ansatz bei Kindern. Er ist Koautor der relevanten Kapitel neuerer Fachbücher. Sie erinnern sich vielleicht aus Kapitel fünf des Bandes, daß er auch einer der maßgebenden Forscher der lächerlichen dänischen Studie war, welche die Genetik der Schizophrenie auf Grund einer ansteigenden Rate von Schizophrenie unter Halbbrüdern und Schwestern väterlicherseits „bewies".

In *The Hyperactive Child: A Handbook for Parents* [Das hyperaktive Kind: Ein Handbuch für Eltern] (1973) verkündet Wender, daß 5 Millionen Kinder unter Hyperaktivität leiden. Obwohl Wender die Hyperaktivität eine Krankheit nennt, gibt er zu, daß „viele der Symptome zu einem gewissen Grad bei allen Kindern zu bestimmten Zeiten vorkommen". Es ist ein Kontinuum, und das hyperaktive Kind hat ein „Übermaß davon". Übermaß wovon? Energie ist die Antwort. Sie sind „aktiv und unruhig", sie „standen und liefen zu einem frühen Zeitpunkt", und auf Grund ihrer hyperaktiven Neugierde geraten sie in alle Arten von Schwierigkeiten. So beginnt das Muster der Krankheit.

In einer Fortsetzung *The Hyperactive Child, Adolescent, and Adult* [Hyperaktive Kinder, Jugendliche und Erwachsene] (1987), 15 Jahre später, bläht Wender seine Schätzung so weit auf, daß er bis zu 10 Prozent aller Kinder zu den Erkrankten zählt. Das mit ADD und Hyperaktivität etikettierte Kind wird nun als eine Mißgeburt in einer nahezu fehlerlosen Welt angesehen, die es dann plündern wird. Ich übertreibe Wenders Sichtweise damit nicht; er vergleicht das Kind mit dem furchteinflößenden Riesenaffen King Kong:

„Wenn diese Säuglinge zu Kleinkindern werden, sind viele von ihnen Energiebündel. Die Eltern berichten oft, nach einem aktiven und unruhigen Säuglingsalter habe das Kind zu einem frühen Zeitpunkt stehen und laufen gekonnt und dann, wie ein kleiner King Kong, die Stangen seines Gitterbettchens gesprengt, und es sei voranmarschiert, um das Haus zu zerstören. Es war immer in Bewegung, platzte immer in alles herein, faßte alles in seiner Sichtweite an (und zerbrach es folglich aus Versehen). Blieb es für einen Moment unbeobachtet, gelangte es irgendwie oben auf den Kühlschrank, oder es verschwand mitten auf der Straße. Im Handumdrehen wurden Töpfe und Pfannen von den Schränken gefegt, Aschenbecher von den Tischen geschlagen und Lampen umgestoßen" (S. 10).

Eltern, die ihre Kinder lieben, werden wahrscheinlich lachen, wenn sie sie in dieser Beschreibung wiederfinden – bis sie realisieren, daß Wender die Absicht hat, sie unter Medikamente zu setzen.

Das Problem des Gehorsams

In seiner früheren Arbeit äußert sich Wender sehr deutlich über den entscheidenden Punkt, wie man mit hyperaktiven Kindern, mit ihrem Versäumnis, Bitten nachzukommen und sich an Verbote zu halten, umgeht. Das zentrale Problem ist der Gehorsam – aber Gehorsam wem oder was gegenüber? Wender räumt ein, daß „vieles von dem, was man in der Schule erlebt, langweilig, ermüdend und monoton *ist*" und daß Eltern, die eine moderne Schule besichtigen, oft staunen, wie sich Kinder unter solch reglementierten Bedingungen konzentrieren können. Der Konflikt zwischen dem Kind und der Schule taucht erneut auf, wenn Wender erklärt: „Ein Kind, das sich selbst nicht dazu zwingen kann, ermüdende, unangenehme Schulaufgaben zu erledigen, wird Schwierigkeiten mit dem Lesen, der Rechtschreibung und der Arithmetik haben" (S. 37). Anscheinend bedeuteten diese Beobachtungen über den Druck, den die Schulen ausüben, eine zu große Beeinträchtigung für seine biopsychiatrische Ideologie. Sie wurden in einer späteren Ausgabe herausgestrichen.

Wender beobachtete auch, daß es mit vielen dieser Kinder außerhalb der Schule gutging, so daß die Medikation nicht für die „Wochenenden, Feiertage und Ferien" verschrieben werden mußte.

Wenders erkannte, daß die Familien dieser Kinder oft sehr gestört waren, aber er sah dies nicht als ursächlich für das Problem des Kindes an. Statt dessen schreibt er: „Familiäre Schwierigkeiten sind oft das Ergebnis und nicht die Ursache des Problems des Kindes." In Wenders Welt sind die Leute mit Macht und Autorität – die Eltern und die Schule – die Opfer, während die Kinder, die weder Macht noch Autorität haben, die Täter sind. Gleichzeitig hat die psychiatrische Literatur psychologisches Wissen und Erkenntnisse auf den Kopf gestellt, und in zunehmendem Maße wird das Kind für die Probleme der Familie, der Schulen und Gesellschaft verantwortlich gemacht.

Wender ist ein starker Verfechter der Medikation, er gibt aber zu, daß Kinder „die Medikamente nicht mögen". Nach der medikamentösen Behandlung „werden die Kinder im allgemeinen ruhiger und weniger aktiv, entwickeln eine längere Aufmerksamkeitsspanne, werden weniger eigensinnig und sind leichter zu lenken". In seinem Buch aus dem Jahre 1987 verteidigt er die Medikation für die meisten hyperaktiven und aufmerksamkeitsgestörten Kinder.

Obwohl Wender ein radikaler biologischer Psychiater ist, ist er eine der Leitfiguren im Feld der ADD und der Hyperaktivität, und sogar Gemäßigte folgen den gleichen grundlegenden Themen.[10]

Forschung über ADD

Die Artikel von Gerald Coles in *The Learning Mystique* (1987) und Diane McGuinness in Fishers und Greenbergs *The Limits of Biological Treatments for Psychological Distress* (1989) zeigen, daß die Forschung die Existenz eines ADD-Syndroms nicht bestätigt. Lisa Fleischer und ihre Kollegen stellen zum Beispiel in der Oktoberausgabe der Zeitschrift *Exceptional Children* von 1984 fest, daß es an bestätigenden Beweisen für ein ADD-Syndrom mangelt und daß es klinisch fallengelassen werden sollte. In der Februarausgabe 1985 der gleichen Zeitschrift stellen S. Jay Samuels und Nancy Miller keine Unterschiede zwischen der Aufmerksamkeitsspanne von normalen Kindern und von den Kindern fest, die Schulprobleme haben. Sie finden heraus, daß sich alle Kinder in kleinen Klassen, in denen sie mehr vom Lehrer einbezogen werden, besser konzentrieren können. Der gesunde Menschenverstand läßt vermuten, daß einige Kinder mehr Konzentrationsschwierigkeiten haben als andere. Der natürliche Reichtum und die Phantasie vieler Kinder läßt sie, während sie im Klassenraum sitzen, „wegdriften". Ich sprach mit beruflich äußerst erfolgreichen Erwachsenen, die eingestanden, daß sie in dem Moment, in dem sie zum Elternabend in der Klasse der Grundschule ihrer Kinder Platz nahmen, zu tagträumen begannen. Bei anderen Kindern kann das „Abschalten" das Zeichen einer posttraumatischen Streßstörung sein, die auf Vernachlässigung, Schläge und sexuellem Mißbrauch zurückzuführen ist. Andere Kinder sind zu

Hause zu großen Belastungen unterworfen, um sich ordentlich in der Schule konzentrieren zu können. Sie stammen aus wirtschaftlich und sozial armen Familien, wo sie nur wenig Hilfe für das Erlernen von Konzentration erhalten. Daniel Hallahan und sein Team berichteten in der Aprilausgabe 1978 des *Journal of Learning Disabilities,* daß diesen Kindern ein Gefühl, „Ort der Kontrolle" zu sein, fehlt. Sie glauben nicht an die eigene Fähigkeit, ihre Umgebung zu steuern, so daß sie dieser keine Aufmerksamkeit schenken. Diesen Kindern „stoßen negative und positive Ereignisse auf Grund von Glück, Schicksal und durch das Eingreifen anderer Personen zu oder „weil es halt gerade so passiert". Von anderen Forschern ist dies als „erlernte Hilflosigkeit" bezeichnet worden. In meinem Buch *The Psychology of Freedom* wird es „psychologische Hilflosigkeit" genannt und als mangelnde Selbstbestimmung bezeichnet. Es ist ein psychologisches Problem.

Warum die Jungen?

Die große Mehrheit der Kinder, die das Etikett ADD bekommen, sind Jungs. Russell Barkley zitiert Schätzungen, nach denen neun Jungs gegenüber einem Mädchen mit ADD diagnostiziert werden, er bevorzugt jedoch das Verhältnis von sechs zu eins. Die Gründe für diese in einem Mißverhältnis stehende Anzahl von Jungs sind nicht schwer zu ermitteln. Jungs werden dazu erzogen, mehr von ihrer Aktivität, Aggressivität, Unabhängigkeit und ihrem Widerstand auszudrücken; sie geraten deshalb mehr in Konflikt mit schrecklichen, unzulänglichen oder abwesenden Eltern und mit langweiligen, personell unterbesetzten Schulen. Jungen lernen ihre Aggressivität von den männlichen Gleichaltrigen ihrer Gruppe, vom Schulsport, aus dem Fernsehen und dem Kino – von überall aus der Kultur.

Umgekehrt wird den Mädchen sorgfältig beigebracht, gehorsamer zu sein, mehr auf die Bedürfnisse anderer Menschen zu achten und sich selbst gut unter Kontrolle zu halten. In der Schule wird dies als „aufpassen" übersetzt.

Wie uns Andys Geschichte vorführte, sind sogenannte hyperaktive Kinder oft im Krieg mit der Welt, während ihre Väter an der Seitenlinie sitzen. Außer Liebe brauchen sie Aufmerksamkeit, eine starke Hand und eine anregende Umgebung. Diese *normalen* Bedürfnisse kann man zwischen den Zeilen der diagnostischen Beschreibungen im *DSM-III-R* lesen: „Die Zeichen der Störung können minimal sein oder ganz wegfallen, wenn die Person eine häufige Verstärkung erhält oder unter sehr strenge Kontrolle gestellt wird oder sich in einem neuen Setting oder einer Eins-zu-eins-Situation befindet (d.h. wenn es in der Praxis eines Klinikers befragt wird oder sich mit einem Videospiel beschäftigt)." Nehmen wir also zur Kenntnis, daß diese Kinder so hungrig nach Aufmerksamkeit sind, daß ihre Symptome nicht auftauchen, wenn sie in einer Eins-zu-eins-Situation in der Praxis eines Klinikers untersucht werden! Die Aufmerksamkeitsstörung spiegelt unsere eigene Abneigung wider, unseren Kindern genügend Aufmerksamkeit zu schenken!

Auf der anderen Seite werden Kinder wie Andys Schwester Regina genauso verkrüppelt, gerade weil sie sich den Anforderungen der Schule so regelrecht anpassen.

Mary Anns Lernstörung

Bis jetzt haben wir die ADD und die Hyperaktivität kritisiert. Viel häufiger als diese beiden diagnostiziert man heutzutage Lernstörungen (LD), obwohl ein Kind oft auch mit beidem, ADD und LD, etikettiert wird. Von Kindern mit Lernstörungen wird angenommen, daß sie Schwierigkeiten haben, die eher durch neurologische und genetische Faktoren verursacht werden als durch normale Unterschiede zwischen Kindern oder durch Fehler seitens der Familie und des Erziehungssystems.

Die Fünftklässlerin Mary Ann war ein sehr talentiertes und äußerst erfolgreiches Mädchen – auf all den Gebieten, die in ihrer Schule nicht hoch bewertet wurden wie Kunst, Musik, Tanz und Geselligkeit. Zu Hause mit ihren Freunden war es ein Spaß für sie, eine Vorführung zu organisieren, die Kinder wie Erwachsene gleichermaßen entzückte. Sie war wie ein geselliger Feuerball, der jeden Raum erleuchtete, der das Glück ihrer Anwesenheit hatte.

Mary Anns Mutter hoffte, daß sich Mary Ann an mehr ernsthafte Arbeiten machen würde. Als eine sich abmühende alleinerziehende Mutter, die als Sekretärin arbeitete, wünschte sie sich für ihre Tochter ein bessere Zukunft. Als nun Mary Ann in Mathe schlechter wurde, bekam ihre Mutter Angst. Dies wiederum führte zu einer lähmenden Angst bei Mary Ann.

Mary Anns Lehrer reagierte auf die „Mathe-Angst“ des Kindes und die Angst der Mutter, indem er Mary Ann zu einem Team zur Feststellung von Lernbehinderungen überwies. Sie diagnostizierten Mark Ann als ein „LD-Kind“, wie sie es in diesem Jahr mit jeder Überweisung machten. Dann bestellten sie Mark Ans Mutter ein und erklärten ihr, daß dieses Problem nicht durch elterliche Hilfe zu lösen sei, weil Mark Ann eine „andere Verdrahtung in ihrem Gehirn“ habe.

Die Mutter wußte nicht, daß es für die Schule erforderlich war, bis zum Ende des Jahres einige Teilnehmer mehr für das LD-Programm der Schule zu haben, damit weiter Geld für das Programm floß.

Mary Ann wurde in ein spezielles LD-Programm eingeführt. Einiges davon glich dem altmodischen Hilfsschulunterricht für Mathematik, und manches bezog eine phantastische audiovisuelle Ausrüstung mit Videospielen mit ein. Sie wurde nicht wesentlich besser in Mathe, aber ihr Lehrer und ihre Mutter dachten, sie ginge entspannter mit diesem Fach um.

Niemand hatte mit Mary Ann darüber gesprochen, wie es ihr gefühlsmäßig damit ging, als LD-Kind etikettiert zu sein. Dies geschah erst viele Jahre später, als sie während ihrer Collegezeit um Psychotherapie nachsuchte. Sie wollte eigentlich Medizin studieren, fürchtete aber: „Wie kann ich Arzt sein, wenn meine eigene Verdrahtung irgendwie durcheinander ist?“ Trotz größter Bemühungen ihrer Therapeutin blieb Mary Ann bei ihrem Glauben, sie habe eine Behinderung. Sogar ein Buch, daß behauptete, Einstein habe ebenfalls LD gehabt, polsterte ihr Selbstbewußtsein nicht auf. Sie schied aus ihren medizinischen Einführungskursen aus.

Die Lernbehinderungsbewegung erhebt sich aus den Trümmern der Reform

Die Diagnose Lernbehinderung wurde nicht aus der Forschung entwickelt oder gar durch klinische Versuche, sondern durch eine

Elternbewegung. Unfähig, dem Versagen der öffentlichen Schulen, den Schwierigkeiten in den eigenen Familien oder dem Mangel an Motivation oder Begabung der eigenen Kinder ins Auge zu sehen, begannen die Eltern nach einer anderen Erklärung für den mangelnden Erfolg ihrer Kinder in der Schule zu suchen.

Wie es Gerald Coles in dem Buch *The Learning Mystique* beschrieb, entwickelte sich eine Bewegung, in der sich Eltern und Fachleute um das Themengebiet einer neuen Klasse von Kindern mit einem Defekt zusammenfanden. Es wurden begeisterte Tagungen im ganzen Land abgehalten. Bald breitete sich die Bewegung lawinenartig mit religiöser Inbrunst im ganzen Land aus. Eine ganz neue fachliche Disziplin war geboren, mit ihren eigenen Trainingsprogrammen und Graduierungen. Dyslexie, die Lernbehinderungsversion des langsamen Lesers, wurde zum vertrauten Begriff. Im Jahre 1985 wurden fast 2 Millionen Schulkinder als lernbehindert diagnostiziert.

Diese Bewegung bot einen besonderen Dreh, welcher dem Selbstwertgefühl der Eltern dienlich war. Die angenommene „neurologische Behinderung“ war nicht als psychiatrische Störung oder gar Krankheit stigmatisiert. Sie wurde bezeichnenderweise abgegrenzt auf ein spezielles Problem wie Mathematik oder Lesen und manchmal auf einen beschränkten Defekt wie das Umdrehen von Worten betrachtet.

Lernbehinderungen wurden zu einem finanziellen „warmen Regen“. Die Verhaltenspsychologie blühte in einem ganz neuen Spezialgebiet auf mit unbegrenzt vielen unfreiwilligen Patienten. Die Schulen zogen ebenfalls ihren Nutzen daraus. Mit wenig finanziellen Mitteln für stützenden Unterricht und Erziehung und ohne alle Mittel für eine richtige Schulreform konnten die Lernbehinderungsprogramme die staatlichen oder bundeseigenen Schatztruhen für seelische Gesundheit anzapfen.

Gibt es die Dyslexie wirklich?

Alle Kinder haben Schwierigkeiten beim Lernen, sonst würden sie nicht die Hilfe von Lehrern benötigen. Sie würden einfach für sich allein lernen. Für uns alle ist Lernen ein schwieriger Prozeß. Gibt es doch eine endlose Anzahl von Problemen, die mit dem Lernen verbunden sind. Aber gibt es Lernbehinderungen, die auf vermuteten genetischen und neurologischen Defiziten basieren, die klinisch beschrieben, durch Tests diagnostiziert und mit speziellen Techniken behandelt werden können?

Wie sich herausstellt, ist die Antwort: nein. Es gibt keine bekannten neurologischen Defizite, keine bekannten genetischen Merkmale, keine übereinstimmenden klinischen Beschreibungen, keine besonderen diagnostischen Tests und keine zuverlässigen Behandlungstechniken.

Der Artikel von Gerald Cole macht deutlich, daß es keine bekannte körperliche Grundlage für Lernstörungen gibt: „Nach jahrzehntelanger Forschung konnte nicht bewiesen werden, daß beeinträchtigende neurologische Störungen bei mehr als einer sehr kleinen Anzahl dieser Kinder existieren" (S. XII). Zum Beispiel: „sind in Wahrheit Umkehrirrtümer bei beiden, normalen und behinderten, Lesern stimmiger durch mangelnde angemessene Unterweisung als durch organische Schwächen erklärt werden können" (S. 30). Sie können auch durch den unterschiedlichen individuellen Reifungsgrad erklärt werden. Michael Rutter überprüft in der Ausgabe vom Januar 1982 der *Archives of General Psychiatry* „Syndrome, die einer minimalen Gehirnfunktionsstörung in der Kindheit zugeschrieben werden". Obwohl er die neurologischen und genetischen Hypothesen interessant findet und es als wertvoll ansieht, sie weiter zu verfolgen, gesteht er ein, daß es keinen wesentlichen Beweis gibt, der sie stützt. Selten wurde bei lernbehinderten Kindern festgestellt, daß sie eindeutig unter einer Gehirnstörung litten, und wenn eine Gehirnstörungen gefunden werden konnte, produzierte diese nicht logischerweise irgendwelche spezifischen Lernbehinderungen.

Wie in *Casarett and Douell's Toxicology* (1986) beschrieben, können Gifte wie Blei eine allgemeine Gehirndysfunktion schon bei verhältnismäßig niedrigem Blutspiegel bei Kindern hervorrufen, die zu einer Anzahl von nicht vorhersehbaren Symptomen führt. Körperlicher Mißbrauch, wie das gewaltsame Schütteln des Kindes, kann eine geschlossene Kopfverletzung verursachen und auch eine allgemeine Gehirndysfunktion. Aber nach wirklichen Lebensbedrohungen wie diesen wird selten bei Kindern nachgeforscht, die als lernbehindert etikettiert werden. Zu oft wird hastig eine eher bequeme Diagnose gestellt, als daß man sich bemüht, die wirkliche Ursache zu finden, sei sie nun psychologischer oder medizinischer Art.

Legasthenie

Gibt es wirklich besondere Lernbehinderungen? Was ist zum Beispiel mit der Legasthenie? Besonders die Beobachtung, daß manche Kinder Worte und Buchstaben umdrehen, hat den Glauben der Bevölkerung an die Vorstellung gefestigt, daß etwas an dem Konzept der Lernstörung dran sein muß. Nicht nur, daß die Umkehrung von Worten und Buchstaben ein normaler Teil bei den Bemühungen, das Lesen zu erlernen, ist, es spielt auch bei chronischen Leseschwierigkeiten selten eine Rolle. Wie F. William Black 1973 in der Zeitschrift *Perceptual and Motor Skills* (Nr. 36, S. 895–98) berichtete, verglich er hundert normale Leser mit hundert schlechten Lesern hinsichtlich der Wort- und Buchstabenumkehrungen. Wortumkehrungen waren in beiden Gruppen selten, und es gab zwischen beiden Gruppen keinen Unterschied. Er folgerte, daß dies kein nützliches Konzept sei.

In der Aprilausgabe von 1977 des Bandes von *Exeptional Children* kommen Sandra Moyer und Phyllis Newcomer zu den gleichen Schlußfolgerungen. Legasthenie ist kein neurologisches oder wahrnehmungsbezogenes Defizit, sondern einfach ein Problem des Erlernens von Gerichtetheit, etwas, das mit genauer Anweisung sogar schon Vier- bis Fünfjährigen beigebracht werden kann.

Etikett ohne Inhalt

In der Zeitschrift *Journal of School Psychology* von 1982 stellten Bob Algozzinc, James Ysseldyke und Mark Shinn fest, daß das Etikett der Lernbehinderung auf nicht mehr als die allgemeine Beobachtung hinausläuft, daß ein Kind nicht so erfolgreich war, wie seine Möglichkeiten vermuten lassen. Lernbehinderung ist ein „hochgestochener Begriff für schwache Leistungen bei guten Fähigkeiten". Sie folgern, daß „die Furcht, Lernbehinderung könne alles sein, was der Diagnostiker will, berechtigt scheint" (S. 305).

Kurz gesagt, das Etikett Lernbehinderung ist bequem für Lehrer, Psychologen, und manche Eltern; aber es hat nichts mit irgendwelchen existierenden Phänomenen im Verstand und im Gehirn von Kindern zu tun. Wie wir hörten, schließt Diane McGuinness in bezug auf Aufmerksamkeitsstörung treffend: „Die wichtigste Frage ist, wie es uns gelingt, das Monster, daß wir erschufen, wieder zu zerstören."

Wenig Hilfe durch Programme für „Lernbehinderte"

Außer der normalen Hilfe durch individuelle Aufmerksamkeit und unterstützenden Unterricht zeigen die speziellen Trainingsprogramme sich in keiner Weise nützlich. Es gibt keinen Beweis, daß die Kinder auf lange Sicht einen Gewinn daraus ziehen. Mary Poplin veröffentlichte 1985 einen längeren Artikel in der Zeitschrift *Research Communications in Psychology, Psychiatry and Behavior* mit dem Titel: „Reductionism from the Medical Model to the Classroom: The Past, Present and Future of Learning Disabilities" [Die Reproduktion medizinischer Modelle im Klassenzimmer: Vergangenheit, Gegenwart und Zukunft von Lernschwächen]. Sie beobachtet: „Es gibt heute nur wenig Übereinstimmung unter den Psychologen oder Erziehern und Lehrern hinsichtlich der Definition, der diagnostischen Kriterien oder des Unterrichtes ... von und bei Lernbehinderungen" (S. 38). Traditionelle Psychologen benutzen den einen Behandlungsansatz, Verhaltenstherapeuten einen anderen und kognitive Psychologen noch einen anderen. Lehrer und Erzieher mit verschiedenem Hintergrund werden wieder andere Ansätze unterstützen. Poplin rückt den grundlegendsten Ansatz und seinen Schwerpunkt, spezielle Lernfehler zu finden, ins rechte Licht: „Fehler sind ein wesentlicher Bestandteil des Lernens ... Statt eine fehlerlose Lernumgebungen zu schaffen, entwerfen holistische Lehrer eine Umgebung, in der Fehler natürlich und unbestraft bleiben" (S. 65–66). Im Gegensatz zur Stoßrichtung bei Lernbehinderungen ist es wichtig, die Fehler, die ein Kind macht, nicht zu betonen. Fehler kommen und gehen; das Kind braucht eine gute, positive Lernumgebung und mehr individuelle Aufmerksamkeit.

Depression

Auch Kinder werden mit dieser alten vertrauten Diagnose etikettiert.

In seiner Ausgabe vom 4. Mai 1987 machte *Newsweek* Reklame für die neuesten psychiatrischen Schätzungen, daß annähernd 6–7 Prozent der Adoleszenten und 2 Prozent der jüngeren Kinder depressiv sind; dazu gehören ca. 400 000 Kinder im Alter von sieben bis zwölf Jahren. Beachten Sie wieder die enorme Anzahl, die sich zu einem großen Geschäft für die Psychiatrie und ebenso für die Kinderheilkunde und die Psychologie summiert. Es wird eine wachsende Zahl von Ärzten beschrieben, die den Kindern Antidepressiva anstelle von Gesprächstherapie verschreiben.

Newsweek zitiert einen bekannten biologischen Psychiater, der Depression bei Kindern mit einer „körperlichen Infektion" vergleicht und medikamentöse Behandlung einleitet. Er gab einem kleinen Jungen, David, Antidepressiva, dessen „schlechte Gefühle" in dem Moment auftraten, als er sah, wie seine schwangere Mutter eine Treppenflucht hinunterstürzte und sich den Knöchel brach.

Untersuchungen von Familien mit depressiven Kindern zeigen eine große Rate von Eltern mit psychischen Problemen, vor allem eine Depression bei Müttern und Alkoholismus bei Vätern, so wird unter dem Titel „Childhood Mood Disorder Tied to Parental Mental Ill" [Stimmungsstörungen im Kindheitsalter verbunden mit elterlicher Geisteskrankheit] in den *Clinical Psychiatry News* vom August 1988 berichtet. Wenn die Leute erwachsen werden, mögen ihre in der Kindheit empfundenen Gefühle der Hoffnungslosigkeit und Verzweiflung vielleicht eine Aufdeckung erforderlich machen. Bei Kindern liegen sie immer noch ganz lebendig an der Oberfläche. Biologische Psychiater müssen beide Augen schließen, um Glauben zu machen, daß die kindliche Depression irgend etwas anderes als die Antwort auf reale Lebensbedingungen ist.

Schizophrenie

Kinder als schizophren zu diagnostizieren ist so, als würde man sie in psychiatrischem Formaldehyd konservieren. Ein Kind vor der Adoleszenz kann akut gestört sein – Ungeheuer halluzinieren und andere unheimliche Gesichter sehen, obwohl es wach ist und über Selbstmord nachdenkt – direkt als Ergebnis situationsbedingter Belastung wie einer Scheidung oder dem Verlust eines Elternteils. Ein sieben Jahre altes Kind erholte sich innerhalb von Tagen von einem solchen scheinbaren Verrücktsein, als seine geschiedenen Eltern ihren Streit über das Kind beendeten und ihre eigene Beziehung verbesserten. In Übereinstimmung mit meiner eigenen klinischen Erfahrung stellten Sotiris Kotsopoulus und Kollegen in der Mai-Juni-Ausgabe 1987 der Zeitschrift *Journal of the American Academy of Child and Adolescent Psychiatry* fest, daß viele der halluzinierenden Kinder auf die sie aus dem Gleichgewicht bringenden Krisen der Familie reagierten, in der sie nur wenig emotionale Unterstützung erhielten. Den meisten ging es mit psychosozialen Interventionen und ohne Medikation bald besser.

Autismus

In Antwort auf eine Reklamekampagne der biologischen Psychiatrie, vertreten durch die Autism Society of America, haben die Medien die Idee verbreitet, der Autismus sei jetzt anerkannt als körperliche Störung, die Eltern spielten keine Rolle bei seiner Entstehung, und Experte denke anders darüber. Keine dieser Behauptungen ist richtig. Der Beweis für eine körperliche Grundlage beim Autismus ist so fadenscheinig wie das Beweismaterial, das hinsichtlich der anderen psychiatrischen Störungen angeführt wird; und, wie R. Peter Hobson in einem Artikel über die psychologischen Theorien des Autismus in der Ausgabe der Zeitschrift *American Journal of Orthopsychiatrie* vom Juli 1990 belegt, hat der psychosoziale Gesichtspunkt seine Gültigkeit noch nicht verloren. Es ist verhängnisvoll, daß die Autism Society of America ihr Gewicht mit Erfolg so stark darauf gelegt hat, in der Öffentlichkeit eine falsche Vorstellung über die Autismusforschung zu entwickeln.[11]

Das autistische Kind neigt dazu, Menschen wie Dinge zu behandeln, ohne Liebe oder Verbundenheit zu ihnen. Es kann buchstäblich in ein menschliches Wesen hineinrennen, ohne dessen individuelle Existenz zu erkennen. „Wie ein Möbelstück" ist der übliche Vergleich dafür, wie ein autistisches Kind andere Menschen behandelt. Typischerweise lernen sie später sprechen als erwartet, und oft lernen sie überhaupt nicht sprechen. Obwohl viele Tests einen niedrigen IQ feststellen, ist dies hauptsächlich auf die sprachlichen Probleme zurückzuführen.

Wie in der Rolle Dustin Hoffmans in dem Film „Rain Man" charakterisiert, sind Autisten auf mathematischen, musischen oder auf anderen nichtsozialen und nichtsprachlichen Gebieten begabt. Aus unbekannten Gründen ist die große Mehrheit (drei von vier) männlich. Ungeachtet ihrer theoretischen Vorurteile stimmen fast alle Experten darin überein, daß das primäre Problem im Bereich der „wechselseitigen Beziehungen" liegt.

Die bahnbrechende Arbeit von Leo Kanner, beschrieben 1948 in seinem Fachbuch *Child Psychiatry* [Kinderpsychiatrie], definierte den Autismus zuerst als ein bestimmtes Syndrom des Rückzugs in der frühen Kindheit. Kanner sieht den Autismus als eine psychologische Störung, die Ergebnis der elterlichen Art der Erziehung ist. Sie ist seiner Meinung nach besonders darauf zurückzuführen, daß die Eltern es in den frühen Lebensjahren des Kindes nicht geschafft haben, eine gefühlsmäßige Bindung zu ihm zu entwickeln.

In ihrem Buch *Autism* (1988) beschreibt die Psychologin Laura Schreibman, wie die Eltern sie ursprünglich als „liebe Babys" betrachten, weil sie keine Ansprüche stellen: „Tatsächlich suchen die Kinder nicht nur von sich aus kein Anschmiegen, Umarmen und Küssen, sondern können den zärtlichen Angeboten anderer sogar aktiven Widerstand entgegensetzten" (S. 15). Wenn man sie hochnimmt, berichten ihre Mütter, werden sie „steif wie eine Holzpuppe oder schlapp wie eine Stoffpuppe". Insgesamt „gibt es einen entschiedenen Mangel in der Verbindung zu anderen und ein Scheitern in der bindenden Liebe zu den Eltern" (S. 14).

Schreibman, obwohl kein Vertreter einer Theorie psychosozialer Ursachen beim Autismus, erzählt die Geschichte eines Kindes, das immer, wenn die Mutter es mit der Flasche füttern wollte, widerspenstig und rebellisch war. Dann bekam die Mutter eine schwere Grippe und versuchte ihr Kind vor der Ansteckung zu schützen, indem sie die Flasche zur Abstützung in ein Kissen steckte. Das Kind ließ sich ohne Probleme von dieser künstlichen Mutter füttern, wurde aber sofort wieder widerspenstig, wenn die richtige Mutter es wieder zu füttern versuchte. Schreibman beobachtet: „Es war offensichtlich, daß das Kind am zufriedensten war, wenn es nicht mit der Mutter in Kontakt war" (S. 15). Beispiele für diesen Wunsch, nicht mit der Mutter in Kontakt zu sein sind laut Schreibman an der Tagesordnung, und die Literatur ist „davon angefüllt".

Bei einer Parlamentsanhörung über Autismus, bei der ich als Zeuge aussagte, berichtete kürzlich eine Mutter, die „biologische Störung" ihres eigenen Kindes führe dazu, daß es sich von ihr abwende und sein Gesicht angeekelt abwische, wenn sie ihm Küsse gegeben habe. Ihr wildes, nicht sprechendes Kind unterbrach die Anhörung, während die Mutter, seine Existenz ignorierend, sich ausschließlich darauf konzentrierte, den Parlamentariern ihre Misere vorzutragen.

Es ist schwer, etwas über das innere Erleben von autistischen Kindern zu erfahren, weil sie nur wenig oder gar nicht sprechen. Aber es geschieht jeden Tag, daß man Patienten mit autistischen Zügen in der psychotherapeutischen Behandlung sieht, die mit Geduld und Ermutigung über ihre Gefühle und Erfahrungen sprechen können. Sie zeigen Schüchternheit, eine Angst und einen Widerwillen, mit Leuten Kontakt zu knüpfen, und sie neigen dazu, sich zurückzuziehen. Sie berichten von ähnlichen Gefühlen in der Kindheit, von Isolation gegenüber Eltern und Geschwistern und einer Tendenz, von Gegenständen, wie den Möbeln in ihren Zimmern, den Mustern der Tapete oder Lampen und anderen Sachen, die im Haus herumstanden, völlig in Anspruch genommen zu sein. Ihre frühen Kindheitserinnerungen können buchstäblich mehr mit ihren Stühlen, Betten und dem Haushalt zu tun haben als mit ihrer Familie. Ihre Eltern schenkten ihnen nur wenig Wärme oder Aufmerksamkeit und kennzeichnenderweise blieben sie ihnen auch als Erwachsene fremd. Familienfotos aus der Kindheit zeigen wenig oder keine Berührung oder emotionale Verbindung mit ihren Eltern. Die Lektion, die sie gelernt haben, scheint die zu sein, daß manche, die als Kinder wie Objekte behandelt wurden, sich auf andere Leute auch so beziehen, als seien sie Objekte.

Die Biologie des Autismus

Obwohl einige dieser Kinder und Erwachsenen verschiedene Hirnstörungen haben, darunter auch Epilepsie, sind keine übereinstimmenden neurologischen Symptome oder Muster von Hirnstörungen identifiziert worden. Vielleicht gibt es unter hirngeschädigten Kindern eine erhöhte Rate von Autismus. Dies würde aber nicht beweisen, daß der Schaden den Autismus verursacht hat. Autismus kann sich manchmal, gleich der Depression oder den Zwangskrankheiten, als eine psychologische Reaktion auf die Hirnstörungen und die soziale Isolation entwickeln. Das Kind kann völlig davon eingenommen sein. Gelegentlich mag eine Hirnschädigung es den Kindern erschweren, zu ihren Eltern eine Beziehung aufzunehmen, oder es den Eltern erschweren, Liebe für das Kind zu empfinden. Wie dem auch sei, dies sind Vermutungen wie alle andere Versuche, den Autismus mit Störungen des Gehirns in Zusammenhang zu bringen.

Viele Autismusforscher und die American Society for Autismus, die Organisation der Eltern, scharen sich um jede Vermutung, der Autismus sei genetischen oder körperlichen Ursprungs. In den Medien wurde groß gefeiert, als die Forscher am Children's Hospital Research Center in San Diego unter der Leitung von Eric Courchesne davon berichteten, mit Hilfe von bildgebenden Techniken abnorme Gebiete im Kleinhirn bei 14 von 18 autistischen Personen gefunden zu haben. Ein nationale Zeitung verbreitete die Geschichte ohne jeden kritischen Hinweis und schätzte, daß 350 000 Amerikaner unter der neu bewiesenen Gehirnstörung leiden.

Courchesnes Bericht erschien in der Ausgabe des *New England Journal of Medicine* vom 26. Mai 1988 und posaunte in den einleitenden Zeilen der Zusammenfassung Artikels heraus: „Autismus ist eine neurologische Störung ...". Ungeheuerlicherweise wird nichts von den *Medikamenten* erwähnt, denen diese autistischen Leute während ihres ganzen Lebens ausgesetzt waren, denn aller Wahrscheinlichkeit nach sind die meisten oder alle mit großen Dosen von Neuroleptika und anderen giftigen Wirkstoffen behandelt worden.[12]

Ein paar Monate nach der Veröffentlichung der Studie gestand Courchesne selbst ein, niemand habe seine Befunde von Hirnatrophie bestätigt und die Ergebnisse seien möglicherweise von geringer Signifikanz. In einem Interview, das im Winter 1988 in einer Ausgabe des *The Advocate*, einer Zeitschrift der Autism Society of America, veröffentlicht wurde, sagte er über Hirnatrophie bei Autismus: „Wir wissen nicht ob sie 5 Prozent oder 50 Prozent oder 80 Prozent beträgt." Nichtsdestoweniger die Öffentlichkeit weiß nur von seiner weitverbreiteten Studie mit ihren voreiligen Behauptungen.

„Biomedical Update", eine Beilage des *Autism Research Review International* (Band 1, Nr. 4, 1987), listet nicht weniger als vier neuere Untersuchungen auf, die als Ursache des Autismus verschiedene körperliche Faktoren angeben, die alle nichts miteinander zu tun haben. Es zitiert auch eine Studie, welche die Jahreszeit, in der das Kind geboren ist, als Ursache mit nahelegt. Die biologische Psychiatrie ist auf dem Vormarsch, aber selten macht sie zwei Schritte auf einmal. Oft stolpert sie über ihre eigenen Füße.

In der Herbstausgabe 1987 der *Clinical Psychologist* beschreibt Victor Sanua von der St. Johns Universität die Dominanz der biologischen Mythologie in der gegenwärtigen Autismusforschung und beklagt sich, daß Manuskripte in Amerika von den Zeitungen abgelehnt werden, einfach nur weil sie nicht mit der vorherrschenden Ideologie übereinstimmen. In Europa, so beobachtet er, ist man geistig etwas offener, und Artikel, die das biologische Modell kritisieren, haben eher eine Chance, veröffentlicht zu werden. In diesem und anderen Berichten, die Sanua veröffentlichte, entlarvt er Behauptungen der Forschung über eine biologische Grundlage des Autismus, indem er die speziellen Studien analysiert, so wie ich es für die Schizophrenie und die Störungen aus dem manisch-depressiven Formenkreis im ersten Band von „Giftige Psychiatrie" getan habe. Das Lesen seiner Arbeit ist ein Muß für jeden, der sich mit diesem Gebiet beschäftigt.[13]

Mittlerweile ist für mich schwer zu begreifen, wie ein biochemischer Defekt ein Kind speziell dazu bringen kann, sich von anderen

Leuten zurückzuziehen und sie völlig ohne Liebe oder Zuneigung zu behandeln, obwohl manchmal eine normale Intelligenz oder sogar eine besondere intellektuelle Begabung besteht. Andererseits ist sehr leicht für mich zu erkennen, wie ein von der Natur mit normaler Intelligenz ausgestattetes Kind, das wie ein Objekt behandelt wird, lernt, andere auf die gleiche Art zu behandeln.

Sogar unter Experten, die an eine körperliche Ursache des Autismus glauben, gibt es eine allgemeine Übereinstimmung darüber, daß menschliche Unterstützung wie Erziehung, Bildung und Rehabilitationsmaßnahmen der beste Ansatz sind. Die Psychiaterin Lorna Wing ist die Gründerin der National Society for the Autistic Children in Großbritannien und Autorin einer 1982 erschienenen Broschüre mit dem Titel: *Children Apart*. Wing erklärt, daß „es bisher keine medizinische Behandlung" für den Autismus gibt und „keine Medikation, die gegen die ihr zugrundeliegende Behinderung hilft": dem sozialen Rückzug und der Sprachproblematik. Sie sieht eine begrenzte Anwendbarkeit von verhaltenstherapeutischen Trainings, warnt aber, daß „menschliche Wesen, und gerade behinderte Wesen, keine Maschinen sind".

Es gibt zwar eine familiäre Tendenz für Autismus, sie ist aber verhältnismäßig geringfügig. Nur zwei Prozent der autistischen Kinder haben autistische Geschwister. Es gibt in diesem Feld keine entsprechenden genetischen Studien.

Die Medikamentenexpertin der Zeitschrift *The Advocate* behauptet in der Ausgabe vom Winter 1988: „Wir glauben nicht, daß Medikamente zur Kontrolle des Verhaltens von Kindern verschrieben werden sollten." Sie warnt vor tardiver Dyskinesie durch Neuroleptika und vor einer Verschlimmerung von Verhaltens- und geistigen Problemen durch Ritalin®. Sie sieht eine begrenzte Verwendbarkeit von Medikamenten, um manche Kinder für die überaus wichtige, unentbehrliche psychosoziale und auf Bildung gerichtete Hilfe empfänglich zu machen. Nichtsdestoweniger werden in der ganzen Welt als autistisch diagnostizierte Menschen in Institutionen aufbewahrt und mit psychiatrischen Medikamenten gedämpft. Sogar Campbell selbst scheint positiver in Bezug auf Medikamente eingestellt zu sein, wenn sie für Ärzte statt für Eltern schreibt, wie in ihrem Kapitel des von der APA herausgegebenen Buches *Treatments of Psychiatric Disorders* [Behandlung psychiatrischer Störungen] (1989).

Bei Kindern wie bei Erwachsenen gibt es keinen Beweis, daß irgendeine der üblichen psychologischen oder psychiatrischen Störungen eine genetische oder biologische Komponente hat. Die typischen auf die Schule bezogenen Diagnosen wie Aufmerksamkeitsstörung und Lernstörung, wie auch die sogenannte Hyperaktivität, Depression und Schizophrenie verdecken vielleicht Mißbrauch, Vernachlässigung, Unverständnis füreinander und familiäre Konflikte, welche die Kinder in Verzweiflung und Versagen stürzen.

Psychiatrisches Etikettieren fügt bereits geschädigten Kindern eine weitere Demütigung und Verletzung zu. Es kann sie aller Selbstachtung berauben, ihre Identität unter Gleichaltrigen zerstören und sie in den Augen von Eltern und Lehrern in eine inferiore Stellung verbannen. Oft behalten sie dieses Stigma ein Leben lang. David Simmonds zeigt auf, daß Kinder sich dem Etikettierungsprozeß nicht widersetzen können. Er vermutet: „Das Recht eines Kindes kann tatsächlich auch das Recht enthalten, kein Sündenbock zu sein ... Psychiatrische Etiketten haben sich nicht als wertvolle Unterstützung einer Person erwiesen, wenn es die Bemühungen um ihre Zukunft betrifft.“[14] Im Untertitel seiner Abhandlung fängt Simmonds beißend die hoffnungslose Lage des Kindes ein: „Vati, warum muß ich denn der Verrückte sein?“

Da das Diagnostizieren und Etikettieren verletzend ist, kann den meisten Kindern verhältnismäßig leicht durch Interventionen geholfen werden, die nicht auf das Kind, sondern auf die ganze Familie und die Schule gerichtet sind. Sogar einem schwergestörten autistischen Kind kann durch stützende pädagogische Maßnahmen zu einem besseren Leben verholfen werden, besonders wenn die Eltern miteinbezogen werden und man ihnen hilft, eine bessere Beziehung zu ihren Kindern zu entwickeln.

Erwachsene, nicht Kinder haben die Macht, und deshalb haben sie beides, die Verantwortung und die Befriedigung, das Leben ihrer Kinder unter ihrer Obhut zu verbessern. Weil die Kinder Liebe, Disziplin und Führung durch den Erwachsenen so nötig brauchen, können die Eltern von unglücklichen, enttäuschten und auch verzweifelten Kindern sicher sein, daß sie ihre Lebensqualität verbessern, indem sie ihren Kindern helfen. Wenn die Erwachsenen, die unsere Schulen planen und leiten, ebenfalls willens und fähig wären, ihren Teil beizutragen, so würden viele andere sogenannte Kindheitsstörungen niemals auftauchen. Diejenigen, die verbleiben, wären größtenteils den allgemeinen sozialen Faktoren wie Armut, männliche Gewalt und Rassismus zuzuschreiben oder Eltern, die aus dem einen oder anderen Grunde nicht lernen können, ihre Kinder angemessen aufzuziehen.

Ganz klar, die Bemühungen von einzelnen Erwachsenen werden nicht immer ausreichen. Der alleinerziehende berufstätige Elternteil kann sein Bestes tun, doch die Gesellschaft muß ebenfalls dringend etwas tun, um die Misere dieses Elternteils zu erleichtern. In ähnlicher Weise brauchen überlastete Rektoren und Lehrer die Unterstützung einer Bildungsreform.

Zu oft scheint es leichter, die Kinder zu diagnostizieren und zu beschuldigen, und zu oft ermutigen die Fachleute für seelische Gesundheit die scheinbar leichtere Lösung. Und so schädlich das psychiatrische Etikettieren für Kinder ist, so ist es doch häufig nur der erste unfreiwillige Schritt auf einem noch viel verhängnisvolleren Weg. Wir wenden uns nun dem großangelegten und zunehmenden Einsperren und Unter-Medikamente-Setzen von Kindern zu.

Kapitel 4

Die Unterdrückung starker Gefühle bei Kindern mittels Hospitalisation und Medikamenten wie Ritalin® und Mellaril®

„Wenn ein Kind eine Konzentrationsstörung hat, dann hat es ein chemisches Problem und braucht Ritalin®, so wie ein Diabetiker Insulin braucht.“[1]

Martin Baren, Kinderarzt (1988)

„Als Gesellschaft sind wir bereit, Menschen ins Gefängnis zu stecken, weil sie einen einzigen Marihuanajoint geraucht haben. Bei legalen Drogen (zum Beispiel Ritalin®) sind wir jedoch merkwürdigerweise scheinbar nicht daran interessiert, Grenzen zu setzen. Die Gründe liegen klar auf der Hand. Wir glauben an Drogen, wenn man sie als Medizin betrachten kann.“[2]

Carole Wade Offir (1974)

„Die Praxis, Kinder unter Drogen zu setzen, hat keine klare gesetzliche, medizinische oder sozialpolitische Grundlage. Als solche stellt sie einen unheilvollen Schritt in Richtung einer totalen Orwellschen sozialen Kontrolle durch die Psychotechnologie dar.“[3]

Larry Brown, Arzt (1975)

Eine geschätzte Anzahl von 180 000 bis 300 000 jungen Leuten werden pro Jahr in private psychiatrische Krankenhäuser eingesperrt, und die Zahlen steigen rapide. Mehr als einer Million Kindern werden zur Kontrolle ihres Verhaltens in der Schule und zu

Hause Medikamente verschrieben. Die Herausbildung dieser größtenteils unfreiwilligen Gruppe von Konsumenten hat das Einkommen, die Macht und den Einfluß der modernen Psychiatrie gewaltig ausgedehnt. Auch die Bedrohung der Kinder durch die Psychiatrie wurde sehr verstärkt.

Wie es ist, als Kind an einem irren Ort zu sein

Seine Mama und sein Papa waren seit sechs Jahren geschieden, als der zehn Jahre alte Sammy sich entschied, daß er bei seinem Vater leben wollte. Aber Mama hatte das Sorgerecht und weigerte sich, ihn gehen zu lassen. Als Sammy versuchte fortzulaufen, brachte sie ihn zum Psychiater eines berühmten Krankenhauses in Kalifornien, der ihn stationär aufnahm.

Aus Sammys Blickwinkel wurde er von seiner Mutter und „ihrem Psychiater in eine Klapsmühle eingesperrt“. Er wurde zu Kindern auf eine Station gesteckt, die „Dope heads“ und „kriminelle Typen“ waren. Er sah einen Jungen, der halluzinierte, und einen anderen, der sich mit Straßendrogen vollknallte. „Ich werde hier drinnen lernen, ein richtiger Schurke zu sein“, versuchte er mit seinen Vater am Telefon zu scherzen.

Daran gewöhnt, mit seinem Vater darüber zu sprechen, was er denkt, machte Sammy den Fehler, einem der Ärzte zu „widersprechen“. Ihm wurde gesagt, daß sich die Patienten ihre Freiheiten „verdienen“ müssen, und er wurde auf die niedrigste disziplinarische Ebene zurückgestuft – keine Besuche, keine Bücher, kein Radio, „kein gar nichts“, wie er später seinem Vater erzählte. Zur Vergeltung lehnte er es ab, mit dem Arzt zu sprechen. Dies führte zu einem spiralförmigen Kreislauf psychiatrischer Kontrolle.

Der Psychiater des Krankenhauses stimmte mit Sammys Mama darin überein, daß Papa Ärger macht, und er verbot dem Vater die Besuche und Telefonanrufe. Mit dem Einverständnis der Mutter begann er Sammy Antidepressiva zu verabreichen, um seine „Depression“, die dazu führte, daß er sich der Behandlung „widersetzte“ unter Kontrolle zu bekommen.

Zu dieser Zeit nahm sich sein Papa einen Anwalt. Sammys Versicherung war abgelaufen, und er wurde sowieso entlassen. Aber bewaffnet mit der Krankenakte des Hospitals, die bestätigte, daß sich der Vater „bei der psychiatrischen Behandlung von Sammy unkooperativ verhalten habe", ging Mama zu einem Gericht, um jeden Kontakt zwischen Vater und Sohn zu verbieten. Abgeschnitten von seinem Vater und unter Medikamente gesetzt, folgerte Sammy, daß sein Vater ihn nicht mehr liebte.

Demütigung und Machtlosigkeit

Die Macht, welche die Psychiatrie über Menschen hat, wird nahezu absolut, wenn das Individuum erst einmal hospitalisiert ist. Kinder sind unter diesen Umständen völlig der Gnade des Psychiaters ausgeliefert, der sich Kraft seiner Autorität sogar rücksichtslos über die elterlichen Wünsche, durch völlige Einschüchterung oder mittels der Gerichte hinwegsetzen kann. Manche niedergeschlagenen, frustrierten oder verbitterten Eltern werden auch mit den äußersten Formen der psychiatrischen Kontrolle einverstanden sein oder sie sogar forcieren. Und manchmal können Eltern auch aus Egoismus heraus handeln. Ein Verwaltungsangestellter eines Krankenhauses erzählte mir neulich von drei Elternpaaren, die ihre Kinder zur gleichen Zeit ins Krankenhaus einweisen ließen, um dann zusammen eine Europareise zu machen.

Eine psychiatrische Hospitalisierung ist für die meisten Patienten zumindest eine demütigende Erfahrung. In einem Artikel mit dem Titel „On Being Sane in Insane Places" [dt.: (1984): Gesund in kranker Umgebung. In: Paul Watzlawick (Hrsg.): *Die erfundene Wirklichkeit*. München (Piper), 111–137.], erschienen am 19. Januar 1973 in der Zeitschrift *Science*, berichtet der Psychologe D. L. Rosenhan von einem Experiment, bei dem freiwillige erwachsene „Pseudopatienten" sich selbst in psychiatrische Krankenhäuser, von denen einige zu den besten ihres jeweiligen Landkreises zählten, aufnehmen ließen. Niemand vom Personal wußte, daß diese Erwachsenen „normale Freiwillige" waren, die an einem Forschungsprojekt teilnahmen. Tatsächlich teilte Rosenhan noch nicht einmal der Verwaltung des Krankenhauses mit, was vor sich ging. Die vorgetäuschten Patienten fühlten sich auf den Stationen generell durch ein „überwältigendes Gefühl von Machtlosigkeit" gedemütigt:

„Machtlosigkeit war überall gegenwärtig. Der Patient wird durch seine Überstellung in die Psychiatrie vieler seiner legalen Rechte beraubt. Er ist Kraft seines psychiatrischen Etiketts um seine Glaubwürdigkeit gebracht. Seine Bewegungsfreiheit ist eingeschränkt. Er kann keinen Kontakt mit dem Personal aufnehmen, sondern kann nur auf solche Angebote, wie das Personal sie macht, reagieren. Die Intimsphäre der Person ist sehr gering. Die Bereiche und Besitztümer von Patienten können aus jedem möglichen Grund von jedem Mitglied des Personals betreten und durchsucht werden. Seine persönliche Sauberkeit und seine Ausscheidungen werden oft überprüft. Die Toiletten haben keine Türen.

Zuzeiten nimmt die Entpersönlichung solche Ausmaße an, daß die Pseudopatienten das Gefühl hatten, sie seien unsichtbar oder wenigstens keiner Beachtung wert."

So schlimm die psychiatrischen Krankenhäuser für Erwachsene auch sind, für Kinder können sie noch viel schlimmer sein. Da sich die Rechte von Kindern leichter ignorieren oder wegrationalisieren lassen, ist die Kontrolle meist noch willkürlicher und vollständiger. Bezeichnenderweise gibt es dort ein System von aufeinanderfolgenden Privilegien, ähnlich denen in verhaltenstherapeutisch ausgerichteten Gefängnissen für psychisch kranke Straftäter oder in Institutionen für in ihrer Entwicklung behinderte Menschen. Jede Vergünstigung, angefangen vom Radiohören bis zum Naschen von Süßigkeiten oder dem Besuch eines Freundes, wird in ein System eingeordnet und einer Stufe zugeteilt. Der Grad der Freiheit des Kindes hängt von seinem Betragen ab, davon wie angepaßt es ist.

Für ein Kind ist es unter solchen Bedingungen immer schwer, sich des Gefühls der seelischen Vernichtung, der Verlassenheit und Wertlosigkeit zu erwehren. Mit einem noch ungefestigteren Selbstgefühl, als es der Erwachsene hat, ist das Kind weniger in der Lage, der Scham, die mit dem Diagnostiziertwerden und der Etikettierung als „Geisteskranker" verbunden ist, standzuhalten. Kinder finden es auch oft sehr viel schwerer, sich dem Leben in einer Institution einzufügen. Sie sind von Natur aus voller Energie, eigensinnig und zuzeiten schrill, oft laut, und sie lassen sich nicht kontrollieren. Wenn ein Junge nicht fügsam ist, wird er als „krank" betrachtet, und er kann körperlichen Einschränkungen unterworfen werden. Er kann Einzelarrest bekommen und schädigende Medikamente.

Ein Teenager besuchte seinen Freund in einem psychiatrischen Krankenhaus. Als sie zusammen in der Privatheit seines Zimmers kicherten und lachten, steckte eine Schwester den Kopf zur Tür herein und warnte sie: „Zu lautes Lachen ist nicht erlaubt!" Der junge Patient verstummte augenblicklich.

Ein psychiatrisches Krankenhaus ist niemals ein „Hafen", in dem ein Kind den nötigen Abstand von überlasteten, verzweifelten, miteinander in Fehde liegenden oder mißbrauchenden Eltern gewinnen kann. Die Psychiatrie ist nicht darauf ausgerichtet, Kinder zu verteidigen und ihre Bedürfnisse und Rechte zu unterstützen. Das würde die Ärzte des Krankenhauses in Konflikt mit den Eltern bringen, die die Rechnungen bezahlen.

Die ökonomische Verschwendung

Die psychiatrische Hospitalisierung eines Kindes kann täglich 800 Dollar kosten oder mehr. Das beläuft sich im Monat auf 24 000 Dollar. Das könnte vier Jahre lang das Schulgeld für eine private Grundschule oder eine Haupt- oder weiterführende Schule bereitstellen oder das Jahresgehalt für einen persönlichen Sozialarbeiter mit Vollzeitstelle.[4] Und wenn es das Ziel ist, Häfen für Kinder zu schaffen, könnten die Kosten für einen einmonatigen Aufenthalt in der Psychiatrie verwendet werden, um statt dessen ein *ganzes Jahr lang* 2 000 Dollar monatlich für ein weniger kostspieliges nichtmedizinisches und Bildungs- und Erziehungsangebot bereitzustellen. Aber keine dieser Lösungen würde das große Geld in die Schatztruhen der Psychiatrie füllen.

Geschäftige Industrie, unbegrenzte Versorgung

Warum erfreut sich die psychiatrische Hospitalisierung von Kindern in jüngster Zeit solcher Beliebtheit? Drastische Kürzungen bei der

Kostenübernahme für die Psychotherapie ambulanter Patienten durch die Versicherungen haben den privaten Praxen der Psychiater schwere Verluste zugefügt. Dies ist durch den Wettbewerb mit Sozialarbeitern, Beratern, Familientherapeuten und Psychologen, darunter viele Frauen, die weniger für Psychotherapie berechnen und häufig sinnvollere, fürsorglichere Dienste anbieten, verschlimmert worden. Inzwischen wehren sich viele Erwachsene gegen eine psychiatrische Hospitalisation mit ihrem Verlust an Freiheit und der Stigmatisierung, aber den Kindern wird keine Chance gegeben.

Auch haben die meisten Psychiater keine Ausbildung für Interventionen bei Familienkrisen oder in konfliktlösenden Strategien und sind schlecht dafür gerüstet, Eltern in Erziehungsfragen Ratschläge geben zu können. Naturgemäß greifen sie zu den Methoden, mit denen sie sich auskennen: Hospitalisierung und Medikation.

Finanzieller Druck innerhalb des allgemeinen medizinischen Versorgungssystems hat Krankenhausketten und individuelle Einrichtungen veranlaßt, ihre psychiatrische Bettenzahl zu erhöhen. Die Belegung von medizinischen und chirurgischen Betten unterliegt nun der genauen Prüfung des Bundes und der Versicherungsträger. Die Kosten und die Belegungsdauer werden oft sorgfältig überwacht. Dies ist in der Psychiatrie bis jetzt noch nicht umfassend der Fall. Außerdem sind medizinische und chirurgische Betten im Vergleich zu psychiatrischen Betten mit sehr hohen allgemeinen Unkosten verbunden. Schließlich ist die Belegung medizinischer Betten tatsächlich davon abhängig, wie viele Leute eines benötigen oder brauchen. Der Nachschub an medizinischen Patienten ist begrenzt. Wenn Eltern im Gegensatz dazu überzeugt werden können, ihre „schwierigen" oder „problematischen" Kinder und Teenager in Krankenhäuser zu schicken, ist der Nachschub unbegrenzt ausdehnbar.

Eltern haben auch finanzielle Motive, derentwegen sie zu Maßnahmen wie einer Hospitalisierung greifen. Die Abdeckung der Kosten durch die Versicherung ist viel besser als bei ambulant durchgeführter Psychotherapie. Und die Kosten für pädagogischen Unterricht, private Schulen, intensive Fürsorge zu Hause und ähnliche Interventionen, die mehr der Familie als dem Kind zum Vorteil gereichen, werden überhaupt nicht übernommen.

Krankenhäuser in den USA umgehen heutzutage den üblichen Weg der Überweisung durch den örtlichen Arzt, indem sie die Eltern auf direktem Weg durch Reklame im Radio, Fernsehen und in den Zeitungen ansprechen. Viele dieser Einrichtungen sind Teil nationaler Ketten mit riesigen Werbeetats und mit der Möglichkeit, mit den wichtigsten medizinischen Zentren zusammenzuarbeiten.

Charter-Krankenhäuser waren in ihren Werbekampagnen besonders aufdringlich. Das Charter-Krankenhaus in Sioux Falls, „eine Ressource der Gemeinde, die Programme für Menschen mit seelischen Problemen und Abhängigkeiten anbietet", führte sich am 24. Juni 1989 bei seiner „Großen Eröffnungsfeier" mehr wie ein neues Autogeschäft denn als ein neues Krankenhaus auf. Bei der Werbung für die großen Eröffnungsveranstaltung versprach es den ersten 500 Kindern „Charter-Teddybären" als Werbegeschenke, des weiteren gab es „Erfrischungen, Luftballons, Gesichter schminken" und „Bilder mit dem Charter-Freund". Die aufgeregten Kleinen konnten einen Footballstar der Minnesota Vikings kennenlernen und „ein Autogramm nach Hause tragen".

Ein glänzender einseitiger Werbeprospekt des gleichen Krankenhauses bietet eine 16-Betten-Station für Kinder im Alter von 4 bis 12 Jahren an. Am Anfang der Liste der „Problemfelder, die behandelt werden", stehen „Hyperaktivität", „gefährliches oder zerstörerisches Verhalten" sowie „Angstproblematik und seelische Probleme". „Familienkrisen" werden als weiteres Problem für eine Behandlung aufgelistet.

Zwei Drittel der Krankenhausbetten – vierzig von sechzig – wurden von vornherein für Personen im Alter von 17 Jahren und jünger eingerichtet. Ist es da irgendwie verwunderlich, daß eine ansteigende Zahl von Kindern aus Sioux Falls nun psychiatrisch hospitalisiert werden?

In einem Artikel des *Wall Street Journal* vom 3. Februar 1989 mit dem Titel „Eine alarmierende Anzahl von Teenagern endet in psychiatrischen Krankenhäusern" beschreibt James Schiffman, wie das Charter Redlands Krankenhaus in Kalifornien damit „begann, Angestellte, die dabei halfen, Patienten für die Aufnahme ins Krankenhaus anzuwerben, mit den Losen für eine Tombola zu belohnen. Der erste Preis war eine Karibik-Kreuzfahrt. Der Wettkampf wurde abgesagt, als ein Anwalt für Patientenrechte bei Gericht klagte".

Charter kaufte kürzlich 30 Minuten der besten Sendezeit des Fernsehens in Atlanta, um eine „Dokumentation" zu senden, die vorgab, die Geschichte schwieriger Jugendlicher zu erzählen und wie diesen in Krankenhäusern geholfen wird.

Nach dem Bericht des *Wall Street Journal* zeigte die Fernsehsendung erschreckende Statistiken von Selbstmord bei Jugendlichen mit eingestreuten Aussagen von Teenagern, während die Einblendung der Telefonnummern des Charter Hospitals auf dem Bildschirm.

Obwohl Kliniken der Charter-Kette so aufgemacht sind, daß sie statt wie psychiatrische Kliniken eher wie Apartmenthäuser aussehen, zeigt Schiffman auf, daß „eine junge Person der vollen Wucht der psychiatrischen Behandlung unterzogen wird, wenn sie sich erst in einer Institution wie dieser befindet." Er beschreibt einen elf Jahre alten Jungen, der in seinem Bett in einem fensterlosen isolierten Raum an Händen und Füßen angebunden ist. Der Junge, Opfer sexuellen Mißbrauchs, hatte laut Krankenhaus seinen Kopf angeschlagen und versucht, in seine Schulter zu beißen. Psychiatrische Versorgung auf einem hohen preislichen Niveau bedeutet nicht notwendigerweise gute individuelle Fürsorge. Es kann bedeuten, daß die gleichen alten Maßnahmen der Sicherheitsverwahrung und der Isolation angewandt werden.

Schiffman berichtet, daß Krankenhausketten – wie die Charter Medical Corporation, die Hospital Corporation of America und die National Medical Enterprises – „den Bau von mindestens 45 weiteren psychiatrischen Krankenhäusern in den nächsten drei Jahren planen".

Für Krankenhäuser sind psychiatrische Betten viel einträglicher als medizinische Betten. In der Zeitschrift *Doctor's People*, einem vom dem Kinderarzt Robert Mendelsohn begründeten Verbraucherrundbrief, findet sich 1989 ein kurzer Bericht mit dem Titel: „Das große Geschäft der Psychiater mit den Jugendlichen".

Er merkt unter anderem an:

„Die Adoleszenz ist lange als eine schwierige Zeit betrachtet worden. Es war nahezu allgemein erwartet, daß Jugendliche rebellieren und daß sie mit zunehmender Reife ein sozial akzeptiertes Verhalten entwickeln würden. Aber heutzutage wird die Adoleszenz schnell zu einer Krankheit, die behandlungsbedürftig ist. In den letzten Jahren, als die Krankenhäuser eine hohe Zahl freier Betten verzeichneten – oft mehr als 50 Prozent –, wurde es finanziell attraktiv, leere Betten in ertragreiche psychiatrische Betten umzuwandeln."

Der Prozeß der Umwandlung hält an. Am 3. Februar 1990 erschien ein Bericht in der *Washington Post*, in dem Lynn Duke beschreibt, wie ein örtliches Krankenhaus, von bedürftigen Patienten überschwemmt, „die Genehmigung der Regierung nachsucht, eine große Zahl medizinischer und chirurgischer Betten in hocheinträgliche psychiatrische Betten umzuwandeln.

Als Antwort auf die Notwendigkeit, die psychiatrischen Betten voll zu bekommen, eröffnete ein Psychiater aus Boston, der auf Jugendliche spezialisiert war, eine Agentur, um die Belegung von Patienten in freie Betten zu erleichtern. Eine glänzende Werbebroschüre fragt: „Ist eine hohe Belegungsrate für Ihr psychiatrisches Krankenhaus eine Priorität?" Das beigefügte Material bemerkt, daß „die Verfügbarkeit von Betten in jeder Institution im Laufe des Jahres schwankt" und daß ein computergesteuerter Service „einen Weg schafft, um die Betten zu füllen, wenn für die Krankenhäuser die Notwendigkeit besteht, sie füllen zu müssen ..." Der Service liefert „das Rüstzeug für ein effektives Marketing, um Marktanteil und Sichtbarkeit des Krankenhauses auszudehnen".

Wenn der Profit das Hauptmotiv ist

Ein Bericht von Dave Parks, erschienen in den *Birmingham News* am 1. Oktober 1989, beschreibt, wie Millionen Dollar von Bundesmitteln für die Krankenversorgung (Medicaid) ein nationales Wohlfahrtssystem unterhalten, in dem Tausende von straffälligen, mißbrauchten und vernachlässigten Kindern unangemessenerweise in teure private psychiatrische Krankenhäuser geschickt werden ..." Ira Schwartz, Direktorin des Zentrums für Studien über Jugendpolitik an der Universität von Michigan, erzählte Parks, daß Medicaid 425

Dollar pro Tag abdeckt. „Das ist eine Möglichkeit, leere Betten zu füllen. Für die Krankenhäuser ist dies zu einer sehr bedeutenden Methode geworden, um zu Geld zu kommen". Schwartz stellt fest, daß die Krankenhäuser leerstehende medizinische Betten in psychiatrische Betten umwandeln: „Kinder können mit wirklich sehr vager diagnostischer Störung aufgenommen werden, ohne daß ihre Rechte angemessen geschützt werden." Schwartz schätzt, daß ca. 300 000 Kinder jedes Jahr in private psychiatrische Einrichtungen geschickt werden. Von der Krankenhausindustrie angegebene Zahlen belaufen sich eher auf 180 000.[5]

Die Fachleute werden wach

In einem unüblichen Schritt äußerten die drei wichtigsten psychiatrischen Zeitungen 1989 Kritik an der überhandnehmenden Hospitalisierung von Kindern und Adoleszenten und zitieren dazu verschiedene Psychiater.

Die *Clinical Psychiatry News*, eine Zeitung, die an alle US-amerikanischen Psychiater versendet wird, veröffentlicht selten Geschichten, die das Image der Profession beflecken, aber ein Bericht in der Ausgabe vom April 1989 beginnt mit den Worten: „Die wachsende Inanspruchnahme von psychiatrischen Krankenhäusern zur Behandlung von Kindern und Adoleszenten wurde für einige Psychiater zum Anlaß für Kritik ..." Mehrere Psychiater sprachen sich kritisch über die Praxis aus, Ärzten für die Überweisung von Patienten in Krankenhäuser einen Bonus zu gewähren und theatralische Fernsehwerbung zu benutzen, um Druck auf sich schuldig fühlende, belastete Eltern auszuüben, damit sie ihre Kinder in ein Krankenhaus einweisen lassen.

In der Ausgabe der *Psychiatric News*, der offiziellen Zeitung der American Psychiatric Association, vom 7. Juli 1989 wird ein ehemaliger Präsident der APA mit folgendem Satz zitiert: „Die meiste Kritik ist gerechtfertigt." Lawrence Hartman, Leiter des APA-Komitees für Kinder und Adoleszente, verurteilte „kurzsichtiges Profitdenken" bei manchen privaten gewinnorientierten Krankenhäusern.

In einem Kommentar in der Novemberausgabe 1987 der *Psychiatric Times* warnt der Arzt Adam Blatner unter dem treffenden Titel „Psychiatrische Zeitbombe“ vor dem Faktor Geldgier bei der Hospitalisierung von Kindern. Er äußert sich sowohl über die Krankenhausketten als auch über einzelne Praktiker kritisch.

„Die starke Vermehrung der privaten Krankenhäuser in den letzten paar Jahren führt uns einen sozioökonomischen Trend vor Augen, der für die Profession der Psychiatrie eine große Bedrohung darstellt. Er führt zu einem signifikanten Druck, Patienten aufzunehmen und sie im Krankenhaus zu behalten. Einem Druck, der die Kriterien der Indikation für solch kostspielige Behandlungen verzerrt. Es ist nur eine Frage der Zeit, bis die Öffentlichkeit, die Verbrauchergruppen und Organisationen von anderen Kostenträgern sich dieser Situation bewußt werden.“

Blatner stellt die Ethik, nach der Kinder auf Verlangen ihrer Eltern eingesperrt werden, in Frage. Er beklagt, daß finanzielle Erwägungen die Psychiater dazu bringen könnten, „mit der festgestellten Hilflosigkeit der Eltern, mit einem schwierigen Kind fertig zu werden, zu kollaborieren“. Das könnte dazu führen, daß die Kinder unrechtmäßig weggeschlossen werden.

Trotz solcher kritischen Bemerkungen hat die organisierte Psychiatrie sich nicht geneigt gezeigt, irgend etwas gegen diese Mißhandlung von Kindern zu tun. Wie auch bei anderen in diesem Buch angesprochenen problematischen Sachverhalten muß von außen auf die Psychiatrie Druck gemacht werden.[6]

Die Medikation von Jugendlichen in Krankenhäusern und Institutionen

Viele junge Leute, die in Krankenhäusern und Institutionen hospitalisiert sind, erhalten die gleichen Medikamente wie Erwachsene. Am häufigsten werden Neuroleptika wie Thorazine®, Melleril® und Haldol® verabreicht. Eine zunehmende Anzahl vieler verschiedener Mitteln wie Antidepressiva, Sedativa, Betablocker und Anticonvulsiva werden für die emotionale und soziale Kontrolle verwendet. Bis jetzt gab es gegen die Verabreichung von Medikamenten an

Kinder und Jugendliche in den allgemeinen psychiatrischen Krankenhäusern und anderen Institutionen noch keinen Aufschrei. Das kommt zum Teil daher, daß keine Konsumentengruppe ihre Interessen angemessen vertritt. Die NAMI fördert die Verordnung von Medikamenten in der gleichen Weise, wie die National Rifle Association (NRA) Waffen unterstützt. Aber glücklicherweise haben die Eltern von entwicklungsgestörten und autistischen Kindern kritisiert, auf die Medikation zu Kontrollzwecken zurückzugreifen.

Die Medikation von entwicklungsbedingt Behinderten

Kinder und Erwachsene mit Entwicklungsverzögerungen sind eine besonders verletzliche Gruppe, die häufig einer neuroleptischen Behandlung ausgesetzt wird. Ein Überblick der Ohio Legal Rights Services stellte zum Beispiel fest, daß 1987 in elf Einrichtungen die Prozentzahlen der Patienten, die Neuroleptika bekamen, bei 18 bis 70 Prozent lagen. Fünf der elf Einrichtungen verordneten mehr als 50 Prozent ihrer Insassen Neuroleptika. Einen großen Prozentsatz der entwicklungsbedingt behinderten Patienten gibt man auch eine Vielzahl von Sedativa und anticonvulsive Medikamente, ohne daß sie an einer epileptischen Krankheit leiden.

Medikamente werden häufig eingesetzt, wenn Personen mit einer Entwicklungsverzögerung die Geduld, die Möglichkeiten oder die Zeit ihrer Pfleger auf die Probe stellen. Fast jede Schwierigkeit kann dazu führen, Medikamente anzusetzen, vom Bettnässen angefangen bis zur mangelnden Bereitschaft zur Zusammenarbeit, Hyperaktivität und Aggression. Meistens werden die Medikamente dazu benutzt, jemanden zu unterdrücken. Die häufigsten Ergebnisse – dokumentiert in Kapitel 4 des ersten Bandes von *Giftige Psychiatrie* – sind tardive Dyskinesie, tardive Akathisie, tardive Psychose, tardive Demenz und eine Hemmung des Reifungsprozesses. Oft verursacht die Medikation bei dem entwicklungsbedingt behinderten Individuum eine Verschlechterung der begrenzten kognitiven Möglichkeiten und der Fähigkeiten, sich selbst zu versorgen.

Wie im ersten Band (Kapitel 4) beschrieben, entwickelt sich ein tückischer Kreislauf, wenn Hyperaktivität des Individuums mit einem Neuroleptikum behandelt wird. Bei mindestens der Hälfte der Patienten führt die Behandlung mit Neuroleptika zu einer Akathisie mit Angst oder Unbehagen, die das Individuum dazu bringt, sich zu bewegen. Wenn die Akathisie irrtümlich als Hyperaktivität angesehen wird, wird die Medikation erhöht. Schließlich kann die durch die Medikamente ausgelöste Akathisie in Form einer tardiven Dyskinesie irreversibel werden, und die unglückliche Person ist ihr Leben lang gepeinigt.

Die Störung der Entwicklung von Entwicklungsgestörten

In dem Buch *The Psychiatric Uses of Seclusion and Restraint* [Der psychiatrische Nutzen von Abgeschiedenheit und Gewahrsam] (1984) beobachten Timothy Kuehnel und Katherine Slama, daß „antipsychotische Medikamente bei manchen entwicklungsbedingt behinderten Patienten die Geschwindigkeit des Lernens senken. Ein Effekt, der als besonders unglücklich bei einer Bevölkerungsgruppe angesehen werden muß, deren prinzipielles Merkmal es ist, langsam zu lernen". Die Versuche, pädagogische und verhaltenstherapeutische Ansätze anzuwenden, können durch die abstumpfende Wirkung der Medikamente erschwert werden. Die Verschlechterung des Verhaltens der Patienten, die unter Medikamenten stehen, kann auch „einer mehr allgemeinen Folge des Unbehagens, bedingt durch die neuroleptischen Medikamente", zugeschrieben werden, den neuromuskulären Wirkungen wie einer Akathisie, Muskelspannungen und Dystonien oder der „verdeckten sedativen Wirkung, die eine positive Reaktion des Klienten auf Lernanreize vermindern kann".[7]

Tardive Dyskinesie bei Kindern

Tardive Dyskinesie – die größtenteils irreversible und völlig unbehandelbare neurologische Störung, die unfreiwillige körperliche Bewegungen verursacht – gehört zu den größten Gefahren bei der Behandlung von Kindern mit Neuroleptika. Wie in Band 1, Kapitel

4 von *Giftige Psychiatrie* beschrieben, setzten die Fachleute die Bedrohung durch die tardive Dyskinesie für Kinder ursprünglich herab. Aber Kinder leiden häufig unter besonders behindernden Formen dieser Krankheit, wie Dystonien des Rumpfes oder der Glieder, die schmerzhaft sind und dem Kind das Stehen oder Laufen schwer machen.

Wie schon früher erwähnt, bestätigten C. Thomas Gualtieri und seine Kollegen die schlechten Nachrichten, als sie im April 1986 in der Zeitschrift *Archives of General Psychiatriy* ihren Artikel „Tardive Dyskinesia in Young Mentally Retarded Individuals“ [Tardive Dyskinesie bei jungen geistig zurückgebliebenen Individuen] veröffentlichten. Sie berichteten über eine Rate tardiver Dyskinesie bei institutionalisierten Kindern und Jugendlichen von 34 Prozent und erklärten: „Man kann daraus schließen, daß die TD, einschließlich der schweren und persistierenden TD, für entwicklungsverzögerte junge Leute, die mit Neuroleptika behandelt werden, eine beträchtliche Gefahr darstellt.“

Neun von 38 Patienten entwickelten während des Absetzens des Medikaments neue negative Verhaltensweisen – Verhaltensweisen, die nicht zu den Gründen, die als Anlaß der Behandlung aufgeführt worden waren, zählten. Dazu gehörten „Agitation, Hyperaktivität, Schreien, autoaggressives Verhalten, Aggression, Destruktion und Schlaflosigkeit“. Gualtieri und seine Gruppe schrieben diese Symptome dem Schaden zu, der durch die Medikamente verursacht worden war. Außerdem kann die Institutionalisierung selbst den Zustand eines Kindes dramatisch verschlechtern.

In dem Buch *Tardive Dyskinesia: Biological Mechanisms and Clinical Aspects* [Tardive Dyskinesie: Biologische Mechanismen und klinische Aspekte] (1988), warnen Gualtieri und L. Jarrett Barnhill ebenfalls davor, daß Neuroleptika einen Mangel an Energie, schmerzhafte Gefühle, Verringerung des Antriebs, kognitive Störungen und eine Tendenz, die Persönlichkeit des behandelten Patienten „abzustumpfen“, verursachen. Des weiteren warnen sie vor der Gefahr der Demenz – einer allgemeiner Verschlechterung der Gehirnfunktionen und des Verstandes – durch die Langzeitbehandlung mit Neuroleptika (siehe Band 1, Kapitel 4).

John Singer von der Abteilung für Kinderheilkunde und Neurologie der Johns Hopkins University School of Medicine warnte 1986 in der Aprilausgabe der Zeitschrift *Pediatrics* unter dem Titel „Tardive Dyskinesia: A Concern for the Pediatrician" [Tardive Dyskinesie: Was der Kinderarzt wissen sollte]: „Basierend auf der Erkenntnis, daß alle gegenwärtig zur Verfügung stehenden antipsychotischen Medikamente, ungeachtet ihrer Potenz oder Art, imstande sind, tardive Dyskinesie zu verursachen, sollte der Gebrauch dieser Medikamente begrenzt werden. Wann immer möglich, sollten andere Therapien in Erwägung gezogen werden." Er fordert außerdem die über die Neben- und Nachwirkungen informierte Zustimmung von beiden, dem Patienten und den Eltern.

Die Familien werden nicht gewarnt

In einem Bericht von Faye Silverstein und Michael Johnston in der Septemberausgabe 1985 der Zeitschrift *Annals of Neurology* mit dem Titel: „Risks of Neuroleptic Drugs in Children with Neurological Disorders" [Risiken neuroleptischer Medikamente für Kinder mit neurologischen Störungen] wurden 410 Kinderneurologen darauf überprüft, was sie den Familien über die „Risiken" der Neuroleptika erzählen. Der größte Anteil versäumte es vollständig, die Familien vor tardiver Dyskinesie zu warnen, und nur ein kleiner Bruchteil von ihnen gab die tatsächliche Rate an.

In dem Buch *The Hyperactive Child, Adolescent and Adult* [Hyperaktive Kinder, Jugendliche und Erwachsene] (1987) schließt Paul Wender, einer der einflußreichsten biologischen Psychiater in den USA, seine Diskussion über neurologische Nebenwirkungen mit dem folgenden außerordentlich irreführenden Absatz: „Obwohl bei einigen Kindern Nebenwirkungen vorkommen, sind sie selten. Es ist notwendig, sich ihrer bewußt zu sein, aber nicht nötig, sich sehr über sie zu beunruhigen" (S. 71). Ein Arzt, der die Medikamente auf der Grundlage von Wenders Standpunkt beschreibt, kann Kunstfehler begehen. Eine Familie, die ihr Handeln nach Wenders Sichtweise richtet, wäre schwer irregeleitet.

Die Medikation autistischer Kinder

Viele Eltern autistischer Kinder fürchten und wehren sich dagegen, daß ihre Kinder unter Medikamente gesetzt werden. Im *Pen Sac*

Newsletter and Journal, das von den Eltern autistischer Kinder gesponsort wird, schreibt Constance Torisky in einem verständlichen mütterlichen Ausbruch über „Street Drugs versus Prescription Drugs“ [Straßendrogen versus verschriebene Medikamente]:

„All die Veröffentlichungen und Stellungnahmen der letzten Zeit darüber, wie man der Jugend von Amerika beibringt, „nein“ zu Drogen zu sagen, hat Eltern, die Jahre mit dem Versuch zugebracht haben, ein „Nein“ für ihr behindertes Kind auszusprechen, eine sehr bittere und grausame Botschaft überbracht. Die Botschaft lautet: *Unsere Kinder zählen nicht.* Sie sind weniger vollkommen, und daher ist es vollkommen in Ordnung, wenn man ihr Gehirn schädigt, ihre Körper verbiegt und ihre Seele mit starken chemischen Tranquilizern auf Dauer verändert. Das alles *gegen ihren Willen* und den Willen ihrer Eltern, weil *sie nicht zählen.* Diese Doppelmoral geht davon aus, daß das geistig behinderte oder psychisch kranke Kind einfach nichts „zustande bringt“; also ist es in Ordnung, es so stark chemisch zu kontrollieren, daß seine Muskelkontrolle, sein Wunsch zu lernen, sein Empfindungsvermögen für die Welt, die es umgibt, und sein ganzes Gefühl über das, was es ist, was seine Person ausmacht, ausgelöscht wird, nur um ein paar nicht ganz einwandfreie Verhaltensweisen zu verdecken und um die Dinge für die Familie oder das Personal der Institution um es herum zu erleichtern.

Ritalin®: ärztlich verursachte Drogenepidemie

Die meistverschriebenen Medikamente für Kinder sind die Psychostimulanzien, besonders Ritalin® (Methylphenidat). Ritalin® wird üblicherweise Kindern verordnet, bei denen Aufmerksamkeitsstörung oder Hyperaktivität diagnostiziert wurden, während sie öffentliche Schulen besuchten. Es wird auch stillen Kindern in den Institutionen verschrieben. Die Verwendung von Ritalin® ist zunehmend. Laut William Schmidts Artikel „Sales of Drug Are Soaring for Treatment of Hyperaktivity“ [Verkaufszahlen für Medikamente zur Behandlung von Hyperaktivität schnellen empor] vom 5. Mai 1987 in der *New York Times* war die FDA gezwungen, ihre geplante Höchstgrenze der Produktion von Ritalin® zu verdoppeln.

Schätzungen über den Gebrauch von Ritalin® gehen in den USA gewöhnlich über die Zahl von 500 000 Kinder pro Jahr hinaus und erreichen die Höhe von einer Million. Virginia Cowart schätzt in ihrem Artikel „Medical News and Perspectives" in der Ausgabe der Zeitschrift *Journal of the American Medical Association* vom 6. Mai 1988 für das Jahr 1988 eine Gesamtzahl von 800 000 Kindern. Der Titel „The Ritalin Controversy: What Made This Drug's Opponents Hyperactive?" [Die Ritalin-Kontroverse: Was machte die Gegner dieses Medikamentes hyperaktiv?] geht in scherzhafter Weise über die Bedeutung des Problems hinweg. Die Ausgabe der Zeitschrift *Time* vom 16. Januar 1989 nennt die Zahl von 750 000 mit Ritalin® behandelter Kinder und zitiert die Vorhersage des NIMH von einer Million für die frühen 90er Jahre. *Time* zitiert außerdem eine Schätzung des NIMH, daß einer von zehn Jungen an Hyperaktivität leide. Ausgehend von dieser und anderen noch höheren Schätzungen (siehe Kapitel 3) wird es möglich, sich den möglicherweise sogar noch größeren Prozentsatz männlicher Kinder Amerikas vorzustellen, die man unter das Medikament Ritalin® setzt.[8]

Obwohl es zwischen den Psychostimulanzien einige Unterschiede gibt, können sie als Gruppe diskutiert werden. Dexedrin (Dextroamphetamin®), hergestellt von Smith Kline und French, steht für einen kleinen Teil des Marktes. Dasselbe gilt für Stimulanz Cylert (Premolin®). Den Löwenanteil hat Ritalin®, ein Produkt von CIBA.

Die Wirkung von Ritalin® auf das Gehirn und den Verstand von Kindern

Der tatsächliche Einfluß von Stimulanzien auf das Gehirn und den Verstand von Kindern ist weniger verstanden. Obwohl das Medikament in den vergangenen Jahren Millionen von Kindern verordnet wurde, zeigt die Psychiatrie wenig Interesse an dieser Frage. In keinem der vielen Standardwerke und sogar in keinem der speziellen Fachbücher, die ich zu Rate zog, konnte ich irgendein Interesse an der Frage feststellen, wie sich die Kinder *fühlen*, wenn sie Stimulanzien einnehmen. Das subjektive Erleben des Kindes wird nicht zur Kenntnis genommen. Es ist so, als würden wir Münzen (statt

Tabletten) in das eine Ende einer schwarzen Kiste (statt des Kindes) werfen und am anderen Ende ein Ergebnis bekommen. Was *innerhalb der Kiste* geschieht, ist nicht von Belang; alles was uns interessiert, ist das verhaltensmäßige Endprodukt. Diese Mißachtung der subjektiven Reaktion der Person ist teilweise der doppelten Stigmatisierung der Patienten zuzuschreiben: nicht nur, daß sie „psychiatrische Patienten" sind, sie sind Kinder. Daß sie unfreiwillige Patienten sind, macht es alles leichter und in gewisser Weise notwendig[9], ihre Gefühle nicht zu beachten. Tatsächlich konnte ich einen der wenigen Verweise auf das subjektive Erleben des Kindes bei der Einnahme von Ritalin® in der Äußerung von Paul Wender finden, der in seinem Buch *The Hyperactive Child* (1973) beobachtet, daß diese Kinder „die Medikation niemals gern mögen". Im *Textbook of Psychiatry* der American Psychiatric Press hält Mina Dulcan fest, daß Kinder von „komischen" Gefühlen durch das Medikament berichten.[10]

Die Kinder, mit denen ich gesprochen habe, empfanden, daß Ritalin® sie den Kontakt verlieren ließ und bewirkte, daß sie sich „sonderbar" fühlten, daß es ihre Gefühle abstumpfte und dämpfte.

Von Erwachsenen wissen wir, daß Stimulanzien sie anregen und ein Gefühl von Überwachheit verursachen, das dem Trinken von sehr viel Kaffee nicht unähnlich ist, nur noch stärker. In ansteigenden Dosierungen erzeugen sie Agitiertheit, eine künstliche Hochstimmung, psychotische Euphorie oder Manie und schließlich Krämpfe. In ausreichend hohen Dosierungen hätten sie die gleiche Wirkung auf Kinder jeden Alters. Aber diejenigen, die das Medikament verschreiben, zielen sicher nicht darauf ab, bei einem ohnehin schon „hyper"-reagierenden Kind ein „High" zu erzeugen. Wenn das Kind im Klassenraum still sitzt, aufhört, unnötiges Aufheben zu machen, und fügsamer wird, dann ist die gewünschte Wirkung des Medikaments erreicht. Und Kinder, die Ritalin® bekommen, sehen oft eher aus, als hätten sie ein Dämpfungsmittel, als ein Anregungsmittel bekommen. Sie sind gefühlsmäßig abgestumpft oder verflacht.[11]

Kinder scheinen, verglichen mit Erwachsenen, unterschiedlich auf anregende und dämpfende Wirkstoffe zu reagieren. Phenobarbital® zum Beispiel, für Erwachsene ein zuverlässiges Sedativum, wird gewöhnlich nicht verwendet, um Kinder zu beruhigen, da es sie eher erregt.[12] Diese verwirrenden Ergebnisse bei Kindern werden selten irgendwo in den psychiatrischen Fachbüchern erwähnt. Sie empfehlen einfach nur das Medikament, weil es „wirkt".

Die Idee, daß Ritalin® oder andere Stimulanzien ein biochemisches Ungleichgewicht im Gehirn des hyperaktiven Kindes korrigieren, obgleich von Wender und anderen[13] unterstützt, ist aus zwei Gründen falsch. Erstens gibt es keine bekannten biochemischen Unausgewogenheiten bei diesen Kindern, und zweitens gilt allgemein, daß Ritalin® die gleiche Wirkung auf alle Individuen hat, ungeachtet ihrer psychiatrischen Diagnose oder ihres Verhaltens.[14]

Als Nebenwirkungen werden häufig Traurigkeit oder Depression, sozialer Rückzug, gedämpfte Gefühle und mangelnde Energie aufgezählt.[15] In Übereinstimmung mit dem Prinzip der Gehirnschädigung durch biopsychiatrische Behandlung (siehe Band 1, Kapitel 3) glaube ich, daß diese dämpfenden Wirkungen keine Nebenwirkungen sind, sondern die *primäre „therapeutische Wirkung"*, die das Kind weniger störend und leichter handhabbar machen.

Zu anderen negativen Wirkungen von Ritalin® gehören Wachstumshemmung (von Größe und Gewicht), Tics, Hautausschlag, Übelkeit, Kopfschmerzen, Magenschmerzen und psychotische Symptome.[16]

Manchmal entwickeln sich abnorme Bewegungen wie Tics und Zuckungen. Es wurden viele Fälle eines voll entwickelten Tourette-Syndroms berichtet, das durch beides, mimische und stimmliche Tics, gekennzeichnet ist. Manchmal klingen diese neurologischen Störungen nach Beendigung der Behandlung nicht ab, und tragischerweise mögen Neuroleptika verordnet werden, um sie zu kontrollieren, die ihrerseits das Risiko weiterer neurologischer Störungen erhöhen. Pemolin® ist in der gebräuchlichen Dosierung häufig mit unfreiwilligen Bewegungen verbunden. Eltern sollten vor diesem Risiko gewarnt werden, und die Fachleute sollten empfehlen, die Medikamente abzusetzen, sobald irgendwelche abnormen Bewegungen bemerkt werden.

Obwohl ein gewisser Maß an Wachstumsschub nach dem Absetzen von Ritalin® zu beobachten ist, ist es nicht bekannt, inwieweit es sich wieder vollkommen normalisiert. Obgleich in der Literatur wenig Beunruhigung darüber gezeigt wird, scheint es unwahrscheinlich, daß der negative Einfluß auf den Körper nur auf den

Verlust von ein paar Pfunden oder ein paar Zentimetern begrenzt ist. Solch eine grobe Wirkung dürfte wahrscheinlich mit subtileren und schwieriger festzustellenden Entwicklungsanomalien verbunden sein. Die Ursachen von Wachstumshemmungen sind unklar, aber sie sind nicht allein dem Appetitverlust zuzuschreiben.

Die Stimulanzien führen bei vielen Kindern auch zu einer chronisch erhöhten Herzfrequenz und erhöhtem Blutdruck. Die Langzeitwirkung davon, daß das kardiovaskuläre System chronisch auf Hochtouren gebracht wird, ist unbekannt.

Kokain in Verkleidung?

Manche Verteidiger der Medikamente behaupten, daß die Psychostimulanzien in den Dosierungen, wie sie normalerweise Kindern verordnet werden, keine Abhängigkeit verursachen. Mittlerweile wissen wir, daß Stimulanzien hochgradig abhängig machen und oft als illegale Medikamente, genannt „Speed" und „Uppers", mißbraucht werden. Die Drug Enforcement Administration (DEA) stellt Ritalin® und andere Psychostimulanzien in Klasse II auf eine Stufe mit den Morphinen, Barbituraten und anderen verschreibungspflichtigen Medikamenten, die ein hohes Sucht- oder Mißbrauchspotential haben. Goodman und Gilmans *The Pharmacological Basis of Therapeutics* [Pharmazeutische Grundlagen der Therapielehre] (1985) weist darauf hin, daß Ritalin® „strukturell verwandt mit den Amphetaminen ist" und spricht davon, daß ‚seine pharmakologische Eigenschaften im wesentlichen die gleichen wie die der Amphetamine sind" (S. 568). Es zählt Ritalin® zu den Medikamenten, die hochgradig suchterzeugend sind.

Der *DSM-III-R* (1987) der APA hat spezielle Kategorien für Mißbrauch und Abhängigkeit, die Amphetamine und „amphetaminartige" Medikamente betreffen; dazu gehören ausdrücklich Dexedrin® und Ritalin®. Das Muster für den Mißbrauch von Ritalin® und verwandte Medikamente wird als „demjenigen sehr ähnlich" beschrieben, das „bei Abhängigkeit und Mißbrauch von Kokain" vorzufinden ist. Das *DSM-III-R* äußert dann, daß „kontrollierte Studien gezeigt haben, daß erfahrene Benutzer nicht in der Lage sind, die Amphetamine von Kokain zu unterscheiden".

Ironischerweise ist die DSM-III-R-Beschreibung des Mißbrauchs von Ritalin® ganz ähnlich wie die der erzwungenen „Behandlung“ von Kindern:

„Täglicher oder fast täglicher Gebrauch kann in hohen oder niedrigen Dosen erfolgen. Die Einnahme kann im Laufe des Tages geschehen oder auf bestimmte Stunden eingeschränkt sein, z.B. nur während der Arbeitszeit oder nur am Abend. Bei diesem Muster gibt es meist keine großen Schwankungen bei den jeweiligen Gelegenheiten eingenommenen Menge der Amphetamine, aber es ist häufig ein allgemeiner Anstieg der Dosierung im Laufe der Zeit zu verzeichnen.“

Das ist das Muster, das jährlich nicht weniger als einer Million Kindern von Ärzten aufgezwungen wird.[17]

Die Verursachung von Aufmerksamkeitsmangel, Gedächtnisproblemen und Hyperaktivität durch Ritalin®

Wie es scheint, ist es den Ritalin®-Verfechtern entgangen, daß der Langzeitgebrauch des Medikaments dazu beiträgt, gerade die Probleme herbeizuführen, die es bekämpfen soll – „Konzentrationsstörungen“ und „Gedächtnisstörungen“ sowie „Reizbarkeit“ und „Hyperaktivität“.[18] Wenn Kindern jahrelang Ritalin® verschrieben wird, weil sie anhaltende Aufmerksamkeitsstörungen haben, kann die Störung selbst auf Ritalin® zurückzuführen sein. Wenn der Arzt gegen die durch das Medikament verursachte Störung noch mehr Medikamente verschreibt und dabei die ganze Zeit einen Defekt innerhalb des Kindes für das Problem verantwortlich macht, hat er einen Teufelskreis hergestellt.

Wenn die Ritalin®-Behandlung fortgesetzt wird, kann sich ihre beruhigende oder dämpfende Wirkung verringern, was eine erhöhte Medikation erforderlich macht. Es kann schwieriger und schwieriger werden, die durch das Medikament erzeugte Hyperaktivität, den übermäßigen Redefluß und andere Zeichen von Euphorie zu verhüten. Diese durch das Medikament hervorgerufene Wirkung ist leicht mit der ursprünglichen Hyperaktivität des Kindes durcheinanderzubringen, was wiederum den Arzt dazu veranlassen kann, irrtümlich mit der Medikation fortzufahren oder sie noch zu erhöhen. Wir haben ähnliche Muster bei der Verwendung von Neuroleptika, den Tranquilizern und den Antidepressiva gesehen.

Wie bei jedem abhängig machenden Medikament kann der Entzug von Psychostimulanzien sogar bei gewöhnlichem Gebrauch sehr schwierig sein. Wieder werden wir durch das offizielle DSM-III-R belehrt, das eine besondere Kategorie für Entzugserscheinungen von Amphetaminen und amphetaminartigen Medikamenten wie Kokain und Ritalin® hat. Nach „einigen Tagen oder längerer Einnahme“ des Medikaments kann das Absetzten Depressionen, Angst und Reizbarkeit, aber auch Schlafprobleme, Müdigkeit und Erregtheit erzeugen. Die Person kann als Reaktion auf die Depression selbstmordgefährdet sein. Wieder wird zwischen Erwachsenen und Kindern kein Unterschied gemacht.

Ritalin® als Straßendroge

In den 60er und frühen 70er Jahren breitete sich in Amerika und in einer Anzahl anderer Industrienationen eine Epidemie des Mißbrauchs von Psychostimulanzien aus. Als Reaktion darauf veröffentlichte das National Institute of Drug Abuse, eine Zweigstelle der Abteilung für Gesundheit, Erziehung und Sozialfürsorge der USA, ein dickes Kompendium von über 150 Studien, die sich mit dem Mißbrauch von Amphetaminen und den damit verwandten Medikamenten wie Ritalin® befaßte. Es machte klar, wie ernst die sich gerade ausbreitende Epidemie zu nehmen ist, und über die Sorge der Regierung, ihr Einhalt zu gebieten.[19]

Doch die Schätzungen des Ausmaßes dieses epidemischen Medikamentenmißbrauchs erreichen nicht die Hochwassermarke bis zu einer Million Kinder, die gegenwärtig Ritalin® nehmen.

Eine Studie in diesem Kompendium, verfaßt von P. H. Connel und aus dem *Journal of the American Medical Association* des Jahres 1966 nachgedruckt, erklärt, daß die reguläre Einnahme von nur zwei oder drei Tabletten täglich einen Mißbrauch darstellt und daß der Mißbraucher „sicherlich ohne sie besser dran wäre“. Dieser begrenzte Gebrauch des Medikaments, beschrieben als Mißbrauch, wird in der routinemäßigen Behandlung von Kindern häufig überschritten.

Ethische Aspekte

Trotz dieser Warnungen lassen die psychiatrischen Fachleute wenig oder nichts über Abhängigkeit und Entzugsprobleme in den entsprechenden Fachbüchern, der Populärpresse und den Presseerklärungen verlauten.

Warum läßt es die Ethik einer Berufsgruppe zu, daß ein Muster von Abhängigkeit als schwere epidemische Krankheit betrachtet wird, außer wenn sie „Behandlung" für Kinder genannt wird? Warum beschreibt sie schwere Entzugssymptome nach nur ein paar Tagen des Medikamentenmißbrauchs, vernachlässigt aber das gleich schlimme Ergebnis, wenn das entsprechende Medikament manchmal über Jahre hinweg Kindern verordnet wird?

Gehirnschaden durch Ritalin®?

Die Furcht vor einer Schrumpfung der Gehirnmasse infolge der Langzeittherapie mit Ritalin®, ähnlich wie bei der Behandlung mit Neuroleptika, ist begründet. Eine Studie aus dem Jahre 1986 von Henry Nasrallah und seinen Kollegen mit dem Titel: „Cortical Atrophie in Young Adults with a History of Hyperactivity" [Rückbildung der Hirnrinde bei jungen Erwachsenen mit Hyperaktivitätsvergangenheit], veröffentlicht in der Zeitschrift *Psychiatric Research*, stellte bei mehr als der Hälfte von 24 jungen Erwachsenen einen pathologischen Gehirnbefund fest. Da alle Patienten mit Psychostimulanzien behandelt worden waren, „kann die kortikale Atrophie ein durch diese Behandlung entstandener Effekt sein" (S. 245). Eine einzelne Studie legt eher Verunsicherungen nahe als die Beweise, aber es bleibt Grund zur Sorge. Es muß wiederholt werden, daß der Gebrauch eines jeden potenten psychoaktiven Medikaments nicht gut für das Gehirn ist.

Medikamentenkombinationen

Kombiniert man Antidepressiva mit Psychostimulanzien, erhöht sich das Risiko von kardiovaskulären Katastrophen, Krampfanfällen,

Sedation, Euphorie und Psychose. Der Entzug von der Kombination kann eine schwere Reaktion verursachen, die Verwirrtheit, emotionale Labilität, Erregtheit und Aggression umfaßt. Die Kombination von Neuroleptika mit Ritalin® birgt ein sehr viel größeres Risiko der Sedation, des Stupors und der emotionalen Verflachung sowie außerdem noch Entzugsprobleme, die mit den Neuroleptika verbunden sind.

Moralischer und psychischer Schaden, der durch die Gabe bzw. die Einnahme von Ritalin® entsteht

Im *Textbook of Psychiatry* (1988) der American Psychiatric Press faßt Mina Duncan einige der schädigenden psychosozialen Wirkungen zusammen, die Ritalin® auf Kinder hat, die dieses Medikament verordnet bekommen:

> „... indirekte und unbeabsichtigte soziale Konsequenzen wie niedriges Selbstwertgefühl und geminderte eigene Selbststeuerung; Erfolg und Versagen werden vom Kind, den Eltern und den Lehrern eher äußeren Ursachen als den Bemühungen des Kindes zugeschrieben; Stigmatisierung durch Gleichaltrige; und Eltern und Lehrer verlassen sich eher auf die Medikation, statt notwendige Veränderungen in der Umgebung vorzunehmen" (S. 993).

Die „Stigmatisierung durch Gleichaltrige" ist besonderer Betonung wert. Kinder werden oft von ihren Spielgefährten verspottet oder zurückgewiesen, wenn sie psychiatrische Medikamente nehmen, ganz im Gegensatz zu dem gewissen Zauber oder Status, der mit der Einnahme von illegalen Drogen verbunden sein kann. Ein „psychiatrischer Patient" zu sein, der „Medikamente" nehmen muß, ist unter jungen Leuten alles andere als ein Status.

Ein vor kurzem verfaßter unveröffentlichter Bericht bestätigt, daß Ritalin® das Selbstwertgefühl des Kindes wie auch die Einstellung der Eltern, Lehrer und Ärzte aufs Schlechteste beeinflußt. Die Studie „Warum Johnny nicht still sitzen kann: Die Vorstellungen von

Kindern darüber, warum sie Stimulanzien nehmen" wurde von den Ärzten Peter Jensen, Michael Bain und Allan Josephson geleitet. Jensen ist ein erfahrener Forscher der Abteilung für Neurologie am Walter Reed Hospital in Washington. Die Autoren untersuchten systematisch zwanzig Kinder, die von ihren Hausärzten Ritalin® verordnet bekommen hatten, indem sie Interviews, kinderpsychiatrische Bewertungsskalas und einen projektiven Test mit dem Titel „Zeichne eine Person, die eine Tablette nimmt" benutzten.

Viele der Kinder dachten, sie nähmen die Tablette, „um kontrolliert zu werden", weil sie „böse" wären. Sie schrieben ihr Verhalten eher äußeren Einwirkungen zu, wie dem Essen von Zucker oder dem Nichteinnehmen der Tablette, als sich selbst. Die Forscher folgerten, daß die Einnahme von Medikamenten folgende Konsequenzen hat: (1) „eine fehlerhafte Über-Ich-Struktur, die sich durch die Ablehnung der Verantwortung für ihr provokatives Verhalten" manifestiert; (2) „eine beeinträchtigte Entwicklung des Selbstwertgefühls"; (3) „die mangelnde Auflösung familiärer Vorkommnisse, die dem Auftreten des hyperaktiven Verhaltens des Kindes vorausgingen" und (4) die Verschiebung von „Familienschwierigkeiten auf das Kind".

Jensen und seine Kollegen warnen vor dem Gebrauch von stimulierenden Medikamenten, da „sie signifikante Wirkungen auf die psychologische Entwicklung des Kindes haben" und Eltern, Lehrer und Ärzte davon ablenken, die wichtigen Probleme in der unmittelbaren Umgebung des Kindes zu lösen.

Hilft Ritalin®?

Obwohl Psychostimulanzien ein Kind so beeinflussen können, daß es wenigstens ein paar Wochen im Klassenraum oder zu Hause leichter zu kontrollieren ist, gibt es kaum Beweise für eine positive Langzeitwirkung auf die Schullaufbahn oder das soziale Leben. Überraschenderweise wird diese eher negative Schlußfolgerung in den allgemeinen Fachbüchern bestätigt. Wie Dulcan im *Textbook of Psychiatry* der American Psychiatric Press feststellt, „ist den Stimulanzien immer noch keine therapeutische Langzeitwirkung nachgewiesen worden ..." Außerdem „ist klar, daß Medikation allein keine ausreichende Behandlung ist" (S. 990).

Ferner machen das *Physicians Desk Reference (PDR)* und andere Quellen deutlich, daß die negativen Langzeitwirkungen der Einnahme von Ritalin® nicht evaluiert worden sind. Das PDR von 1990 warnt besonders, daß „ausreichendes Datenmaterial über die Sicherheit und Wirksamkeit des Langzeitgebrauchs von Ritalin® bei Kindern noch nicht zur Verfügung steht". Äußerungen wie diese sind im Hinblick auf die Häufigkeit, mit der Kinder einer Langzeitbehandlung unterzogen werden, haarsträubend.

Es gibt eine allgemeine Übereinstimmung, sogar unter den Befürwortern von Ritalin®, daß dieses Medikament niemals einem Kind als erste und einzige Behandlung verordnet werden sollte. Psychosoziale Interventionen in der Schule und zu Hause sind gleichermaßen erforderlich.

James H. Satterfield, leitender Direktor des National Center for Hyperactive Children in Encino, Kalifornien, ist Koautor einer Nachuntersuchung von Kindern, die mit Medikamenten behandelt wurden. Die Studie wurde 1987 im *Journal of the American Academy of Child and Adolescent Psychiatry* veröffentlicht. Die Beratung von Kind und Eltern führte zu weniger Aufnahmen und niedrigeren Hospitalisierungsraten. Medikamente allein brachten keine positiven Wirkungen für die Schulleistungen oder die Sozialisation. Satterfield sieht Psychotherapie als wichtigstes Heilmittel, Medikation sei manchmal kurzzeitig erforderlich, um manchen Kindern zu helfen, sich auf die Therapie einzulassen. Wie steht es um Psychotherapie allein? Bedauerlicherweise erhält in der Satterfield-Studie kein Kind nur Beratung.

Bei der Bewertung des Einflusses von Ritalin® muß der Bedeutung des Placebo-Effektes Rechnung getragen werden. Wie das *Textbook of Psychiatry* der American Psychiatric Press aufzeigt, wird zwar der hohe Prozentsatz von 75 Prozent der Kinder während der Initialphase der (dämpfenden) Behandlung mit Ritalin als verbessert eingeschätzt, 40 Prozent der Kontrollpersonen mit Placebo oder ohne Medikamente werden jedoch ebenso bewertet. Dies läßt vermuten, daß Placebo für mehr als 50 Prozent des angenommenen Ritalin®-Effekts verantwortlich zu machen ist.

McGuinness' Übersichtskapitel in dem Buch *The Limits of Biological Treatments for Psychological Distress* [Grenzen der biologischen Behandlung von psychischen Leiden] (1989) bestätigt, daß es keinen überzeugenden Beweis gibt, daß die Medikationen beim Lernen oder bei Konzentrationsschwierigkeiten helfen. Obgleich Ritalin® manchmal „zappeliges Verhalten" reduziert, so bewirkt es dies doch bei allen Kindern, ungeachtet irgendeiner Diagnose. Abgesehen davon, daß die Kinder zeitweilig ruhiggestellt werden, sagt McGuinness, „belegen die Daten in keiner Weise irgendeinen Nutzen stimulierender Medikation." Sie warnt auch davor, daß „stimulierende Medikation ein drastischer Eingriff in den Körper und in das Nervensystems ist", mit möglichen auf das Medikament zurückzuführenden Effekten, die wir nicht voraussehen können.

McGuinness schließt mit dem Ruf nach Verzicht auf Diagnosen wie Aufmerksamkeitsstörung und Hyperaktivität und die Massenmedikation dieser Kinder.

„Es mag schmerzlich sein, zu erkennen und einzugestehen, daß man 10 bis 20 Jahre damit zugebracht hat, etwas zu untersuchen, das es gar nicht gibt. Aber wenn man das unermeßliche menschliche Leid betrachtet, das der Einsatz von Medikamenten für anders abstellbare Verhaltensprobleme mit sich bringt, dann ist es Zeit, innezuhalten und nachzudenken".

Gerald Cole kommt in seinem Buch *The Learning Mystique* [Das Geheimnis des Lernens] zu der gleichen Schlußfolgerung, daß es keinen wissenschaftlichen Beweis dafür gibt, daß Ritalin® bei Hyperaktivität oder Aufmerksamkeitsstörung Hilfe bringt.

Die Ritalin®-Kontroverse

Für Ritalin® wird in psychiatrischen Zeitschriften von der Pharmafirma *CIBA* viel Reklame gemacht. Die Ironie, psychiatrische Medikamente für Kinder zu bewerben, wird grafisch auf einer Seite der Ausgabe vom April 1987 der *Clinical Psychiatry News* dargestellt. Ganz oben auf der Seite steht die Schlagzeile: „*AMA führt Programm zur Verbesserung der Gesundheit von Adolzszenten ein*". Der Bericht klagt darüber, daß zwei Drittel aller Highschoolstudenten vor ihrer

Graduierung eine unerlaubte Droge ausprobiert haben, daß einer von fünf täglich Zigaretten raucht und viele Alkoholmißbrauch betreiben. Doch dieser Bericht nimmt weniger als die halbe Seite in Anspruch. Die herausragende Textstelle auf der Seite, verbunden mit einem großen Foto, auf dem ein Kind abgebildet ist, das seine Hausarbeiten macht, ist eine Annonce für Ritalin® betitelt: „Mit der ADD-Therapie läßt sich's gut leben." Innerhalb der Anzeige steht ein kleiner Kasten mit Kleingedrucktem, unter dem Titel „Drogenabhängigkeit".

Der Psychologe und Autor David Keirsey, der zusammen mit Marylin Bates den Bestseller *Please Understand Me* [Bitte versteh mich doch] (1984) verfaßte, schrieb 1984 in einem Brief an mich, in dem er diejenigen brandmarkt, die Kindern Ritalin® verschreiben:

„Leute, die Chemotherapie gegen Aufmerksamkeitsstörungen und Nervosität verschreiben, haben keine Vorstellung davon, wie schädigend sie ist ... Die, die sie verschreiben, bleiben völlig blind für die psychischen Auswirkungen, daß z.B. das Kind anfängt, sich selbst als beschädigt oder behindert zu betrachten. Und die Behauptung, daß diese chemisch mißhandelten Kinder in der Schule besser aufpassen und besser lernen, bleibt unbewiesen, denn wenn die Lehrer berichten, daß sie weniger unruhig und fügsamer sind, stellt dies wohl kaum das Lernen unter Beweis. Wer würde nicht fügsam sein, wenn er durch Drogen völlig weggetreten ist oder von einer medikamentenbedingt schlaflosen Nacht vollkommen kaputt ist? Und was die nicht verfügbaren alternativen Interventionen betrifft: Nur weil Ärzte nicht darin ausgebildet sind, Verhalten zu behandeln, heißt das noch lange nicht, daß andere das ebenfalls nicht gelernt haben."

Daß man Kinder unter Medikamente setzt, scheint in der Öffentlichkeit auf weit mehr Sympathie zu stoßen, als die erzwungenen Medikation von Erwachsenen. In der Sendung „*ABC News Nigthline*" von Ted Koppel am 10. Juni 1988 wurde geschätzt, daß 800 000 Kinder Ritalin® nehmen und daß die Produktion dieses Medikaments sich in den letzten Jahren verdoppelt hat. Das Thema der Show ist der neun Jahre alte Casey Jesson, in dessen Schule man ihm gesagt hatte, es sei Teil des Lehrplans, Ritalin® zu nehmen. Als Caseys Eltern protestierten, unterstützte die Behörde für Erziehung und Bildung von New Hampshire die Entscheidung der Schule.

Der Schulinspektor erschien bei „Nightline", um das Recht der Schulen, auf Medikation zu bestehen, zu bekräftigen. Welche Alternativen bot der Schulinspektor den Eltern an? „Sie haben das Recht, ihr Kind von der Schule zu nehmen."

Eltern so weit einzuschüchtern, daß sie es zulassen, daß ihre Kinder unter Medikamente gesetzt werden, ist in den USA eine verbreitete Praxis, besonders bei finanziell schwachen Familien und Minoritätengruppen. Es gibt Fälle, bei denen die Schulen Ritalin® erhalten haben und es den Kindern ohne das Wissen oder die Erlaubnis der Eltern gegeben haben.

Die Psychiatrie ignoriert die Kontroverse

Der Streit um das Medikament Ritalin® währt jetzt schon eine geraume Zeit. Vor zwanzig Jahren, am 29. September 1970, hielt das Committee on Government Operations der USA Anhörungen mit dem Titel „Federal Involvement in the Use of Behavior Modification Drugs on Grammar School Children" [Beteiligung der Bundesbehörden beim Gebrauch verhaltensverändernder Medikamente bei Grundschulkindern] ab. Schon 200 000 bis 300 000 Kinder wurden damals unter Medikamente gesetzt, und der Unterausschuß faßte korrekt zusammen, daß die Zahlen möglicherweise stark „zunehmen" würden. Der Unterausschuß hielt die Ironie fest, daß „allen, aber auch allen Schulkindern gesagt wird, daß „Drogen töten", obwohl viele andere Kinder gezwungen werden, Drogen in Form von Ritalin® zu nehmen. Er warnte vor der Wirkung, die das auf „unsere umfangreiche nationale Kampagne gegen den Drogenmißbrauch" hat. Er verurteilte außerdem „eine gewisse Leichtfertigkeit, mit der man in diesem Land mit kleinen Kindern experimentiert, die als Meerschweinchen benutzt werden." Zeugen sagten aus, daß Lehrer und Schulverwalter Eltern so stark einschüchterten, daß sie zustimmten, ihren Kindern Ritalin® zu geben.

Der Pädagoge John Holt kommentierte die Diagnose Hyperaktivität folgendermaßen:

„Wir betrachten sie als Krankheit, weil sie es uns schwer macht, unsere Schulen so zu führen, wie wir es gewohnt sind: wie Sicherheitsgefängnisse höchster Stufe, zum Wohl und zur Bequemlichkeit der Lehrer und Verwalter, die in ihnen arbeiten ... Nehmen wir die Tatsache als gegeben, daß manche Kinder über mehr Energie verfügen und aktiver sind als andere; mag es da nicht leichter, gesünder und viel menschlicher sein, ihnen mehr Zeit und Bewegungsfreiheit zu geben, um Nutzen daraus zu ziehen und ihre Energie abzuarbeiten?... Für alle wird gesorgt, außer natürlich für das Kind selbst. Es trägt ein Etikett auf dem klar genug „Freak" geschrieben steht. Und ihm wird von denen, die ihm nahestehen, so viel Sympathie sie ihm auch geben mögen, das verweigert, was es und alle anderen Kinder am nötigsten brauchen: Respekt, Hoffnung und Vertrauen."

Weitgehend außerhalb der Psychiatrie köchelte der Streit um Ritalin® und schulbezogene Diagnosen jahrelang weiter. Wie die *Psychiatric News* am 7. Mai 1975 über das jährliche Treffen der American Orthopsychiatric Association berichtete, betonte der Direktor des Massachusetts Advocacy Center, daß wenn Kinder unter Medikamente gesetzt werden, die Aufmerksamkeit von den Fehlern des Schulsystems abgelenkt wird. Er stellt fest, daß „einem Opfer die Schuld zuzuweisen" ein „Schwachpunkt in der Ethik des Berufsstandes" und ebenfalls ein politisches Problem sei. Er erklärt: „Wenn die Medikamente als billige Alternative benutzt werden, statt die Schulen zu reformieren, dann muß die Praxis, Kinder unter Medikamente zu setzen, als ein politischer Akt gesehen werden."

Das Jahr 1975 wird auch von der Veröffentlichung der bahnbrechenden Kritik *The Myth of the Hyperactive Child* [Der Mythos des hyperaktiven Kindes] von Peter Schrag und Diane Divoky gekennzeichnet, in der ebenfalls der zunehmende Gebrauch von Ritalin® kritisiert wird. Obgleich die öffentliche Kontroverse mehr als zwanzig Jahre lang angeheizt wurde, blieb die Psychiatrie dafür unzugänglich. Die meisten Fachbücher machen sich nicht die Mühe, die Kontroverse zu erwähnen, und die Medikation geht weiter und wird immer mehr.

Es wird etwas anderes als die Enthüllungen der Medien erforderlich sein, um diesem überhandnehmenden Mißbrauch Einhalt zu gebieten. Der Druck muß von der Öffentlichkeit in Form von Gesetzgebung und gerichtlichen Aktionen kommen.

Kinder – unsere verletzlichsten Bürger

Kinder sind unsere verletzlichsten Bürger. Mehr als jede andere Gruppe brauchen sie unsere Liebe, unser Interesse, unsere Sympathie und unseren Schutz. Sie brauchen uns auch, damit zwischen ihnen und uns ein gegenseitiger Respekt entstehen kann. Aus gegenseitigem Respekt wächst die gesündeste Art von Disziplin. Kinder aufzuziehen ist der schwierigste Job der Welt. Er erfordert ein Gleichgewicht von Liebe und respektvoller Grenzsetzung, das von den Eltern und Erziehern nicht leicht auszubalancieren ist. Eltern zu sein konfrontiert uns mit unseren eigenen persönlichen Problemen, die Schwierigkeiten aus unserer eigenen Kindheit zudecken, die wir nicht ertragen können, denen wir nicht ins Auge sehen wollen. Unsere Vorliebe für die Gesellschaft von Erwachsenen, unser Beschäftigtsein mit den Angelegenheiten von Erwachsenen, unsere Verwirrung darüber, wie man Vater oder Mutter ist, die Unvereinbarkeit unserer eigenen Temperamente und der unserer Kinder, unsere Ungeduld oder Müdigkeit – all dies zusammen macht es schwer, den Kindern Eltern oder Lehrer zu sein.

Kinder aufzuziehen ist wahrscheinlich die Arbeit, die man in der Welt am leichtesten verpfuschen kann; nicht nur weil es so schwierig ist, sondern weil es fast niemanden gibt, der Rechenschaft von uns verlangt. Als Eltern fühlen wir uns vielleicht manchmal verwirrt und unfähig oder auch vollkommen hilflos; nichtsdestoweniger üben wir zu Hause einen Grad von Macht und Autorität aus, der verglichen mit dem restlichen Leben beispiellos ist. Niemals können wir unsere schlechte Laune am Chef oder sogar an den Angestellten auslassen und so leicht unbehelligt bleiben. Niemals können wie die Bedürfnisse unserer Freunde ungestraft so einfach ignorieren. Noch können wir jemand anderen, mit dem wir in Konflikt gekommen sind, schlagen oder verprügeln.

Unsere Schwierigkeiten mit der Erziehung der Kinder werden oft durch die Belastungen in unserem eigenen Erwachsenenleben verschärft. Viele Eltern, besonders alleinerziehende Mütter, leben in Armut; viele Familien wachsen inmitten von Rassenhaß auf; und alle Kinder und Erwachsene leiden unter den Auswirkungen von Sexismus und männlicher Vorherrschaft. Viele Ehen sind von Konflikten zerrissen, die die Kinder ängstigen und verwirren.

Wenn unsere Kinder schließlich zur Schule gehen, ist die Situation, in die sie gehen, oft noch unbefriedigender als diejenige zu Hause in der Familie. Bezeichnenderweise werden Kinder gezwungen, endlos langweilige Stunden in streng geführten Klassenräumen auszuhalten, die ihren persönlichen Bedürfnissen oder einmaligen Eigenschaften fast keinerlei Aufmerksamkeit schenken. In vielen Schulen werden bei den Kindern Schläge und Demütigung als Kontrollmittel eingesetzt.

Kindesmißhandlung und Vernachlässigung nehmen überhand. Statt diese Tragödie mit Diagnosen, Medikamenten und Krankenhäusern zuzudecken, sollte die Psychiatrie die Gesellschaft zu einem einfühlenderen Verständnis für die Misere der Kinder führen. Unter den gegebenen Bedingungen, wie wir sie in diesem Buch sahen, gibt es keine Chance, daß die Psychiatrie in vorstellbarer Zukunft eine solche Kehrtwendung macht.

Aufhören, das Kind zum Sündenbock zu machen

Die Schulen haben die Versuche einer pädagogischen Reform faktisch aufgegeben. Kinder, die sich nicht angepaßt verhalten, werden zum Psychiater oder Psychologen geschickt, häufig um dort eine abstumpfende und abhängig machende Medikation zu bekommen. Eltern geben damit gleichzeitig ihre Verantwortung für die Erziehung ihrer eigenen Kinder ab, indem sie sie psychiatrischen Spezialisten ausliefern. Damit schädigen sie nicht nur ihre Kinder, sondern berauben sich selbst um die Befriedigung, gute Eltern zu sein. Die Kinder sind stigmatisiert und tragen in ihrem Inneren Gefühle von Schuld und Scham über Probleme mit sich herum, die fast völlig außerhalb ihrer Kontrolle liegen.

Welchen Weg sollen wir gehen? Dahin, unseren Kindern die Schuld für unsere eigenen Probleme zuzuweisen, was einer Kindesmißhandlung von epidemischem Ausmaß gleichkommt? Oder wollen wir nach besseren familiären, pädagogischen und sozialen Lösungen suchen? Die moderne Psychiatrie drängt uns in die eine Richtung – dahin, das Opfer zu beschuldigen und damit die erwachsenen Autoritäten freizusprechen. Für alle Erwachsenen, einschließlich der Kindesmißhandler, ist das der einfachere Weg; aber für die Kinder ist es eine Katastrophe.

Wir brauchen eine drastische Kehrtwendung, bei der wir als Erwachsene die Verantwortung für unsere Kinder wieder übernehmen. Uns von der Mythologie der biologischen Psychiatrie zu befreien kann der einzige und wichtigste Schritt in diese Richtung sein.

Kapitel 5

Die Unterdrückung von leidenschaftlichen Gefühlen bei Frauen

„Eure jungen Mädchen ... sind mit ihren amerikanischen Ehemännern nicht glücklich, weil sie keine Angst vor ihnen haben. Für Frauen ist es natürlich, wenn es auch archaisch ist, daß sie Angst haben wollen, wenn sie lieben.“[1]

Carl Jung (1912)

„Man muß zugeben, daß Frauen wenig Gefühl für Gerechtigkeit haben, und dies hängt ohne Zweifel mit dem Übergewicht von Neid in ihrem geistigen Leben zusammen ... Von den Frauen sagt man auch, daß sie ein schwächeres soziales Interesse als Männer haben und daß ihre Fähigkeit, ihre Instinkte zu sublimieren, kleiner ist.“[2]

Sigmund Freud (1932)

„Die drei unterschiedlichsten Charaktereigenschaften der weiblichen Persönlichkeit waren Freuds Sichtweise nach Passivität, Masochismus und Narzißmus ... Die Stellung der Frau im Patriarchat ist so, daß von ihr erwartet wird, passiv zu sein, zu leiden und Sexobjekt zu sein; zweifellos wird sie unterschiedlich erfolgreich in solche Rollen hineinsozialisiert.“[3]

Kate Millet „Sexual Politics“ (1969)

„In der medizinischen Psychiatrie ... sind Frauen die vorrangigen Objekte für Schockbehandlung, Psychochirurgie und psychotrope Medikamente.“[4]

Elaine Showalter (1985)

„Unsere Wut ist real. Unsere Wut über unsere Erfahrungen der Unterdrückung als Frau und als Insassinnen der Psychiatrie, unsere Wut, vergewaltigt, geschlagen, eingesperrt, unter Medikamente gesetzt und geschockt zu werden, ist berechtigt und stark. Sie ist kein „Symptom", das wegtherapiert oder mit Medikamenten geheilt werden muß. Im Gegenteil, sie ist eine Quelle unserer Stärke, sie ist Nährstoff für unsere Empörung und unseren Aktivismus. Wir wollen uns nicht beruhigen und an eine „Realität anpassen", die uns als minderwertig definiert."[5]

Virginia Raymond et al.,
Mental Health and Violence Against Women (1982)

An einem sonnigen Morgen trug es sich einmal zu, daß ein Mann, der in seiner Frühstücksecke saß, von seinen Rühreiern aufsah und beim Hinausschauen ein weißes Einhorn mit einem goldenen Horn sah, das still die Rosen im Garten abfraß.

So beginnt die moderne Fabel des Frauenhassers James Thurber *Das Einhorn im Garten.* In dieser kurzen Erzählung spricht der Mann mit seiner zynischen und kontrollierenden Frau über das Einhorn, das er gesehen hat. Sie nennt ihn einen Irren und erklärt: „Ich muß dich in eine Irrenanstalt einliefern lassen." Auf ihr Geheiß hin kommen ein Psychiater und ein Polizist ins Haus. Als die beiden Männer eintreffen, erzählt sie ihnen, daß ihr Mann ein Einhorn im Garten gesehen habe; die beiden denken, sie sei die Verrückte, stürzen sich auf sie und ziehen ihr eine Zwangsjacke an.

Als der Ehemann aus dem Garten hereinkommt, fragen ihn der Psychiater und der Polizist, ob er ein Einhorn gesehen habe. Er verneint es. Den Spieß umdrehend, erklärt er: „Natürlich nicht, das Einhorn ist ein mythisches Wesen". Der Psychiater und der Polizist bringen seine Frau weg, „fluchend und schreiend, und sperren sie in eine Anstalt". Der Ehemann lebt „glücklich bis an sein Ende". Thurber erklärte die Moral der Fabel so: „Lobe nicht deine Irren, bevor du sie in der Anstalt hast."

Die verdeckte Botschaft dieser Fabel zeigt, wie man eine Autorität benutzt – in diesem Fall die Psychiatrie –, um über seine Frau zu triumphieren.

„Das Einhorn im Garten" könnte lustig sein, wenn es nicht der Wahrheit entspräche. Männer benutzen seit langem die Psychiatrie, um ihre Frauen zu dominieren und zu unterdrücken.

Die wirkliche Situation von Frauen im mittleren Lebensalter

Betrachten wir die reale Situation einer Frau mittleren Alters, die in einem psychiatrischem Krankenhaus landet:

Statt aggressiv, dominant und überwältigend, wie die Frau in Thurbers Fabel, ist Clara depressiv, hilflos und abhängig. Sie ist 45 Jahre alt, und die Kinder haben das Nest verlassen. Ihre bisherige Arbeit und Lebensaufgabe als Mutter und Hausfrau ist zu Ende gegangen.

Bevor Clara Kinder bekam, wollte sie aufs College gehen, um „jemand zu werden"; jetzt könnte sie eine zweite Chance bekommen. Sie denkt daran, Kataloge von Colleges zu bestellen, schafft es aber niemals. Sie konnte sich nur schwer vorstellen, noch einmal das College zu besuchen. Sie weiß nichts davon, daß viele Colleges besondere Programme zum Wiedereinstieg für reifere Frauen anbieten. Sie ist sich nicht sicher, ob ihre Highschoolkurse und Abschlüsse sie für die Zulassung qualifizieren, und sie ist zu verlegen, um das zu klären. Und hat sie überhaupt noch die Intelligenz, um zur Schule zu gehen?

„Du wirst komisch aussehen zwischen den jungen Leuten im College!" sagt ihr Mann Sam zu ihr. Er bemerkt nicht, wie sie zusammenzuckt. „Wenn du einen ersten Abschluß hast, hast du damit noch lange keine anständige Arbeitsstelle. Im Büro sagen wir denen immer ab. Die Studiengebühren werden verschwendetes Geld sein, wo eigentlich sparen sollten. Laß gut sein, Clara, ich bin gerade damit zu Rande gekommen, vier Kinder durchs College zu bringen. Nicht noch eins!"

Claras Mann ist alles andere als eine der Karikaturen eines ängstlichen Ehemanns, der unter dem Pantoffel seiner Frau steht, wie er in Thurbers Fabeln vorkommt. Sam sieht mit seinen 45 Jahren immer noch attraktiv, jugendlich und kraftvoll aus. Sein graues Haar läßt ihn vornehmer erscheinen. Er spielt dreimal in der Woche im Club Tennis und ist gesund und gut in Form. Ein verstohlener Blick auf ihren eigenen Körper nach vier Kindern läßt Clara fühlen, daß es für sie hoffnungslos ist. Ungeachtet der „Golden Girls" im Fernsehen sieht sie für sich selbst als Frau nur eine steil abwärts gehende Karriere. Eine nette Frau mittleren Alters zu sein, ist noch keine Auszeichnung. Und darin liegt der schrecklichste Alptraum: Ihr Mann scheint sich mehr von seiner 28 Jahre alten Sekretärin angezogen zu fühlen als von seiner 45jährigen Frau.

Anders als Thurbers Version des sensiblen Mannes und der gefühllosen Frau ist es eher wahrscheinlich, daß Clara das Einhorn im Garten sieht. Sam setzt fast nie auch nur einen Fuß in den Garten. Clara ist eine poetische Seele, doch statt ihren Ambitionen, Englisch zu lehren und zu schreiben, nachzugehen, heiratete sie und bekam Kinder – zack, zack, zack, zack – vier nacheinander. Sam seinerseits ist ein praktischer Mann, der mit beiden Beinen auf der Erde steht. Sport und das Geschäft interessieren ihn. Wenn jetzt die Kinder aus dem Hause gegangen sind, haben er und Clara fast nichts mehr gemein.

In Reaktion auf die länger und länger werdenden Stunden, in denen sich ihr Mann von zu Hause fernhält, wird Clara immer depressiver. Sie wird schwierig, reizbar und traurig. Sie wacht mitten in der Nacht auf mit dem Gefühl, der Tag werde ihr nichts Gutes bringen. Sie fängt an abzunehmen, was kurze Zeit wie ein Wunder erscheint – bis sie sich selbst nicht mehr dazu bringen kann, etwas zu essen. Sie bekommt Angst, allein zu sein, und hat „Panikattacken", wenn ihr Mann auf kurze Reisen geht – mit seiner Sekretärin. Wenn sie in den Spiegel schaut, findet sie, daß sie wie ein schlaffer Hautsack aussieht. Es wäre besser, tot zu sein ...

In Hörweite ihres Mannes murmelt Clara vor sich hin, daß sie sich selbst wertlos genug fühlt, um sterben zu wollen. Sie spricht über „alte Pferde", denen man das Gnadenbrot gibt. Als sie die Möglichkeit in Erwägung zieht, einen Psychiater aufzusuchen, stimmt Sam zu – solange er nicht an diesen Besuchen teilnehmen muß und solange die Versicherung bezahlt.

Claras Psychiater! Wir haben ihn schon an so vielen Stellen in diesem Buch angetroffen. Er ist so einer, der nie ein feministisches Buch gelesen hat, vielleicht nicht einmal ein psychologisches Buch. Clara, die zahllose Taschenbücher über Selbsthilfe verschlungen hat, weiß tatsächlich mehr über moderne Psychologie als ihr Psychiater. Aber dies würde ihr niemals in den Sinn kommen. Sie nimmt an, daß ihr Psychiater über alles, was im Leben zählt, mehr weiß als sie.

Fast nebenher fragt der Psychiater sie: „Wie kommen sie mit Ihrem Mann zurecht?“ In Verlegenheit, die Wahrheit über die vermutete Affäre einzugestehen, murmelt sie: „Gut. Oh, ganz gut!“

Der Psychiater teilt Clara mit, daß sie eine „genetische und biologische Störung“, genannt Depression, habe. Um diese zu beweisen, zählt er ihre „körperlichen“ Symptome, den Gewichtsverlust, die Schlaflosigkeit und den Energieverlust auf. Nach 15 Minuten Aufenthalt in seiner Praxis schlägt er ihr vor, mit der Einnahme von Antidepressiva zu beginnen.

Sechs Monate später, als keines der Medikamente die Verzweiflung Claras irgendwie beeinflußt hat, weist der Psychiater sie zur Elektroschockbehandlung in ein Krankenhaus ein. Ihr Mann drängt sie, die Einwilligungserklärung für die Schockbehandlung zu unterschreiben ...

Eine eindrucksvolle Szene

Die Verbindung zwischen Frauenthemen und Schockbehandlung läßt eine eindrucksvolle Szene in meinem Gedächtnis aufleben. Sie spielt sich in einer Fernsehdokumentation, in der positiv über Schocktherapie berichtet wird, ab. Die Patientin ist eine wunderschöne junge Frau, die passiv auf dem Rücken liegt. Sie ist sediert und durch einen muskellähmenden Wirkstoff schlaff. Zwei Ärzte männlichen Geschlechts und zwei ebenfalls männliche Krankenwärter oder Pfleger stehen schweigend über dem niedergezwungenen, ungeschützten Körper. Der Arzt lehnt sich über sie und bringt die Elektroden an ihrer Stirn an. Die Männer beobachten dies wie gebannt. Es ist so, als würde ich bei einer rituellen Vergewaltigung zuschauen, bei der die Männer auf irgendeine Weise eine Befriedigung erleben.

Schlechte Vorbereitung

Wenn ich mich auch von der Lektüre der Fabeln Thurbers als Jugendlicher gut unterhalten fühlte, so waren sie wohl kaum eine Vorbereitung auf das tatsächliche Ungleichgewicht der Macht zwischen Männern und Frauen. Als ich meine erfolgreiche Kampagne gegen die Lobotomie in den frühen 70er Jahren begann, stellte ich fest, daß Frauen mindestens doppelt so häufig lobotomiert wurden wie Männer. Ein kanadisches Team lobotomierte ausschließlich Frauen, weil sie dafür auf den Männerstationen keine Erlaubnis bekamen.[6] Zwei Drittel der Schockpatienten sind Frauen.[7]

Obwohl schauerlich beeindruckend, sind die Statistiken über Schocktherapie und Lobotomie nur eine Widerspiegelung der viel grundlegenderen Gefahren, denen Frauen gegenüberstehen, die sich in den Netzen der modernen Psychiatrie verstricken. Wie Claras Geschichte veranschaulicht, ist es eine der größten Gefahren für eine Frau, wenn ihre tatsächlichen Lebensumstände ignoriert werden und sie statt dessen als biologisch defekt definiert wird.

Ursachen von Depression bei Frauen

Die Verfechter der Schocktherapie verteidigen sich selbst, indem sie sagen, daß mehr Frauen als Männer depressiv werden. Das erklärt nicht das Ungleichgewicht bei der Lobotomie, da die Lobotomie selten wegen Depression angewendet wurde. Nebenbei bemerkt, warum werden Frauen eigentlich häufiger depressiv als Männer? Die biologischen Psychiater sehen den Fehler in ihren weiblichen Körpern. Damit würden nur wenige Frauen und noch weniger Feministinnen übereinstimmen.

Eine neuere Studie der American Psychological Association mit dem Titel *Women and Depression: Risk Factors and Treatment Issues* [Frauen und Depression: Risikofaktoren und Behandlungsfragen] (1990),[8] setzt die zunehmende Depression mit verschiedenen Faktoren in Beziehung: 1. „ein vermeidendes, passiv-abhängiges Verhaltensmuster, ein pessimistisch-negativer kognitiver Stil und zu starke Konzentration auf depressive Gefühle statt auf Handlungs- und

Bewältigungsstrategien; 2. eine hohe Rate von sexuellem Mißbrauch in der Kindheit, so daß „die depressiven Symptome bei vielen Frauen lang anhaltende Symptome eines ‚posttraumatischen Streßsyndroms' sein können"; 3. die anfallenden Lasten von Ehe und Aufzucht der Kinder, die viel stärker auf den Schultern der Frauen liegen; und 4. Armut, die bei Frauen und Kindern weitgehend überrepräsentiert ist.

Obwohl der Bericht die Möglichkeit, daß manchmal die Biologie zur Depression beitragen mag, offenläßt, erklärte die Leiterin des Projektes, Ellen McGrath, gegenüber der *Washington Post:* „Die Projektgruppe stellte fest, daß Frauen im wesentlichen auf Grund ihrer Erfahrungen in unserer gegenwärtigen Kultur wirklich depressiver sind als Männer."[9, 10] Die Kolumnistin Judy Mann kommentiert den Bericht treffend:

„Man muß kein Psychologe sein, um herauszufinden, daß eine Klasse von Menschen, die am Arbeitsplatz unterbezahltsind, zu Hause geschlagen werden und fast regelmäßig auf dem Gelände von Universitäten vergewaltigt wwerden, weit häufiger unter Depression leiden wird als Leute, die nicht zum Opfer gemacht wurden. Wichtig ist bei der Studie, daß sie den Stempel der Autorität der APA trägt und daß zum erstenmal in einem offiziellen Projektbericht kulturelle Ursachen mit Depression in Verbindung gebracht werden."[11]

Wie enttäuschend, daß Psychologen und Psychiater so oft als letzte erkennen, was anderen aufgeklärten Beobachtern des menschlichen Lebens ganz offensichtlich scheint.

Feminismus

Betty Friedans bahnbrechendes Buch aus dem Jahre 1963, *The Feminine Mystique,* [dt.: *Der Weiblichkeitswahn oder Die Selbstbefreiung der Frau,* 1970] stellt immer noch einen guten Ausgangspunkt für jene dar, die nicht in die feministische Philosophie eingeweiht sind. Ich wurde persönlich mehr von Kate Milletts Buch *Sexual Politics* beeinflußt, das sechs Jahre später veröffentlicht wurde.[12] Kate Milletts Kritik desillusionierte mich bezüglich einiger meiner männlichen Lieblingsautoren und half mir, mir meiner eigenen korrespondierenden chauvinistischen Werte bewußt zu werden. Millett, die ihre eigenen negativen Begegnungen mit der Psychiatrie hatte, wurde auf beiden Ebenen aktiv, als Feministin und als ehemalige Insassin der Psychiatrie, die das psychiatrische Establishment kritisiert. Ihr letztes Buch, *The Looney-Bin Trip* [Der Klapsmühlen-Trip] (1990), ist eine mutige Beschreibung ihrer eigenen Mißhandlung durch die Psychiatrie.

Den meisten Männern und vielen Frauen fällt es schwer, die Bedeutung des Feminismus anzuerkennen. Bei vielen Leuten ruft allein das Wort Unbehagen hervor, wenn nicht gar Angst. Was aber *ist* Feminismus? Es bedeutet zuerst einmal in allen Dingen Gleichheit für Frauen – daß Männer und Frauen die gleichen Möglichkeiten haben und gleichermaßen als menschliche Wesen anerkannt werden sollten. Feministen glauben, daß junge Frauen in der Lage sein sollten, sich jede mögliche Zukunft vorzustellen, und daß erwachsene Frauen die vollständige Anerkennung und alle Möglichkeiten als menschliche Wesen haben sollten. Gleichberechtigung ist gleichermaßen eine Sache von Würde und gleichen Rechten. Es bedeutet, wenn ein junger Mann eine junge Frau anschaut, daß er dann mit Respekt in ihre Augen schaut und daß sie, wenn sie ihn anschaut, dies ohne jede Andeutung von Unsicherheit, Unterwerfung oder Schüchternheit tut.

Der Feminismus äußert noch eine viel weiter gehende Kritik – nämlich die Ansicht, daß die männliche Vorherrschaft uns viele der Probleme beschert hat, die sich auf diesem Planeten lebensbedrohlich erweisen, angefangen vom nuklearen Krieg bis zur Umweltverschmutzung. Er behauptet, die Männer hätten durch ihre Willkürherrschaft über die Frauen und Kindern und durch die Errichtung einer sozialen Ordnung, welche die Frauen unterdrückt, ein Modell dafür geliefert, wie sie sich weiter gegenseitig und die ganze Welt selbst mißbrauchen.[13]

Wenn ein kleiner Junge mit dem Gefühl aufwächst, daß kleine Mädchen weniger wert sind als er und daß alles „Mädchenhafte" Gegenstand des Spottes sein sollte, bereitet er sich genau so auch in anderen Beziehungen auf eine überlegene Rolle vor. Und indem er alle die Dinge als mädchenhaft abtut, beraubt er sich selbst der Sensibilität, der Zärtlichkeit, der Fürsorge, der Übereinstimmung und Gemeinschaft.

Wie Carol Gilligan in ihrem Buch *In a Different Voice* [dt.: *Die andere Stimme. Lebenskonflikte und Moral der Frau*, 1988] beschreibt, bringen Frauen durch ihre Erfahrungen und Verantwortlichkeiten innerhalb der Familie eine besondere Art von Werten mit. Anstelle von Macht, Kontrolle, abstrakten Prinzipien der Gerechtigkeit und eines entfremdeten Individualismus, was so häufig von Männern und von männlichen Theoretikern wertgeschätzt wird, legen Frauen oft mehr Wert auf Sensibilität den Gefühlen anderer gegenüber, auf Verantwortung für das Wohlsein anderer, den Wunsch nach Lösungen, welche die Bedürfnisse aller Betroffenen befriedigen, und das Bemühen um das Netzwerk der menschlichen Beziehungen. Männer neigen dazu, der Autonomie den höchsten Wert beizumessen, während für die Frauen Reife oft mehr auf wechselseitiger Abhängigkeit und Treue beruht.

Somit ist der Feminismus mehr als eine Forderung nach Gleichheit der Geschlechter auf allen Gebieten. Er ist die Hoffnung auf neue und bessere Werte, die sich auf Freiheit *und* Liebe, auf Individualismus *und* Wertschätzung von Beziehungen, auf Vernunft *und* leidenschaftliche Verbindungen gründen. Bei diesem Prozeß fordert der Feminismus, daß die Männer sich anschauen, was ihre Vorherrschaft zustande gebracht hat.

Unglücklicherweise ist die moderne Psychiatrie eine dieser Sachen, die die männliche Herrschaft hervorgebracht hat.

Frauen und Verrücktheit

Das Buch der Psychologin Phyllis Chesler *Women and Madness* [Frauen und Wahnsinn], erstmals 1972 erschienen, setzte Maßstäbe für alle zukünftige Kritik an der Psychiatrie.[14] Das Folgende ist eine Zusammenfassung ihrer Kernpunkte, meist in meinen eigenen Worten wiedergegeben und mit meinen eigenen Interpretationen versehen.

Im 19. Jahrhundert waren hauptsächlich Frauen die Opfer der Asyle jener Tage und sie gaben die Modelle für Verrücktheit ab, die von den Psychiatern studiert wurden. Ehemänner luden ihre ungewollten Frauen oft in diesen elenden Gefängnissen ab. Elizabeth

Packard wurde zum Beispiel 1860 von ihrem Mann in einem psychiatrischen Krankenhaus eingesperrt, weil sie sich mit „freireligiösen Untersuchungen“ beschäftigte. Sie hatte im Bibelunterricht beharrlich darauf bestanden, daß Menschen als gute und nicht als böse Lebewesen auf die Welt kommen. Ihrer Erbschaft, ihrer Kleidung und all ihrer persönlichen Sachen, einschließlich des Schreibpapiers, beraubt, führte sie dennoch ein Buch und behielt ihren gesunden Menschenverstand. Sie gab die Brutalität der Ärzte und des Personals anschaulich wieder, und war die erste, die die psychiatrischen Anstalten mit der Inquisition verglich.

Von den Anfängen der Psychiatrie bis heute beruhte die Behandlung von psychisch Kranken auf dem Modell der weiblichen Rolle in der Familie. Patienten wurden als „hilflos, abhängig, geschlechtslos, unvernünftig – als verrückt“ behandelt. Die Erfahrung im Krankenhaus ist für Frauen sogar seelisch noch krankhafter als es für Männer ist, denn wie eine Frau behandelt zu werden rührt an die Wurzeln der Probleme der weiblichen Patienten im Leben. Hospitalisierte Frauen lernen, daß ein psychiatrischer Patient zu sein in vieler Hinsicht identisch ist mit eine Frau zu sein. Diese Enttäuschung treibt sie oft dazu, ihre hilflose Rolle mit noch mehr Inbrunst zu spielen.

Therapeuten können gegenüber ihren weiblichen Patienten eine besonders erniedrigende Haltung einnehmen. Chesler folgend, „behandeln Kliniker, welche meistens Männer sind, ihre Patienten, welche meistens Frauen sind, allzuoft mehr wie „Ehefrauen“ oder „Töchter“ denn als Menschen: sie behandeln sie, als sei weibliches Elend per biologischer Definition außerhalb des Bereichs, der als menschlich oder erwachsen erachtet wird“ (S. XXI).

Vom Blickwinkel des männlichen Psychotherapeuten aus ist der ideale Patient eine junge, attraktive Frau mit einem mittleren Hochschulabschluß. Bemerkenswert, daß der Therapeut nicht möchte, daß sein Ideal eine höhere Ausbildung hat als er selbst. Dies würde seinen Status bedrohen. Dies war für uns als junge Psychiater in der Ausbildung so offensichtlich, daß ich mich an Witze erinnere, die darüber gemacht wurden.

Die Angehörigen der Berufsgruppe der psychosozialen Berufe haben für reife Frauen einen niedrigeren Standard als für reife Männer. Männliche Psychologie wird mit Erwachsenenreife gleichgesetzt. Weibliche Psychologie wird als eher kindlich degradiert.[15] Seit dieser Beobachtung Cheslers ist das Problem in ähnlicher Weise als überall in den akademischen Disziplinen gegenwärtig gefunden worden, auch in der Psychologie und in der Philosophie, wie in Carol Gilligans Buch *Die andere Stimme* und in Marilyn Frenchs Buch *Beyond Power* [dt.: *Jenseits der Macht. Frauen, Männer und Moral*, 1988] gezeigt wurde.

Weit mehr Frauen als Männer machen als Psychiatriepatienten „Karriere", verbringen wesentliche Teile ihres Lebens unter psychiatrischen Medikamenten, in Psychotherapie oder psychiatrischen Krankenhäusern. Frauen suchen vielleicht diese psychiatrischen Karrieren, weil es noch schmerzhafter ist, innerhalb des Hauses in die gleiche demütigende Rolle gedrängt zu werden, und weil sie sichverzweifelt die Zuwendung wünschen, die sie in ihren Familien nicht bekommen können. Ich würde hinzufügen, daß Frauen beigebracht wird, sich selbst als fehlerhaft oder untergeordnet zu sehen, und daß diese Identität gut mit der Rolle des chronischen Psychiatriepatienten übereinstimmt.

Weil Frauen in ihren Tätigkeiten und ihrem Verhalten von der Gesellschaft weit mehr eingeschränkt werden, etikettiert man sie viel leichter als Männer mit der Diagnose „abweichend" oder „geisteskrank". Tatsächlich kann das, darauf machte mich die Sozialpsychiaterin Ruth Peachey in persönlichen Gesprächen aufmerksam, schon vor der Geburt beginnen. Mit der modernen Amniozentese kann das Geschlecht aus den Zellen bestimmt werden, die man dem Fruchtwasser, in dem der Fötus schwimmt, entnimmt. Dann können die typischen geschlechtsspezifischen Vorbereitungen getroffen werden, bevor das Kind überhaupt einen Fuß aus dem Mutterleib gesetzt hat. Meist wird das Mädchen mit Rosa und Rüschen und weiblicheren Erwartungen begrüßt, die schnell durch den Tonfall und den körperlichen Umgang vermittelt werden.

In der Psychiatrie gibt es „Frauenkrankheiten" und „Männerkrankheiten". Hospitalisierte Frauen findet man in der Mehrzahl in den traditionellen psychiatrischen diagnostischen Kategorien: endogene Depression, manisch-depressive Erkrankungen, Neurose und psychophysiologische Reaktionen. In Kategorien, die mit Depression verbunden sind, überwiegen Frauen mit einer Rate von zwei zu eins. Folgt man den Ausführungen Cheslers, so sind die Lebensbedingungen von Frauen häufig die Ursache ihrer Depression: „ein ständiger Zustand des Leidens – auf Grund dessen, was sie nie hatten – oder nur zu kurz hatten, und weil sie etwas in der Gegenwart nicht haben können, sei es nun der „Märchenprinz“ oder direkte weltliche Macht.“ „Suizidale Gesten“ sind für Frauen ein rituelles Opfer für ihre Frauenrolle. Verrücktheit „ist ein Schrei der Ohnmacht, der gnadenlos bestraft wird.“

Ein Hauptcharakteristikum hospitalisierter, vermeintlich schizophrener Frauen ist ihre Weigerung oder Unfähigkeit, Hausarbeit auszuführen. Den Frauen werden Medikamente gegeben, um ihre Versklavung in der Frauenrolle durchzusetzen. Dieser Beobachtung Cheslers würde ich hinzufügen, daß der Psychiater, statt die Symptome der Frau als Ausdruck der Frustration und Verzweiflung über ihren Platz in der Familie und der Gesellschaft zu verstehen, ihr Medikamente verschreibt, die ihren Geist abstumpfen und den Status quo in ihrem Leben durchsetzen.

Nach Chesler sind für Frauen feministische, politische Einsichten in die Rolle der Frau befreiender als die typischen psychologischen Selbsteinsichten, die eher dazu tendieren, dem Opfer Schuld zuzuschreiben. Wie der Victimologe Emilio C. Viano in der Einführung des von ihm herausgegebenen Buches *Crime and Its Victims* [Verbrechen und Opfer] (1989) aufzeigt, „ist in letzter Zeit die Rolle von Psychologie, Psychiatrie, Sozialarbeit und Einzelberatung des Opfers sowie ihre Tendenz, das Individuum der Gesellschaft und ihren Ungerechtigkeiten anzupassen, in Frage gestellt worden“. Er empfiehlt, statt die „bestehende soziale Ordnung als gegeben anzunehmen“, sollte der psychosoziale Ansatz das „Individuum unterstützen, dessen Probleme aus einer ungerechten sozialen Ordnung erwachsen“, und versuchen, die soziale Ordnung so zu reformieren, daß „sie dem Individuum angepaßt ist“. Ob es sich nun um Männer oder Frauen handelt, der Therapeut muß sich täglich mit dem Thema der Unterdrückung der Frau durch die Gesellschaft und die Psychiatriestellen auseinandersetzen ...

Chesler drängt zu guter Letzt die Frauen, sich zusammenzuschließen und einander zu lieben und zu unterstützen, um daraus Stärke und ihren rechtmäßigen Platz in der Gesellschaft zu gewinnen.

Die spezielle Bedrohung von Frauen durch die Psychiatrie

In mancher Weise ist das Problem der Frauen mit der Psychiatrie nicht anders als mit den meisten anderen sozialen Institutionen. Frauen werden in der Psychiatrie genauso mißhandelt und gedemütigt wie in allen anderen Institutionen und Bereichen, in denen eine Machtstruktur vorherrscht, sei es in unseren religiösen Institutionen und Vereinen oder in der Geschäftswelt, im akademischen Bereich wie auf Regierungsebene. Obwohl wir uns vielleicht wünschen, die Psychiatrie möge einen höheren Maßstab ansetzen, ist es nicht überraschend, daß sie das nicht tut. Daß der Mißbrauch von Frauen in der Psychiatrie noch größer ist als normal in der Gesellschaft, rührt aus der Tatsache, daß sie eine übermäßige gesetzliche Autorität besitzt und sich an Macht und Kontrolle orientiert. Doch die Beziehung zwischen der Psychiatrie und den Frauen hat noch eine andere besonders heimtückische Qualität, die man in anderen Institutionen nicht findet.

Psychiatrie ist die Institution, die sozial die Aufgabe hat, auf persönliche Hilflosigkeit und Versagen zu reagieren. Die Frau, die in der Psychiatrie um Hilfe nachsucht oder in das psychiatrische System gezwungen wird, leidet oft genau unter den Problemen, die der Feminismus anzusprechen versucht – die weibliche Mystik der Hilflosigkeit und Abhängigkeit. Einerseits hat sie in einigen wichtigen Aspekten des Lebens versagt. Oft liegen dabei ihrem Scheitern leicht identifizierbare Frauenprobleme zugrunde. Sie mag zum Teil auf Grund der Probleme, die mit dem Frausein zusammenhängen, depressiv sein. Oder sie mag anorektisch, bulimisch oder agoraphobisch sein, Probleme, die wir schon als offensichtlich frauenspezifisch angesprochen haben (siehe Kapitel 1). Andererseits tut sie, wenn sie zum Psychiater geht, das, was Frauen am besten gelernt haben: Sie begibt sich selbst in eine abhängige Rolle, liefert sich mehr oder weniger der Gnade einer Autorität aus.

Die Psychiatrie vollzieht sich, anders als andere mächtige soziale Institutionen wie Firmen, Universitäten und Kirchen, meist auf der Basis von Zweierbeziehungen. Das bringt die Frau in eine besonders gefährdete Situation. Die einzelne Frau sucht Hilfe oder wird gezwungen, Hilfe von einer anderen einzelnen Autoritätsperson, die meist ein Mann ist, zu suchen. Sie ist verwundbarer als in der Kirche, wo die Macht des Geistlichen gewöhnlich von der bloßen Anzahl der Gläubigen entschärft wird und durch die Grenzen, die er seinem Interessen- und Einflußgebiet setzt. Es ist nicht das Gleiche, als ginge sie zur Arbeit, wo der Chef in den meisten Fällen hauptsächlich an ihr als einer Arbeiterin unter vielen interessiert ist. In der Psychiatrie findet der größte Teil des Austausches in einer Begegnung zweier Personen statt, und das ganze Leben der Frau wird preisgegeben. Nichts gebietet den Nachforschungen und dem Einfluß des Psychiaters Einhalt.

In psychiatrischen Krankenhäusern, in denen die Behandlung von einem Team durchgeführt wird, steht der Arzt an der Spitze der Pyramide. Der Psychiater, meist ein Mann, ist derjenige, dem die Patientin ihren Fall vortragen muß, wenn sie Veränderungen in der Medikation oder in ihrem Status erwirken möchte. Jeder Wunsch, den sie hat, jede Unternehmung, die sie machen möchte, unterliegt seiner Kontrolle. Tatsächlich kann der Arzt in der Hierarchie so hochstehend sein, daß er die Patientin nur selten, wenn überhaupt, sieht, und statt dessen seine Informationen über die Schwestern und Helfer bekommt, die dann seine Anordnungen „von oben", wie von einem unsichtbarem göttlichen Wesen, nach unten weiterreichen.[16]

Der Rest des Teams, also Schwestern, Helfer und Sozialarbeiter, steht in der Hierarchie unter dem Arzt. Die Mehrheit dieses Teams besteht, wie in der patriarchalischen Familie, aus Frauen. Ganz unten steht die Patientin.

Somit erfährt die Rolle der Frau in der Familie durch die Krankenhauserfahrung eine Bestärkung. Die Patientin in der Psychiatrie wird wahrscheinlich nicht voller Gefühle sein, die von feministischem Eifer inspiriert sind oder vor Selbstbewußtsein strotzen. Tatsächlich würden solche Verhaltensweisen im Krankenhaus als „widerständig" oder „oppositionell" etikettiert und ihr stärkere Beschränkungen, höhere Dosierung der Medikamente oder Elektroschock einbringen. In heute seltenen Fällen können sie sogar zu psychochirurgischen Eingriffen führen. Ich habe die Situation psychiatrischer Patienten mit der geschlagener Frauen verglichen.[17] Beide, die Patientin und die geschlagene Frau, sind in höchster Gefahr, Gewalttätigkeiten zu ernten, wenn sie sich nicht kontrolliert lassen und versuchen, das Krankenhaus oder die häusliche Beziehung zu verlassen.

Für die Frau kommt in der Beziehung zu einem Psychiater die ganze mögliche Wut Mann-Frau-Beziehungen ins Spiel. Ihre lebenslangen Beziehungen zu Autoritäten wie ihrem Vater, Ehemann, Lehrer und Arbeitgeber werden wachgerufen. Sogar wenn der Doktor eine Frau ist, werden ihre Ambitionen und ihre Ausbildung wahrscheinlich mehr der des autoritären Vaters oder des manipulativen älteren Bruders ähneln als der der pflegenden Mutter oder Schwester.

Der Psychiater ist hier in der günstigsten Position, um die Rolle der Autorität voll auszuspielen, weil sein Patient eine Frau ist, genau die Kategorie von Personen, denen gegenüber er sich ohnehin überlegen fühlt.[18]

Die Frau, bei einem männlichen Therapeuten in Therapie, sieht sich einer möglicherweise demoralisierenden Situation gegenüber, besonders wenn der Mann das Stärkerwerden der Frauen nicht aktiv unterstützt. Es sind nicht nur allgemeine Frauenprobleme dabei wichtig, sondern spezifische: Einige ihrer akuten Schwierigkeiten sind wahrscheinlich direkt mit einem einzelnen Mann, z.B. ihrem Vater oder Ehemann, verbunden. Durch ihren Psychiater, besonders den biologischen Psychiater, ist sie mit einer Karikatur der Welt, nach dem Vorbild von Vater und Ehemann, konfrontiert. All ihre Selbstzweifel werden verstärkt, wenn dieser Mann es versäumt, sie als eine Person und Gleichaltrige zu sehen.

Der Mann in der Therapie

Wir sollten nicht übersehen, was dem Mann begegnet, wenn er in das gleiche, männlich dominierte System eintritt. Noch wahrscheinlicher als eine Frau findet er seine Werte und seine Identität bestätigt. Ist er selbstsicher und erfolgreich genug, mag er sich sogar im Netzwerk „guter alter Kameraden“ ganz wohl fühlen. Aber welcher innere Kampf brachte ihn in die Therapie?

Der Mann, der eine Therapie beginnt, liegt oft im Kampf mit seiner unterdrückten, sogenannten weiblichen Seite. Er hat seine

Gefühle, seine Verletzlichkeit, seine Einsamkeit, sein Bedürfnis nach Freundschaft und zärtlicher Liebe verleugnet. Er kann so „unberührbar" sein, daß er gar keine Vorstellung darüber hat, was in seinem Inneren vor sich geht. Wenn der Psychiater als Ingenieur für Menschen als Karikatur männlicher Werte ihm ein Medikament gibt, ist die Kommunikation zwischen „guten alten Kumpels" zementiert. Der Arzt sagt damit praktisch: „Von Kumpel zu Kumpel, vergiß deine weiche, schmerzende Seite!"

Während Männer in der Therapie wahrscheinlich mit der unterdrückten Seite ihres Selbst zu kämpfen haben, die als weiblich bezeichnet werden könnte, mögen Frauen mit dem, was sie als ihre unterdrückte Männlichkeit identifizieren, besonders ihrem Selbstbewußtsein, zu kämpfen haben.

Es ist kein Zufall, daß Männer und Frauen unterdrückte Aspekte in sich tragen, von denen sie denken, sie gehörten eher zum anderen Geschlecht. Unsere Gesellschaft fördert eine extreme Polarität zwischen den Geschlechtern. Statt ein ganzer Mensch zu sein, bestehen wir zu oft nur aus Hälften. Durch die sexuellen Stereotypen werden die Menschen sich selbst entfremdet. Diese Zersplitterung ist zum Teil Grund für die schweren emotionalen Konflikte vieler Leute.

Jeder, der Kinder beiderlei Geschlechts hat, merkt schnell, wie früh im Leben diese Polarisation beginnt. Obwohl man sich als Elternteil bemüht, schafft es die Kultur schon in den ersten paar Jahren erfolgreich, eine Trennung zu erzwingen. Typischerweise versucht der Mann seinen eigenen inneren Gefühlen gegenüber objektiver, rationaler und distanzierter zu sein und nicht so leicht verletzbar. Die Frau hat im allgemeinen eine engere Beziehung zu den Kindern und ist mehr mit ihnen beschäftigt. Sie ist emotionaler und hat eine bessere Verbindung zu ihren Gefühlen. Sie mag nicht so viel Angst haben, verletzlich zu erscheinen. Die Jungen hören eher auf, zu weinen und sich an den Händen halten als die Mädchen. Und die Mädchen hören vor den Jungs damit auf, „Theater zu machen" und „in Schwierigkeiten zu geraten".

Obwohl manche Männer eine mehr „weibliche" Identität annehmen und einige Frauen eine „männlichere", finden nur wenige Menschen zu einer optimalen Balance oder Ganzheit. Ein Mann mit weicheren Eigenschaften wird als „weibisch" angesehen und eine

Frau mit härteren Zügen wird als „unweiblich" bezeichnet. Es ist für niemanden leicht, in einer Welt, die von männlichen Werten polarisiert und dominiert ist, ein Gleichgewicht herzustellen und zu halten.

Die biologische Psychiatrie als extremer Ausdruck männlicher Werte

Die biologische Sichtweise nimmt das spirituelle oder psychologische Selbst und die menschlichen Werte, die mit der Existenz eines subjektiv denkenden, fühlenden und Entscheidungen fällenden menschlichen Wesens verbunden sind, so wenig wichtig, daß es ihrer Leugnung gleichkommt. Die Sichtweise der Verhaltenstherapie offenbart das Gleiche, indem sie nur externe Handlungen analysiert und sie durch manipulierende Belohnungen oder Strafen und durch die Konstruktion neuer Routinen oder Strategien, denen das Individuum folgen soll, zu modifizieren sucht. Für den extremen Verhaltenstherapeuten wie B. F. Skinner hat das subjektive, innere menschliche Wesen genau so wenig Relevanz wie für den biologischen Psychiater.[19] Weder die biologische noch die verhaltenstherapeutische Auffassung pflegt die Introspektion, die persönliche Verantwortung, den Selbstausdruck oder das Streben nach höheren Werten.

Durch die Leugnung der subjektiven Person rottet der biologisch-behavioristische Psychiater die weicheren weiblicheren Seiten von Männern und Frauen gleichermaßen aus. Die objektive, wissenschaftliche, distanziert männliche Sichtweise hat Vorrang. Der Ausdruck „harte Wissenschaft" sagt uns, in welch hohem Maße diese Sichtweise männlich ist.

Eine sensible, bewußte Frau beschrieb mir kürzlich eine Dinnerparty mit den führenden Köpfen des National Institute of Mental Health (NIMH). „Sie sprachen nicht über Menschen", sagte sie. „Sie sprachen den ganzen Abend über Gehirne." Die biologische und die behavioristische Psychiatrie spiegelt fast alles wider und stellt es in Kurzform dar, was an unseren übertrieben männlichen Werten falsch ist.

Auf der Suche nach Frauen in den *Archives*

Als ich nach dem Schreiben dieses letzten Abschnittes eine Pause machte, fand ich die Ausgabe der *Archives of General Psychiatry* vom Juni 1989 in der Post. Von den elf „Originalartikeln", die auf dem Deckblatt aufgelistet sind, handelt nicht einer auch nur entfernt von psychologischen oder persönlichen Themen. Zwei untersuchen z.B. den zerebralen Blutfluß bei Angst, einer analysiert den zerebralen Zuckerstoffwechsel bei Leuten, die als Kind eine Zwangskrankheit entwickelten, und ein anderer erforscht einen Aspekt hormonaler Reaktionen bei depressiven Menschen. Einige Berichte zeigen auch eine behavioristische Orientierung, wie beispielsweise eine Studie, die die elektrische Reaktion des Gehirns auf auditorische Reize bei schizophrenen und normalen Menschen untersucht. In den *Archives of General Psychiatry* sprechen sie auch nicht mehr über Menschen, als sie es beim NIMH tun.

Ich entschloß mich zu überprüfen, welchen Geschlechts die Autoren der Artikel waren und wie die Geschlechterverteilung bei den Mitarbeitern des Journals aussah. War dies nicht ersichtlich, fragte ich bei der Zeitschrift nach.

- Nur einer von elf Erstautoren dieser letzten Ausgabe ist eine Frau.
- Nur eines von 23 Mitgliedern des Herausgeberausschusses ist eine Frau.
- Unter den zehn Geschäftsführern, beim geschäftsführenden Vizepräsidenten angefangen, gibt es keine Frau.
- Der leitende Herausgeber ist auch ein Mann.

Zählt man alle zusammen, so waren *zwei Frauen* und *43 Männer* mit dem Schreiben, Herausgeben und den leitenden Managementfunktionen dieser Ausgabe der *Archives of General Psychiatry* beschäftigt.

Die *Archives* stellen Frauen ein – für Positionen im weniger einflußreichen und schlechter bezahlten Mitarbeiterstab des Verlages. Dort bilden sie die große Mehrheit. Das Impressum zeigt, daß Frauen meist die Stellungen als Assistentinnen des Mitarbeiterstabes, Lektorinnen, Grafikerinnen und Korrekturleserinnen einnehmen und auch verschiedene Rollen in der Produktion übernehmen. Das Personal des Verlages einer Zeitschrift hat nichts mit ihrem tatsächlichen Inhalt zu tun. Der bleibt fast ausschließlich die Domäne der männlichen Seite der Zeitschrift.

Unsere beste Hoffnung für die Zukunft ist, daß die Geschichte mit Spott auf die Bedeutungslosigkeit der biologisch-behavioristischen Forschung über das menschliche Leben, das heute die männlich dominierten Zeitschriften und psychiatrischen Institutionen beschäftigt, zurückschauen wird. Aber was, wenn dieser Art Psychiatrie schließlich in populären und intellektuellen Kreisen so viel Glauben geschenkt wird wie einst dem Freudsche Ansatz? Die Häufigkeit, mit der gebildete Leute schon jetzt von „biochemischen Unausgewogenheiten" und „genetischen Prädispositionen" sprechen, und die fast unkritische Annahme biopsychiatrischer Verkündigungen in den Medien lassen vermuten, daß wir auf dem Wege in eine Welt sind, die von diesen Werten beherrscht wird.

Frauen und Männer in Therapie

Zur Illustration eines Problems können wir, etwas vereinfachend, die gegensätzlichen Sichtweisen von Männern und Frauen vergleichen, die an einer Paartherapie teilnehmen. Die meisten Paare, die ich in meiner Praxis sehe – vielleicht neun von zehn – lassen eine stereotype Mann-Frau-Beziehung erkennen, die für die Mittel- und obere Mittelklasse der weißen Kultur typisch erscheint. Die Sichtweisen der Ehemänner über sich selbst und über das Leben sind mit der eines typischen biologischen Psychiaters weitgehendst austauschbar. Die Sichtweise der Frauen ist eher wie die von jemandem, den der biologische Psychiater als geisteskrank bezeichnen würde.

Über Gefühle

Er sieht sich selbst als jemanden, der sich auf seine Vernunft verläßt, und neigt dazu, starke Gefühle zu unterdrücken oder zu vermeiden. Er verbindet Leidenschaftlichkeit mit weibisch, fraulich, kindisch, außer Kontrolle oder verrückt sein. Wenn es nach ihm ginge, würde er überhaupt keine starken Gefühle haben, außer vielleicht Wut.

Sie sieht sich selbst als jemanden, der mit starken Gefühlen kämpft, die sich oft über ihre Vernunft hinwegsetzen. Sie glaubt, daß ihre Gefühle wichtig sind und sie ein Recht auf sie hat; aber sie ist nicht überzeugt davon und glaubt manchmal, daß sie zu kindisch oder sogar verrückt ist.

Über Kommunikation

Er spricht über Ideen und Gedanken und fühlt sich mit Gefühlen nicht wohl. Die Forderungen seiner Frau nach Kommunikation nimmt er übel, und er fühlt sich von ihr „gezerrt". Er versucht, tolerant zu sein. Da sie es ist, die „das ganze Theater" veranstaltet, ist es leicht für ihn, sie als das Problem zu identifizieren und sich selbst als den unschuldigen Zuschauer.

Sie zeigt viele Gefühle und möchte darüber sprechen. Sie ist offensichtlich frustriert und ärgerlich, wenn ihr Mann nicht antworten will. Sie würde alles tun, damit er sich „öffnet".

Über Gefühle der Hilflosigkeit

Seine eigenen inneren Gefühle verleugnet er und die seiner Frau ignoriert er. Er ist verwirrt und von Gefühlen der Hilflosigkeit aus der Fassung gebracht. Wenn sie sich hilflos verhält, fühlt er sich schuldig und zugleich in seiner männlichen Überlegenheit bestätigt.

Sie fühlt sich oft hilflos und nimmt ihrem Mann übel, daß er nicht bereit ist, ähnliche Gefühle auszudrücken oder damit umzugehen. Sie wünscht, sie könnte sich auf ihn verlassen, wenn sie es braucht.

Über persönliche Probleme

Er geht an jedes Problem, das sie anbringt, mit dem Ansatz „Ich werd's schon richten" heran und beeilt sich, mit möglichst wenig Anstrengung eine schnelle Lösung zu finden. Er kann nicht verstehen, warum seine Frau „wieder und wieder mit der gleichen Sache ankommt".

Sie möchte Probleme aus verschiedenen Blickwinkeln betrachten, eine Vielfalt von Gefühlen und Einstellungen mit einbeziehen, und ganz besonders möchte sie ihre eigene subjektive Sichtweise kennen, bevor sie sich für eine Lösung entscheidet.

Sie fühlt sich durch seinen Wunsch, eine persönliche Angelegenheit so bald wie möglich zu lösen, abgewiesen, und er fühlt sich durch ihre Weigerung, seine Lösungen anzunehmen und dadurch zu bestätigen, herabgesetzt.

Über höhere Werte

Er fühlt sich mit spirituellen oder romantischen Konzepten oder mit Vorstellungen darüber, wie sich Leute aufeinander beziehen sollten oder könnten, unwohl. Er liest nie Liebesromane oder populäre psychologische Bücher. Er ist pragmatischer und steht mit beiden Beinen auf dem Erdboden. Er fragt sich wirklich, was die Leute mit „Liebe" meinen. Sex ist für ihn sehr wichtig, und er glaubt, er könnte liebevoller werden, *wenn* er von seiner Frau sexuell mehr Befriedigung erlangen würde.

Sie glaubt an spirituelle Werte, wozu auch die Liebe gehört, und im Geheimen oder offen wünscht sie sich in ihrem Leben mehr Romantik. Sie möchte keinen Sex ohne Liebe.[20]

Über ihren ermüdenden Konflikt

Nach Jahren eines ehelichen Konfliktes versucht er stoisch, objektiv und distanziert zu sein. Er hat sich in sich selbst zurückgezogen.

Sie fühlt sich in starkem Aufruhr, als würde alles aus den Nähten platzen. Sie kann nicht zwischen sich und dem Konflikt unterscheiden und „nimmt alles persönlich".

Über Psychotherapie

Wenigstens anfänglich stört es ihn, und er schämt sich, Hilfe zu suchen. An der ersten Sitzung nimmt er auf Drängen seiner Frau teil.

Es macht ihn verlegen, sich selbst als Patient anzusehen. Er mag seine Krankenversicherung nicht zur Deckung der Kosten nutzen, weil er Angst hat, daß die Leute an seiner Arbeitsstelle das herausbekommen. Er fühlt sich am wohlsten bei dem Gedanken, daß er mitgenommen wurde, um seiner Frau bei ihren Problemen zu helfen.

Sie will aktiv Hilfe für sich selbst, ihren Mann und ihre Ehe und wünscht sich, ihr Mann wäre persönlich in gleicher Richtung mehr motiviert. Patientin zu sein ist für sie annehmbar.

Der biologische Psychiater als Karikatur männlicher Werte

Wir sehen uns nun an, was wir über die biopsychiatrische Sichtweise wissen. Sie ist identisch mit der des Mannes in der Krise und im Konflikt – des Mannes, der sich von sich selbst entfremdet hat, der seine eigenen femininen oder weicheren Seiten unterdrückt hat. Das Folgende ist ein Punkt-zu-Punkt-Vergleich.

Über Gefühle

Der biologische Psychiater versucht, leidenschaftliche Gefühle mit Medikamenten oder mit Schockbehandlung zu unterdrücken. Ein starker Ausdruck der Angst, Depression, Wut oder ähnlichem beim Patienten wird das Zücken des Rezeptblocks auslösen oder schlimmer: Zwangsbehandlung und Elektroschock.

Über Kommunikation

Der biologische Psychiater bleibt distanziert, weicht aus oder lehnt jeden Versuch des Patienten, in einen persönlicheren Kontakt mit ihm zu kommen, ab. Er möchte keine Zeit damit verbringen, den Gefühlen des Patienten zu lauschen. Die Sitzungen werden meist kurz sein: 15 Minuten, um die Medikamente zu überprüfen, dürften genug sein. Schließlich genügen wohl Telefonanrufe zur Verschreibung von Rezepten. (Die Patientin hat also schließlich *zwei* Männer in ihrem Leben, mit denen sie bei der Arbeit kaum in Berührung kommt und denen sie nie in einer persönlichen Art begegnet.)

Über persönliche Hilflosigkeit

Der biologische Psychiater sieht persönliche Hilflosigkeit als einen Ausdruck von Geisteskrankheit an, also eher als ein Symptom als ein Gefühl, das näherer Nachfrage bedarf.

Über persönliche Probleme

Der biologische Psychiater ist der „Ich-werd's-schon-richten"-Mann par excellence. Wie ein Automechaniker lauscht er den Geräuschen, die vom Patienten kommen, gerade so lange, um das Problem zu diagnostizieren und eine Verschreibung auszufüllen. Wie ein frustrierter Mechaniker mag er „die Maschine" durch eine Schockbehandlung „treten".[21]

Über höhere Werte

Themen wie Liebe, Romantik und der Sinn und Zweck des Lebens sind seiner Arbeit fremd. Sie sind nirgendwo in den psychiatrischen Fachbüchern erwähnt, auf die er sich als Autorität bezieht.

Über ihren ermüdenden Konflikt

Der biologische Psychiater konzentriert sich nicht darauf, Konflikte durch Liebe, Kommunikation und die Erfüllung grundlegender Bedürfnisse zu lösen.[22] Nach seinem Konzept sind schwere Konflikte das Produkt der Geisteskrankheit eines der Beteiligten. Wenn der Patient geheilt ist, werden die familiären und die sozialen Konflikte voraussichtlich verschwinden.

Über Psychotherapie

Der „moderne" Psychiater glaubt nicht an Psychotherapie, außer vielleicht für sehr milde Probleme der Art, wie sie nie den Weg in seine Praxis finden werden. Er weiß überhaupt nicht, wie man

Einzelpsychotherapie macht. Von anderen Alternativen wie Paar- oder Familientherapie, Selbsthilfegruppen und verschiedenen religiösen und spirituellen Ansätzen (siehe Kapitel 7) hat er sogar noch weniger Ahnung. Seiner Ansicht nach ist das „Sprechen zu einer Krankheit" nutzlos und kann sogar zur Verschlimmerung führen.

Insgesamt besteht eine große Ähnlichkeit zwischen chauvinistischen männlichen Werten in ihrem Extrem und den aktuellen biopsychiatrischen Werten. Gleichzeitig gibt es eine Ähnlichkeit zwischen weiblichen Werten und dem, was die biologischen Psychiater als „geistesgestört" bezeichnen.

Der Mißbrauch von Frauen und Mädchen: Häufigkeit und Nachwirkungen

Körperliche und sexuelle Angriffe auf Frauen und Kinder sind ein erschütterndes Phänomen, das erst seit kurzem die Aufmerksamkeit der Öffentlichkeit auf sich gezogen hat. Nach einem Bericht des Justizministeriums der USA aus dem Jahre 1989 werden zwei Millionen Frauen von ihren Ehemännern jedes Jahr schwer mißhandelt, und diese Schätzungen sind im allgemeinen noch zu niedrig. Viele dieser Frauen werden zum Sex gezwungen – das bedeutet, daß sie von ihren Ehemännern vergewaltigt werden. Einige Staaten erkennen Vergewaltigung nicht als kriminelles Delikt an, wenn es vom Ehemann des Opfers vollzogen wird. Der körperliche und sexuelle Mißbrauch von Frauen ist so weit verbreitet, daß Jane Caputi und Diana E. H. Russell in der September-Oktober-Ausgabe der Zeitschrift *MS* den Begriff *Femicide* zu seiner Charakterisierung vorschlugen.

Ein Bericht von Paul Mullen und seinen Kollegen, erschienen am 16. April 1988 im *Lancet*, stellt eine Rate von 20 Prozent „psychiatrischer Störungen" bei Frauen fest, die als Kind mißbraucht wurden, im Vergleich zu sechs Prozent bei Frauen, bei denen das nicht der Fall war. „Diese Befunde zeigen an, daß die langjährige Anfälligkeit für psychiatrische Krankheiten den andauernden Wirkungen von Mißbrauch zugeschrieben werden kann." Neuere Studien zeigen immer wieder, daß die sexuelle Ausbeutung von Frauen und Kindern, meist durch Männer, mit katastrophalen Konsequenzen im späteren Leben verbunden ist.[23] E. Sue Blume gibt in ihrem Buch *Secret Survivors: Uncovering Incest and Its Aftereffects on Women* [Stille Überlebende: Verdeckter Inzest und seine Folgen für Frauen] (1990) einen Überblick über die Literatur und die ältere Forschung, die von durchschnittlich 25 Prozent amerikanischer Frauen berichten, die als Kinder von „jemandem, den sie kannten und dem sie vertrauten", belästigt worden waren, während „neuere Forschungen, die genauer und sorgfältiger durchgeführt wurden, nachweisen, daß 38 Prozent der Frauen in der Kindheit belästigt wurden". Blume folgert, daß die tatsächliche Zahl sogar noch höher ist: „Meiner Erfahrung nach erinnern und identifizieren weniger als die Hälfte der Frauen, die dieses Trauma erlebten, es hinterher als Mißbrauch. Es ist daher nicht unwahrscheinlich, daß *mehr als die Hälfte aller Frauen* Überlebende eines sexuellen Traumas in der Kindheit sind" (S. XIV, Hervorhebung im Original).

Meine Erfahrung bestätigt, daß die große Mehrheit der Frauen in ihrer Kindheit sexuell mißbraucht wurde. In meiner psychotherapeutischen Praxis und bei meinen Freunden taucht die Erinnerung im späteren Leben wieder auf, oft bei dem Versuch, anscheinend irrationale Ängste, die das Individuum ein Leben lang geplagt haben, zu erklären.

Ein großer Teil der sexueller Übergriffe findet in der Kleinkinderzeit statt, manchmal betrifft sie sogar Zweijährige und fällt damit größtenteils ins geistige Dunkel des Vergessens von Kindheitserlebnissen. Selbst wenn man sich an sie erinnert, mag man nicht über sie berichten.

Die Opfer fühlen sich fast immer beschämt und schuldig, sogar hinsichtlich eines Erlebnisses, das außerhalb ihrer Kontrolle oder Verantwortlichkeit lag. Die Schuld und Scham wie auch die Hilflosigkeit, die durch die Ausbeutung hervorgerufen wird, bringen sie dazu, Erinnerungen zu unterdrücken und Fakten zurückzuhalten, auch wenn man sich an sie erinnern kann. In der Psychotherapie wird Mißbrauch vom Klienten oft abgetan, verleugnet oder einfach vergessen, bis der Therapeut anfängt, direkte Nachforschungen zu betreiben.

Psychiatrie, Frauen und die selbstzerstörerische Persönlichkeitsstörung

Trotz all dieser Fülle von Beweisen marschiert die Psychiatrie wie verrückt in ihre irrige Richtung: mit psychiatrischen Diagnosen macht sie das Opfer verantwortlich und mißhandelt es durch physische Interventionen noch weiter. Tatsächlich war die nichtmedizinische Literatur zur negativen Langzeitwirkungen von Mißbrauch in der Kindheit, ob es sich um Familien mit Alkoholproblemen, inzestuöse oder andere dysfunktionale Familien handelt, niemals reichhaltiger, aber die biologische Psychiatrie legt nur Lippenbekenntnisse zu dem Einfluß, den Familie auf die Persönlichkeit und Probleme des Erwachsenen hat, ab.

Die Autoren des *DSM-III-R* (1987) schlugen ursprünglich eine relativ neue Diagnose vor, die „selbstzerstörerische Persönlichkeit". Beunruhigt darüber, daß dieses Etikett Frauen angehängt würde, ohne Rücksicht auf den Kontext ihrer Unterdrückung als Kinder und Erwachsene zu nehmen, drängten feministische Gruppen die American Psychiatric Association (APA) erfolgreich, es aus dem Haupttext des Berichtes zu streichen. Die Diagnose ist trotzdem im „Appendix A: Proposed Diagnostic Categories Needing Further Study" [vorgeschlagene diagnostische Kategorien, die noch weitere Untersuchungen erfordern] zu finden. Die weitschweifige Beschreibung bekennt den Ursprung der Diagnose in „psychoanalytischen Sichtweisen weiblicher Sexualität und der Annahme, daß eine Person mit der Störung unbewußt Lust am Leiden hat" an. Dies ist eine Variante des selbstgefälligen männlichen Themas: „In Wirklichkeit mögen sie das."

Immerhin ist dem *DSM-III-R* anzurechnen, daß es kurz erwähnt, erwachsene Frauen könnten sich als Reaktion auf Mißbrauch in der Kindheit selbstzerstörerisch verhalten. Unter „prädisponierenden Faktoren" wird dargelegt: „Als Kind körperlich, sexuell oder seelisch mißbraucht oder in einer Familie aufgezogen worden zu sein, in der ein Ehepartner mißbraucht wurde, kann zur Entwicklung dieser Störung prädisponieren." Das *DSM-R-III* betrachtet die selbstzerstörerische Persönlichkeit als eine der am häufigsten auftretenden Persönlichkeitsstörungen. Daß einige Fachbücher ihr den legitimen

Status einer Diagnose geben, ohne dabei das Frauenproblem zu berücksichtigen, macht es besonders gefährlich.[24]

Kritik der Psychiatrie

Forscher, die Alarm wegen der körperlichen und sexuellen Belästigung von Frauen und Kindern gegeben haben, stehen der Reaktion der Psychiatrie auf diese Probleme kritisch gegenüber.

In seinem Buch *Scream Quietly or the Neighbours Will Hear* [Schrei leise, sonst hören es die Nachbarn] (1974) beschreibt Erin Pizzey die Schande, daß die weiblichen Opfer weit häufiger in psychiatrischen Krankenhäusern landen als ihre verbrecherischen Ehemänner. Die Opfer werden diagnostiziert und daher verantwortlich gemacht und oft psychiatrisch mißhandelt, während ihre Verfolger frei ausgehen. Bezeichnenderweise wurden diese Frauen schon vor ihrer Hospitalisation wegen Depression und Suizidversuchen behandelt. Es ist kein Zufall, daß Pizzeys bahnbrechendes Buch über den Mißbrauch von Frauen auch eines der ersten war, das ihrer psychiatrischen Ausbeutung entgegentritt. Der psychiatrische Ansatz hat dazu geführt, daß das Schlagen und die sexuelle Ausbeutung von Frauen und Kindern verdeckt wird; beides mußte schnellstens offengelegt werden.

Del Martin, der Autor von *Battered Wives* [Geschlagene Frauen] (1981), bestätigt, daß geschlagene Frauen häufig feststellen: Psychiater wollen ihre Klagen über ihre Gefühle mit hohen Dosen Tranquilizern und sogar Elektroschock unterdrücken. Aber Frauen können auf die Psychiatrie ihren verbrecherischen Ehemännern gegenüber nicht so zurückgreifen:

„Wenn eine Frau versucht, ihren Mann auf Grund seines gewalttätigen Verhaltens in eine psychiatrische Einrichtung einweisen zu lassen, ist keine Rede von Tabletten, um ihn zu beruhigen, oder von Elektroschock und Lobotomie, um ihn von seiner gewalttätigen Wut zu entlasten. Statt dessen empfehlen die Experten für geistig-seelische Gesundheit Psychotherapie und sagen, daß man nichts tun könne, bis der Mann freiwillig zu ihnen kommt."

Evan Stark und Anne Flitkraft sagen in ihrem Buch *Traumatic Therapy and Victims of Violence* [Trauma-Therapie und Gewaltopfer]

(1978, hrsg. von Frank Ochberg), daß das Schlagen von Frauen oft einhergeht mit einer Mißhandlung der Opfer durch die Institution und die entsprechenden Fachleute; dazu gehören „Mißachtung, unangemessene Medikation und Etikettierung der Frauen, die wiederholt Hilfe suchen".

In ihrem Buch *Secret Survivors* [Stille Überlebende] (1990) äußert sich E. Sue Blume kritisch über das psychiatrische Establishment. Frauen würden etikettiert und unangemessen behandelt, ohne Rücksicht auf die traumatischen Entstehungsgeschichten ihrer Probleme in der Kindheit. Hospitalisation, glaubt sie, kann zu einem weiteren Mißbrauch werden. Weiter behauptet Blume, daß die Schizophrenie mit ihren Halluzinationen und Wahnvorstellungen Ergebnis der sexuellen Übergriffe in der Kindheit sein könne (S. 85). In Kapitel 3 des ersten Bandes haben wir gesehen, daß viele der sogenannten Schizophrenen in anscheinend irrationalen Metaphern sprechen, die, wenn man sie ernst nimmt, verborgene Hinweise geben, die einen Kindesmißbrauch vermuten lassen, und daß geschlagene Frauen oft als schizophren etikettiert werden.

Psychoanalyse und der Mißbrauch von Kindern

Beide Extreme der modernen Psychiatrie, die biologische Psychiatrie und die psychoanalytische, haben den Weg beschritten, die Opferung von Frauen und Mädchen zuzudecken und Männer im allgemeinen zu entschuldigen.

Jeffrey Masson[25], ehemaliger Analytiker und früherer Direktor der Sigmund-Freud-Archive, beschreibt in seinem Buch *Freud: The Assault On Truth* [dt.: *Was hat man dir, du armes Kind, getan? Oder Was Freud nicht wahrhaben wollte*, 1994], wie er unabsichtlich das Geheimnis der Kollaboration Freuds mit der viktorianischen Gesellschaft und der medizinischen Profession bei der Verheimlichung des sexuellen Mißbrauchs junger Frauen und Mädchen entdeckte. Masson begann sich für die Evolution der Theorie Freuds über den Ödipuskomplex zu interessieren. Kurz gesagt, der Ödipuskomplex bildet den Grundstein von Freuds Theorie, daß kleine Kinder normalerweise oder ganz natürlich eine lustvolle Zuneigung zu dem Elternteil des jeweils anderen Geschlechtes entwickeln, mit Angst und feindlichen Gefühlen gegenüber dem gleichgeschlechtlichen Elternteil. Mädchen waren für Freud, der meistens Frauen behandelte, das Modell. Er stellte fest, daß viele von ihnen sexuell von älteren Männern fasziniert waren. Sie „übertrugen" diese Gefühle auf Freud, den Therapeuten, und brachten ihn dazu, diese Angelegenheit weiter mit seiner psychoanalytischen Technik zu erforschen.

In dieser Version der Vorkommnisse in der Kindheit gehen die sexuellen Impulse vom Kind zum Elternteil, nicht umgekehrt. Ebenso gehen die sexuellen Gefühle vollständig vom Patienten aus und nicht vom Doktor. Das Opfer, ein Kind oder eine erwachsene Frau, wird verantwortlich gemacht, und der erwachsene Mann wird freigesprochen. Die Theorie des Ödipuskomplexes ist ein Markstein dafür, wie weit Männer gehen, wenn sie sogar kleine Kinder der Leidenschaft beschuldigen, der Männer so häufig unverantwortlich nachgeben.

Freud entdeckte, daß viele seiner weiblichen Patienten ihm Geschichten davon erzählten, daß sie als Kind mißbraucht worden waren. Wie kam Freud auf Grund ihrer Berichte von Kindesmißbrauch zu einer Theorie über Kinder, die ein leidenschaftliches Verlangen nach ihren Eltern hatten und sie sogar verführten?

Wie so viele andere Dinge im Felde der geistig-seelischen Gesundheit ist Freuds Ödipustheorie in ihrer endgültigen Fassung von politischer Berechnung motiviert. Während andere Freud verdächtigten oder beschuldigten, den Kindesmißbrauch im viktorianischen Europa zuzudecken, stellte Masson fest, woher der Wind wehte. Als Direktor der Sigmund-Freud-Archive und als anerkannter junger Analytiker erhielt Masson Zugang zu vielen unveröffentlichten Papieren, die in einem Schrank des Londoner Hauses vergraben lagen, in dem Freud die letzten Jahre seines Lebens verbrachte.

Die Briefe bestätigten, daß Freud ursprünglich die Situation der Frauen richtig wahrgenommen hatte. Erwachsene Frauen litten häufig an den Nachwirkungen des sexuellen Mißbrauchs in der Kindheit. Freud sammelte diese Informationen und trug sie bei einer medizinischen Tagung in Wien vor. Statt mit Beifall und Lob begegnete man ihm jedoch mit frostiger, verächtlicher Stille. Diese

Herren, von denen ohne Zweifel einige selbst Kinderschänder waren, wollten nichts mit Enthüllungen der dunklen sexuellen Schattenseite des Familienlebens zu tun haben.

Durch ihre Ablehnung tief getroffen, schrieb Freud einem Freund und Kollegen von seiner Verzweiflung. Masson war in der Lage, zu zeigen, wie die Enttäuschung Freud kurze Zeit später dazu brachte, eine theoretische Kehrtwendung zu vollführen. Nicht den älteren Männern und den mißbrauchenden Vätern gelüstete es nach den kleinen Mädchen. Kleine Mädchen entwickelten ihre eigenen sexuellen Phantasien, die sich auf diese Männer richteten, und erfanden dann Geschichten über ihre sexuellen Kontakte. Manchmal gingen kleine Mädchen sogar so weit, ältere Männer zu verführen. Obwohl der gesunde Menschenverstand die Verantwortung für das Problem im sexuell reifen und mächtigen erwachsenen Mann suchen würde, wurde sie dem machtlosen weiblichen Kind zugewiesen.

Es ist keine Übertreibung zu sagen, daß die Psychoanalyse, in vielem ähnlich der allgemeinen Psychiatrie, auf dem Betrug an Frauen und Kindern gegründet wurde. Masson beweist, daß Freud seine Patienten betrog, daß er Frauen und Kinder ausnahmslos betrog, und, wie viele männliche Betrüger, wurde er ein fabelhaft geehrter Mann.

Die Sichtweise des Patienten für ungültig erklären

Masson glaubt, daß er mehr als nur das Image Freuds[26] bedroht hat, und auch noch mehr als die Ödipustheorie. Er hatte das übliche Muster des Psychoanalytikers, die persönliche oder subjektive Sichtweise des Patienten für nicht gültig zu erklären herausgefordert. Wenn er mit seiner Kritik des Ödipuskomplexes Recht hatte, bemerkte Masson in persönlichen Gesprächen mit mir in den Jahren 1988 und 1989, konnten die Mitteilungen und die Realität des Patienten nicht länger als Phantasien und irrationale Wünsche abgetan werden.

Die Grundlagen von Psychoanalyse und Psychiatrie – der Gebrauch von Diagnosen und biologischen oder pseudowissenschaftlichen „psychodynamischen" Erklärungen – entfremden den Patienten immer mehr von seinen eigenen Worten und Erfahrungen im wirklichen Leben. Statt zu versuchen zu verstehen, was der Patient sagt, übersetzt der Therapeut die Erfahrungen des Patienten in eine Sprache, die für den Patienten fremd und nicht wiederzuerkennen ist. Wo der Patient das eine meint, kann der Therapeut Konzepte wie das des „Unbewußten" oder der „Projektion" anwenden, um zu zeigen, daß der Patient in Wirklichkeit etwas anderes meint.

An einem Abend vor nicht allzu langer Zeit plauderte ich informell mit verschiedenen national bekannten Psychotherapeuten. Nebenbei regte ich an, daß man den Patienten die klinischen Beschreibungen ihrer Person vor einer Veröffentlichung zeigen sollte, damit sie zu ihrer Gültigkeit oder Richtigkeit Stellung nehmen können. Mir wurde mit Schweigen begegnet, betont durch ein entsetztes: „Wirklich!".

Warum sollten wir unsere Sichtweisen nicht offen mit unseren Patienten teilen? Neben der Unterminierung der Autorität des Therapeuten und der Ermächtigung des Klienten würde es auch einen zu großen Einblick in die Ungleichheit zwischen der klinischen Sichtweise und dem eigenen persönlichen Blickwinkel des Klienten gewähren.

Ein Patient schlägt erfolgreich zurück

In seinem Buch *Against Therapy* [dt.: *Die Abschaffung der Psychotherapie*, 1993] fuhr Masson mit der Demaskierung Freuds fort, indem er sogar das Konzept der Psychotherapie attackierte. Obwohl nicht speziell auf Frauenprobleme fokussiert, machen seine Vignetten doch klar, daß Frauen bei weitem das Geschlecht sind, dem durch den psychotherapeutischen Prozeß häufiger geschadet wird. Eine besonders ergreifende und enthüllende Geschichte ist die von Sally Zinman, jetzt Leiterin der Bewegung ehemaliger Psychiatriepatienten, deren alternative Ansätze in Kapitel 7 diskutiert werden. Wie sie in einem Interview mit mir im Jahre 1989 bestätigte, wurde sie von dem Psychiater John Rosen körperlich und sexuell angegriffen und im Grunde genommen zu einer versklavten psychiatrischen Patientin gemacht. Rosen war in den Jahren zwischen 1950 und 1960 einer der berühmtesten Psychotherapeuten in der Psychiatrie. Er hielt oft vor beeindruckten Kollegen Vorlesungen und wird immer noch in der Literatur zitiert und gelobt.

Viele Patienten von Rosen wurden von ihm in isolierten Hütten, in denen er sie unter Aufsicht gefangen hielt, gequält. Die meisten davon waren Frauen, die von ihren Eltern oder Ehemännern zu ihm geschickt worden waren. Sogar als das verbrecherische Verhalten Rosens der Profession bekannt wurde, tat die Psychiatrie absolut nichts dagegen. Sally Zinman erholte sich schließlich so weit von ihrem Trauma, daß sie anfangen konnte, Einblick in Rosens Aktivitäten zu nehmen. Als sie ein ganzes Mißbrauchsmuster entdeckte, handelte sie. Ihre Bemühungen führten schließlich dazu, daß auch andere Frauen sich vorwagten und Rosen 1983 endlich seine medizinische Lizenz abgab, um Anklagen zu vermeiden. Einige solcher Geschichten psychiatrischer Unterdrückung enden gerecht. Dennoch wurde Rosen nie wegen sexueller Angriffe, Entführung oder Freiheitsberaubung angeklagt. Er wurde auch nie diagnostiziert oder psychiatrisch wegen seines „antisozialen Verhaltens" behandelt.

Die feministische Kritik an Freud und der Psychoanalyse

Über Jahrzehnte haben Feministinnen Freuds Feindseligkeit und sein abwertendes Verhalten Frauen gegenüber kritisiert. Schon 1983 brachte Betty Friedan in ihrem Buch *The Feminine Mystique* eine sehr lange Kritik des Freudschen Ansatzes in bezug auf Frauen vor. Laut Friedan, verstärkt Freud das uralte männliche Vorurteil über Frauen als „Tiere, niedriger als Menschen, nicht in der Lage, wie Männer zu denken, geboren, nur um zu gebären und den Mann zu bedienen ..." Friedan berichtet, wie Freud in seinen biographischen Notizen keinerlei Mitgefühl darüber zeigt, daß das Klavier aus seinem Elternhaus verschwand, weil das Spielen seiner Schwester seine Studien unterbrach. Das Verschwinden des Klaviers nahm zugegebenermaßen alle Hoffnung auf deren musikalische Karriere.

Freuds Vorurteile, dargelegt als wissenschaftliche Theorien, bestärkten das Bild der Frauen als körperlich mangelhaft (das Fehlen eines Penis), passiv, hilflos und irrational. Die Bestrebungen der Frauen waren als „Penisneid" verdammt, eine Redensart, die zu einer starken Waffe in der Hand von Männern wurde, die begierig darauf waren, Frauen zu dominieren und sie davon abzuhalten, in der Berufswelt mit ihnen in Wettbewerb zu treten. Friedan faßt zusammen: „Die weibliche Mystifizierung, durch die Theorie Freuds zu einer wissenschaftlichen Religion erhoben, gab Frauen einzig eine überfürsorgliche, lebenseinschränkende, zukunftsablehnende Botschaft".

In ihrem Buch *Sexual Politics* liefert Kate Millett eine der frühesten und sehr detaillierten Kritiken darüber, wie sich Freud auf die negativen Merkmale wie Hilflosigkeit und das Selbstzerstörerische, erzeugt durch die Unterdrückung der Frauen durch Männer, konzentriert und sie dann der angeborenen Natur der Frau zuschreibt.

John Stuart Mill und die Ärzte

Freud kann nicht damit entschuldigt werden, daß seine Empfindungslosigkeit gegenüber Frauen unvermeidlich war und an seiner kulturellen Einbindung lag. Schon 1869 hatte John Stuart Mill eines der wichtigsten Essays der westlichen Kultur veröffentlicht: *Essays on Sex Equality* [Essays zur Gleichberechtigung der Geschlechter] (1970) von Mill und Harriet Taylor, einer Frau, die sein Bewußtsein scharfsinnig anregte und formte. Mill widmete sich freimütig der Frage nach der biologischen Natur und stellte die vermeintliche biologische Unterlegenheit der Frauen in Frage:

> „... Ich bestreite, daß irgend jemand die Natur der beiden Geschlechter kennt oder kennen kann, solange sie nur in ihrer gegenwärtigen Beziehung zueinander gesehen werden. Falls man jemals Männer in einer Gesellschaft ohne Frauen gefunden hat oder Frauen ohne Männer oder wenn es eine Gesellschaft von Männern und Frauen gab, in der die Frauen nicht unter der Herrschaft der Männer standen, dann mag man etwas von den geistigen und moralischen Unterschieden, die angeboren in der Natur eines jeden liegen, wissen. Was jetzt die Natur der Frauen genannt wird, ist eine überaus künstliche Angelegen-

heit – das Ergebnis von gewaltsamer Repression in gewisse Richtungen, unnatürlicher Stimulationen in andere." (S. 148)

Ruth Peachey: Eine ungewöhnliche Psychiaterin

Ruth Peachey ist eine Psychiaterin, die u. a. zugunsten von geschlagenen Frauen in Tennessee Partei ergreift. Gut ausgebildet von dem „hierarchischen System", das sie ablehnt, bewahrt sie, was sie ihre „Unterklassen-Identität" nennt, sowie ihr hohes Einfühlungsvermögen für mißbrauchte Frauen. Sie ist auch eine Sozialpsychiaterin, eine besondere Fachrichtung, in der in den Jahren um 1960 in Amerika nur einige wenige ausgebildet wurden (mehr jedoch in Europa). Sie beschäftigt sich mit dem sozioökonomischen und politischen Kontext, in dem Menschen diagnostiziert und behandelt werden. Seit Beginn ihrer beruflichen Laufbahn war ihr der Druck, den die Psychiatrie auf Frauen ausübt, der Gebrauch von gehirnschädigenden Behandlungen und das Etikettieren von Patienten, das häufig die darunter liegenden psychosozialen und ökonomischen Ursachen verbirgt, widerwärtig.

Peachey sagte mir, daß es ihrer Erfahrung nach ein Gemeinplatz sei, daß Ehemänner und männliche Partner Frauen in Institutionen bringen, um sie zu kontrollieren oder um sie loszuwerden. Das psychiatrische Establishment und die Gerichte stehen immer mehr auf der Seite der Ehemänner, betrachten jeden Verteidiger auf Seiten der zum Opfer gemachten Frau mit Feindseligkeit. Das Problem ist im Süden, wo Peachey lebt, sogar noch extremer. Nach Peachey nimmt die Unterdrückung der Frauen durch die Psychiatrie zu und findet häufig in einem Kontext statt, in dem Männer Frauen in ihren persönlichen und familiären Beziehungen dominieren.

Peachey erzählt die Geschichte einer Frau, die begann, sich gegen die verstärkten Versuche ihres Mannes, sie zu kontrollieren, wehrte. Als sie sich widersetzte, streute er in ihrem gemeinsamen Bekanntenkreis sorgfältig Gerüchte, daß sie dabei sei, verrückt zu werden, und dann wies er sie ein. Ihre angebliche Geisteskrankheit benutzte er als Ausrede und verschwand mit den gemeinsamen Kindern. Sie war verständlicherweise heftig erregt, was es ihm erleichterte, sie weiterhin in der Anstalt zu belassen.[27]

„Ich kenne diese Frau persönlich", sagte Peachey, „und mit ihr war überhaupt nichts verkehrt. Es begann mit ihrem Widerstand gegen die Kontrollversuche ihres Mannes."

Nun als Psychiatriepatientin etikettiert, verlor die Frau das Sorgerecht für ihre Kinder. Nachdem sie noch verzweifelter wurde, gab man ihr Elektroschocks.

„Ihr Gehirn wurde gebraten", stellte die Psychiaterin Peachey fest. „Sie war nie wieder die gleiche. Jetzt pendelt sie zwischen dem Leben auf der Straße und den psychiatrischen Institutionen."

Als wir miteinander sprachen, war Peachey gerade von einer Konferenz über geschlagene Frauen zurückgekehrt. Geschichten über extremen Mißbrauch von Frauen durch Männer unter Beteiligung der Psychiatrie sind allgemein verbreitet, stellt Peachey fest. Jedesmal, wenn wieder einer neue Geschichte erzählt wird, reagieren die Leute darauf wie auf eine noch nie dagewesene Greueltat. „Unglücklicherweise", sagt sie, „passiert es jedoch andauernd."

Hoffnung auf die Psychotherapie

Während die Psychotherapie, besonders die Freudsche Analyse, Männer und Frauen mißbraucht hat und damit noch fortfährt, haben Gesprächstherapien auch geholfen, viele Frauen zu befreien. Wie schon zuvor erwähnt, glaubt Phyllys Chesler, daß viele Frauen durch die Psychotherapie dazu gekommen sind, sich selbst zu achten und sogar zu Feministinnen zu werden. Dies entspricht auch meinen Erfahrungen.

Eine zunehmende Wertschätzung und Integration weiblicher Werte in unsere Kultur ist unter anderem dem Einfluß der Psychotherapie zu verdanken. Sie ermutigte dazu, mehr Gewicht auf die Gefühle und auf ein größeres Bewußtsein für die Verletzlichkeit beider, Männer und Frauen, zu legen. Durch die Psychotherapie gewannen viele Frauen und Männer eine höhere Wertschätzung subjektiver Gefühle, des Hegens und Pflegens, der Zusammenarbeit, Liebe und Feinfühligkeit. Ich wünschte, mehr Therapeuten hätten die stabile Grundlage feministischer Prinzipien, denn ohne sie gibt es schwerwiegende Begrenzungen und viele Fallgruben bei der Hilfe, welche die Psychotherapie anbieten kann.

Es gibt einige Dinge, die Frauen oder Männer tun können, um sich vor autoritärem Stil und Chauvinismus zu schützen, wenn sie einen Psychotherapeuten aufsuchen. Persönliche Empfehlungen von glücklichen Klienten und die Bereitschaft, ringsum nach der richtigen Adresse zu suchen, sind die Grundlage. Die Therapeuten nach ihrer Sichtweise von Frauenproblemen zu befragen, vielleicht im voraus am Telefon, kann ein gutes Mittel sein, um viele schon vorab gleich auszusondern.[28]

Sich eine weibliche Therapeutin zu suchen schützt eine Klientin nicht notwendigerweise, da manche Frauen, die sich fachlich im Felde der geistig-seelischen Gesundheit qualifizieren, einen übertriebenen Versuch machen, unter gleichen Bedingungen wie Männer in Konkurrenz zu treten. Dennoch die Chancen einer Patientin, als Frau respektiert zu werden, ist wohl bei einer Therapeutin eher gewährleistet, besonders wenn sie ein weibliches Bewußtsein hat. Auch Männer finden diese Frauen wahrscheinlich für ihre weicheren Qualitäten eher empfänglich. Auf der anderen Seite sind viele Männer, einschließlich einiger meiner engen Freunden, sehr fürsorgliche Therapeuten.

Die Wahl eines nichtmedizinischen Therapeuten – also eines Psychologen, Sozialarbeiters, Beraters oder Familientherapeuten – kann die Chancen für eine bessere Erfahrung mit der Therapie steigern. Viele meiner Patienten überweise ich an nichtmedizinische Therapeutinnen, einschließlich lesbischer Feministinnen, die manchmal eine besondere Sensibilität für Frauenprobleme zeigen. Trotzdem möchte ich wiederholen, daß es keine Garantie bedeutet, sich an einen Therapeuten irgendeiner speziellen Therapierichtung zu wenden, da sich viele der etablierten Psychiatrie angeschlossen haben.

Viele Frauen finden es lebensrettend, einer Gruppe der gleichgesinnten Frauen beizutreten, die sich regelmäßig trifft, besonders wenn dort das Bewußtsein für weibliche Prinzipien und Einsichten unterstützt wird.

Ob eine Frau nun auch noch in Psychotherapie ist oder nicht, diese Frauengruppen sind wertvoll, und für Frauen, die mit einer Psychotherapie beschäftigt sind, kann solch eine Gruppe einen nötigen Resonanzboden für die Besorgnisse über solche Erfahrungen zur Verfügung stellen.

Zögern Sie, der Warnung oder dem Verbot des Therapeuten, mit niemand anderem über die Therapie zu sprechen, zu folgen. Eine ihrer besten Schutzmaßnahmen gegen Mißbrauch in der Therapie ist die, frei über Ihre Erfahrung mit Menschen ihres Vertrauens, also Freunden und Familienangehörigen, zu sprechen. Wenn möglich, teilen sie Ihre Sorgen jemandem mit, der selbst eine gute therapeutische Erfahrung gemacht hat oder jemandem, der sie sehr gern hat und sie sehr respektiert. Einen anderen Therapeuten zu fragen kann selbstzerstörerisch sein, weil manche Therapeuten sich verpflichtet fühlen, ihre Kollegen zu verteidigen, und bei jeder Meinungsverschiedenheit eher den Klienten beschuldigen als einen anderen Therapeuten. So wird auch jeder, der ein eigenes Interesse an Ihrer Unterwürfigkeit hat, also ein mißbrauchender Elternteil oder Ehepartner, Ihnen möglicherweise einen falschen Rat geben; sei es nun, daß er eine unterdrückende Therapie befürwortet oder sie entmutigt, eine befreiende Therapie zu wählen.

Denken Sie daran, daß der Käufer der Dienste, die das psychiatrische Gesundheitssystem anbietet, sehr wachsam und wählerisch sein muß. Wie das Aussuchen eines Lebensgefährten kann dies die wichtigste Wahl zum Wohle oder Wehe sein, die Sie jemals treffen.

Kapitel 6

Die Psychiatrie und der psychopharmazeutische Komplex

„Die Verbindungen der Psychiatrie mit der pharmazeutischen Industrie sind zu einem so überwältigenden Vorteil geworden, daß es fast kriminell wäre, sie aufs Spiel zu setzen."[1]

Nathan S. Kline, Psychiater und Pharmakologe

„Zusammen im Bett und auf dem Markt: die Psychiatrie und die pharmazeutische Industrie" ...

Titel eines Editorials von *Matthew Dumont, M.D.*, im *American Journal of Orthopsychiatry*, Oktober 1990

Wie wir im Kapitel 2 sahen, produziert *Upjohn* das am häufigsten verschriebene Beruhigungsmittel Xanax®. Trotz seiner Nebenwirkungen und Gefahren wurde Xanax® kürzlich als erstes Medikament von der FDA für die Anwendung bei den sogenannten Panikstörungen oder bei wiederholt auftretenden Angstzuständen zugelassen. Da Panikstörungen unter Psychiatern und Patienten als windige Diagnose gilt, ist diese Zustimmung der FDA ein Vermögen wert. Wie konnte das passieren? Die hier jetzt erstmals erzählte Geschichte, wie *Upjohn* der organisierten Psychiatrie Gefälligkeiten erwiesen hat, ist ein Modell für das, was ich den *psychopharmazeutischen Komplex* nenne und was ich darunter verstehe.

Die American Psychiatric Association

Der beste Weg, die Psychiatrie zu beeinflussen, ist, sich das Wohlwollen der American Psychiatric Association (APA) zu verdienen. Die APA vertritt mehr als 35 000 der ca. 40 000 amerikanischen Psychiater. In den letzten Jahren hat die APA Unterabteilungen, die sich mit Gesetzgebung und Werbung befassen, ausgebaut, um damit ihre Macht und ihren Einfluß auf die Psychiatrie zu steigern. Sie investiert Geld, um den Sieg über die Öffentlichkeit, die Presse, den Staat und die Regierungen der Bundesländer zu erringen. Wie wir gesehen haben, verfaßt sie in periodischen Abständen Projektberichte über Themen wie Elektroschockbehandlung und tardive Dyskinesie, in denen sie Schlußfolgerungen formuliert, um den Berufsstand gegen Gerichtsprozesse, Kritik von seiten der Öffentlichkeit und gegen die nichtmedizinische Konkurrenz zu unterstützen. Die Projektberichte, in denen es um Behandlung geht, enthalten niemals Zweifel oder auch nur eine milde Kritik. Die APA veröffentlicht Zeitschriften und eine Zeitung, die meist eine biologische Orientierung unterstützen.

Die APA und die pharmazeutische Industrie

Die Pharmafirmen bilden das Rückgrat oder den finanziellen Träger der APA und den größten Teil der organisierten Psychiatrie. Die psychiatrischen Zeitschriften und Zeitungen, einschließlich den von der APA veröffentlichten, werden im großen und ganzen durch die Werbung der Pharmafirmen finanziert. Im Jahre 1987 machte die APA-Zeitung *Psychiatric News* einen Gewinn von 1 311 554 Dollar, hauptsächlich durch die Anzeigen für Medikamente. In den letzten Jahren stammte das Einkommen der APA, laut Rechenschaftsbericht, der jedes Jahr im Oktober im *American Journal of Psychiatry* veröffentlicht wird, zu 15 bis 20 Prozent aus der Werbung für die Pharmafirmen.

Diese 15 bis 20 Prozent sind nur die Spitze des pharmazeutischen Eisbergs. Die nationalen Konferenzen der APA werden von den Geldern der Pharmafirmen mit einigen Millionen Dollar pro Jahr garantiert. Sie könnten eigentlich ohne die Wertbestände der Pharmafirmen und ohne die von Pharmafirmen gesponsorten Seminare und Unterhaltungsveranstaltungen nicht stattfinden. Die Pharmafirmen unterstützen auch bestimmte politische Projekte, wie die jährlichen Versammlungen der APA, in denen überlegt wird, wie die Gesetzgebung in günstiger Weise beeinflußt werden kann. Sie finanzieren Konferenzen, bei denen die Führer der biologischen Psychiatrie zusammenkommen und sich gegenseitig unterstützen und die Pharmaerzeugnisse anpreisen. Der „Fond des Präsidenten", der APA-Hilfsfond und sogar Stipendien einzelner Psychiater am nationalen Hauptquartier werden durch Geldmittel von Pharmafirmen getragen. Natürlich wird die organisierte Medizin im allgemeinen, wie der Arzt Stanley Wohl in *The Medical Industrial Complex* [Der medizinisch-industrielle Komplex] (1984) betont, von den Pharmafirmen gesichert. Dies wurde sogar noch früher von Morton Minz in seinem Buch *The Therapeutic Nightmare* [Der therapeutische Alptraum] (1965) erkannt, als er die American Psychiatric Association dafür brandmarkte, daß sie es versäumte, sich gegen „den Mißbrauch psychiatrischer Medikamente, einen Mißbrauch, der Millionen betrifft", laut und deutlich auszusprechen. Und dies war noch bevor die Plage der tardiven Dyskinesie (s. Band 1) entdeckt wurde.

Auch wenn es wahr ist, daß die American Medical Association ihren eigenen unheiligen Anteil an Geldmitteln der Pharmafirmen einsammelt, sind die Verbindungen der APA zu den Medikamentenfirmen noch hinterhältiger. Zuerst einmal sind sie noch enger und durchgreifender. Zweitens sind die „Krankheiten", die mit den Medikamenten behandelt werden, in Wirklichkeit keine Krankheiten. Drittens unterstützt dieses Zusammenspiel zwischen der APA und den Pharmafirmen eine sehr enge Bandbreite von Ansätzen, nämlich die psychoaktiven Medikamente und die Schockbehandlung, die ebenfalls die Anwendung von Medikamenten notwendig macht. Und als letztes ist zu sagen, daß viele medizinische Medikamente sehr wertvoll sind, während die psychiatrischen Medikamente wenige heilende Eigenschaften haben.

Wenn irgendein Bild 1000 Worte aufwiegt, dann ist es das Foto des lächelnden Präsidenten der APA Robert Pasnau auf der Titelseite der Januarausgabe der *Psychiatric News* von 1987. Die Bildunterschrift erklärt, daß Pasnau einen Scheck über einen nicht näher bezeichneten Betrag von einem Vertreter von Smith Kline und French erhält, der sogar noch breiter lächelt als der Präsident der APA. Noch bezeichnender als der Scheck selbst ist, daß die Übergabe beim jährlichen Treffen der APA-Vertrauensleute stattfindet; nicht einmal in den tiefsten Tiefen der Vereinigung ist es also verboten, schachernd Einfluß zu nehmen.

Die APA und die Firma *Upjohn*

Nur zwei psychiatrische Medikamente werden von der Firma *Upjohn* hergestellt und verkauft: die Tranquilizer Halcion® und Xanax®. Beide haben sie eine bemerkenswerte Kurzzeitwirkung und sind daher hochgradig suchterzeugend. Beide haben in den Medien auf Grund ihrer gefährlichen Nebenwirkungen wie geistigen Funktionsstörungen und Tod (siehe Kapitel 2) eine mehr unrühmliche Bekanntheit erlangt. Aber *Upjohn* gibt viele Millionen dafür aus, damit seine zwei Erzeugnisse von der Psychiatrie gut angenommen werden.

Am 3. April 1985 berichtete die *Psychiatric News*, daß die APA eine Konferenz über das Thema, wie man mehr Einfluß, Geld und Patienten für die Psychiatrie gewinnt, abgehalten hat. Sie wurde von verschiedenen Pharmafirmen getragen, unter ihnen von *Upjohn*. *Upjohn* produzierte eine teure Diashow, die von Psychiatern benutzt wird, um bei anderen Ärzten um Überweisungen zu werben. Als Teil des gleichen weitreichenden Werbeprogramms gestaltete die Abteilung für öffentliche Angelegenheiten der APA einen Kalender mit Cartoons, der darauf abzielt, Psychiatern zu helfen, mit Kollegen eine Verbindung aufzunehmen, die ihnen Patienten überweisen können. Der Kalender wurde von *Upjohn* hergestellt.

Der APA-Präsident Pasnau schickte dann am 4. Mai 1987 einen Brief an alle APA-Mitglieder, in dem er ihnen den Kalender vorstellte und es ihnen erleichterte, sich mit den *Upjohn*-Verkaufsrepräsentanten in Verbindung zu setzen, um ihn zu bekommen:

„Bald schon wird ihr örtlicher *Upjohn*-Vertreter Sie anrufen, um Ihnen Ihr kostenloses Exemplar des Kalenders, der das Thema meiner Präsidentschaft ‚Psychiatrie in der Medizin/Medizin in der Psychiatrie' unterstützt ... Zu Ihrer Bequemlichkeit bei der Verabredung eines passenden Termins mit ihrem *Upjohn* Vertreter habe ich eine adressierte und frankierte Postkarte beigefügt."

Es ist erstaunlich, daß Pasnau in seiner offiziellen Stellung als APA-Präsident die Prinzipien eines Interessenkonfliktes verletzen konnte, indem er den Interessen einer Firma in dieser Art und Weise dienlich ist. Dies zeigt auf, in welchem Ausmaß die organisierte Psychiatrie inzwischen diese Art von gegenseitigen Gefälligkeiten als alltägliches Geschäftsgebaren akzeptiert.

Nach der nationalen Tagung der APA im Jahre 1988 versandte der nun ehemalige Präsident Pasnau eine 20 Seiten lange, teuer verpackte, glänzende Broschüre über *Consequences of Anxiety*. In einem Brief mit Pasnaus Briefkopf als Professor für Psychiatrie an der Universität von Kalifornien in Los Angeles (UCLA), der sich an alle APA-Mitglieder richtete, prahlte er, daß drei Symposien über Angst bei der vor kurzem stattgefundenen nationalen Tagung mehr als 1200 Psychiater angezogen hätten. Die kostenlosen Veranstaltungen wurden von der UCLA gesponsort und von Pasnaus alter Freundin, der Firma *Upjohn* finanziell unterstützt. Die feine Broschüre selbst wurde durch einen „Fortbildungszuschuß" der Firma *Upjohn* ermöglicht.

Upjohn bezahlt auch für etwas, daß „Zentrum für Angststörungen" genannt wird, „als Dienstleistung für wissenschaftliche Autoren". Eine im August 1987 veröffentlichte Pressemitteilung dieses Zentrums, geschrieben von Arthur Rifkin, Professor für Psychiatrie, behauptet, daß Panikattacken sicher mit biologischen oder genetischen Faktoren in Verbindung gebracht worden sind. Zur Behandlung von Panikattacken suchte Rifkin, nicht überraschend, aus den vielen zur Verfügung stehenden und meist austauschbaren Tranquilizern ein Produkt der Firma *Upjohn* heraus: Alprazolam (Xanax)®. Er stellt die fast ans Wunderbare grenzende Behauptung auf, daß das Medikament „Panikattacken bei einer Gruppe von 27 Patienten zu 85 Prozent vollständig beseitigte"; wir können diese Feststellung allerdings nicht bestätigen, da er die Studie nicht nennt.

Zum Komitee der Herausgeber des Zentrums gehören solche Größen der biologischen Psychiatrie wie der ehemalige NIMH-Direktor Gerald Klerman und der Medikamentenanwalt Donald Klein, Direktor des Bereichs Forschung am New York State Psychiatric Institute. Wahrscheinlich werden beide für ihre Dienste bezahlt.

Bei der nationalen Versammlung der APA im Jahre 1988 versandte die Firma *Upjohn* im Anschluß an ihre Seminare über Angst noch ein anderes Werbepaket für ihre Medikamente. Das Paket, verschickt an alle 45 000 APA-Mitglieder, enthielt einen Brief mit der Überschrift „Lieber Kollege" und kam von den zwei ehemaligen Direktoren des NIMH Shervert Frazier und Gerald Klerman. Beide sind leitende Psychiater und führten gemeinsam den von *Upjohn* gesponsorten

APA-Workshop durch. Der Umschlag enthielt vier glänzende Nachdrucke von Artikeln, die zugunsten von Xanax® sprachen, sowie eine 18seitige Broschüre mit vielen Tabellen.[2]

Upjohn fährt fort, die finanzielle Beziehung zur APA zu verfestigen. Die Ausgabe der *Psychiatric News* vom 20. Januar 1989 berichtet:

„Eine Vereinbarung über 1,5 Millionen Dollar zwischen der APA und der Firma *Upjohn* wird in folgender Form Früchte tragen: Videos über psychische Krankheiten für eine öffentliche Zuhörerschaft, einen neuen medizinischen Fortbildungsworkshop für nichtpsychiatrische Ärzte und Mitarbeiter, die an den Schaltstellen des Gesundheitssystems arbeiten, eine Ausstellung und Symposiumsprogramm, das andere medizinische Fachbereiche ansprechen will, und eine Unterstützung für das Public Affairs Network Institute der APA für 1989."

Zu alledem wirbt die Firma *Upjohn* auch noch intensiv in den Publikationen der APA und anderen medizinischen und psychiatrischen Veröffentlichungen.

Upjohn bezahlt einem Psychiater Höchstsummen

*Upjohn*s Xanax® ist wahrscheinlich das suchterzeugendste Medikament, das in den USA heute allgemein verwendet wird. Einer Schätzung nach verursacht es jährlich 1,5 Millionen Abhängige (siehe Kapitel 2). Die Studien, die zur Genehmigung der FDA für die Behandlung von Panikstörungen führten, hätten statt dessen eher zur Ablehnung der Behandlung mit diesem Medikament führen sollen. Die Forschungen zeigten, daß die Hauptwirkung des Medikaments Beruhigung ist und daß es zu vielen dem Alkohol ähnlichen Nebenwirkungen führt, wie verwaschener Sprache, beeinträchtigter Koordination, auch Entzugserscheinungen, die denen des chronischen Alkoholabusus ähnlich sind. Außerdem waren die Gesamtergebnisse des achtwöchigen Medikamententests so negativ (das Placebo war besser), daß *Upjohn* in seinen Anzeigen letztlich nur noch die ersten vier Wochen des Tests zitierte. Trotz der kurzen Testperiode litten die *meisten* Patienten beim Absetzten des Medikaments unter Entzugsproblemen wie auch einer Verschlimmerung der Angst.

Ende 1990 bekam *Upjohn* trotzdem die Genehmigung der FDA. Die Schlüsselfigur bei der Förderung der Xanax®-Studien taucht in der langen Liste offizieller Forscher nicht auf. Es ist Gerald Klerman[3], ehemaliger Direktor der NIMH (1971–1975) und ehemaliger Direktor einer übergeordneten Struktur, zu der das NIMH und die NIDA und die Mental Health Administration für Alkohol- und Drogenmißbrauch (ADAMHA) (1977–1980) gehören. Klerman ist jetzt Professor für Psychiatrie an der Cornell University. Es ist der gleiche Mann, der mit den Projekten der Firma *Upjohn* als Mitglied des Herausgeberkomitees beim firmeneigenen „Angststörungszentrum" und als Experte bei den von *Upjohn* gesponsorten Seminaren der jährlichen Versammlungen der APA in Verbindung stand.

In früheren Jahren war Klerman verantwortlich für eine sehr schlechte, fehlerhafte NIMH-Studie, die den Berufsstand und die Öffentlichkeit zu dem irrigen Glauben verleitete, Neuroleptika hätten einen spezifischen Nutzeffekt auf die Symptome der sogenannten Schizophrenie, also auf Halluzinationen und Wahnvorstellungen (siehe Band 1, Kapitel 3). Nun war Klerman von *Upjohn* angeheuert, um die von der FDA angeforderten Xanax®-Studien zu organisieren und zu unterstützen.

Klerman schrieb im Mai 1988 in den *Archives of General Psychiatry* eine längere einleitende Erklärung zu den FDA Xanax®-Studien, in der er den scheinbar großen Aufwand beschrieb, den *Upjohn* auf sich genommen habe, um Objektivität und hohe wissenschaftliche Qualität zu garantieren. Betitelt „Overview of the Cross-National Collaborative Panic Study" [Überblick über die bundesweite Gemeinschaftsuntersuchung zur Angst], ist der Bericht Klermans in Wirklichkeit eine unqualifizierte, enthusiastische Huldigung von beidem, *Upjohn* und seinen Studien. Was der Leser nicht wissen kann, ist, daß es eine *bezahlte Huldigung* war. Klerman ist ein hochbezahlter Berater von *Upjohn*. Die einzige Angabe zu seiner Person, die von Klerman gemacht wird, ist die Fußnote am Anfang des Artikels über seine Position an der medizinischen Fakultät der Cornell University. Seine finanziellen Vereinbarungen oder seine seit langem bestehende Beziehung zu *Upjohn* werden nirgendwo erwähnt. In dem Artikel selbst gibt es eine beiläufige Bemerkung über „G.L.K." (Klerman) als einen von drei Mitgliedern eines „Steuerkomitees" des Xanax®-Projektes.

Aus verschiedenen professionellen Quellen waren Gerüchte zu hören, daß Klerman von *Upjohn* mit 1 Million Dollar für seine Rolle bei den von der FDA angeforderten Studien über die Behandlung mit Xanax® bei Angststörungen bezahlt wurde. Klerman selbst bestritt in einem längeren Telefongespräch am 8. Januar 1991 mit mir energisch, daß ihm eine Summe von „auch nur annähernd einer Million Dollar" gezahlt worden sei, lehnte es aber ab, die tatsächliche Zahl auszuplaudern. Er erklärte, daß die Regeln der Cornell University, an der er mehrere Jahre Professor war, bestimmen, daß Fakultätsmitglieder nur einen Tag pro Woche außerhalb als Berater arbeiten dürfen. Er sagte, daß er seit 1982 oder 1983 eine „immer noch bestehende" Beziehung „nicht mehr als einmal wöchentlich" als Berater für *Upjohn* habe und er speziell dafür eingestellt worden sei, um bei der Entwicklung des Gesamtpaketes der Xanax®-Studien für die Genehmigung durch die FDA zu helfen. Zunächst sagte mir Klerman, daß er sich selbst als bezahlter Berater von *Upjohn* in dem Bericht in den *Archives* kenntlich gemacht habe, aber beim Nachdenken darüber entschied er, daß er erst vor kurzem damit angefangen habe. Klerman sagte, daß er seine Verbindung zu *Upjohn* „niemals versteckt" habe. Trotzdem verteidigte Klerman noch 1989 die Xanax®-Studien in einem längeren Brief, der in den *Archives* veröffentlicht wurde, ohne Erwähnung, daß zwischen ihm und der Firma *Upjohn* weiterhin eine finanzielle Vereinbarung besteht. Klerman sieht den in seinen unterschiedlichen Rollen innewohnenden Interessenkonflikt nicht und verteidigt sein Handeln mit der Begründung, daß „unsere Gesellschaft" möchte, daß Medikamente und andere medizinische Therapien „im privatem Sektor geleitet von Gewinnquoten" entwickelt werden.

Klermans einführende Bewertung der Xanax®-Studien in den *Archives of General Psychiatry* ist besonders wichtig, da seine Haltung als die eines desinteressierten Wissenschaftlers erscheint, der einen Bericht in einer medizinischen Zeitschrift schreibt. Da er nicht als einer der tatsächlichen Mitarbeiter an der Medikamentenstudie aufgeführt wird, gewinnt der Leser den Eindruck, daß dieser bekannte Psychopharmakologe, Professor und ehemaliger Direktor des NIMH und der ADAMHA seine unabhängige, objektive Unterstützung in seine Schlußfolgerungen einfließen läßt. Ich habe tatsächlich mit gut informierten Forschern gesprochen, die bis heute nicht wissen, daß Klerman auf der Gehaltsliste der Firma *Upjohn* steht.

Klerman bleibt weiterhin einer der meist geschätzten Psychiater Amerikas. Die American Psychiatric Association verlieh ihm 1990 einen Preis für besondere Verdienste.[4]

Das „Gute-alte-Kameraden"-Netzwerk, das die Medizin im allgemeinen mit der pharmazeutischen Industrie verbindet, wird abermals von *Upjohn* illustriert, dessen Chef Vorstandsmitglied Theodore Cooper ist. Cooper ist ehemaliger hoher Beamter im Gesundheitsministerium und war früher Dekan der Cornell Medical School. Klerman führt es auf Cooper, einen Arztkollegen, zurück, daß sich *Upjohn* Berater wie ihn, Klerman, zunutze macht, und nennt das die „progressive" Haltung der Firma.

Die Ausgabe der *Psychiatric News* vom 18. Mai 1990, herausgegeben von der AMA, berichtet, daß der Verdienst der Firma *Upjohn* im ersten Vierteljahr um 10 Prozent auf 114 Millionen Dollar bei einem Umsatz von 773 Millionen Dollar stieg.

Upjohn und die *Archives*

Aber was ist mit der Zeitschrift selbst, in der die Studien veröffentlicht wurden? Kann das Geld der Firma *Upjohn* auch in die *Archives of General Psychiatry* gelangt sein? Und in der Tat, das Geld von *Upjohn* schmierte auch das größte Rad von allen in den *Archives*, den Psychiater Daniel X. Freedman, den verantwortlichen Herausgeber der letzten 20 Jahre. 15 Jahre zuvor, als die ersten Berichte über die Ernsthaftigkeit der Epidemie von tardiver Dyskinesie in den *Archives* des Jahres 1973 erschienen, hatte Freedman ein sehr ungewöhnliches Editorial zugefügt, in dem er davor warnte, die Bedeutung der durch Medikamente hervorgerufenen Krankheit zu übertreiben oder zu erlauben, daß die negative Publicity an der Finanzierung der Psychiatrie durch den Staat rüttelt. Nun, 1988, nahm Freedman eine bemerkenswerte Doppelrolle ein: Herausgeber der Zeitschrift, welche die von *Upjohn* gesponsorte Xanax®-Studie veröffentlichte, und bezahlter Berater von *Upjohn*, in der Funktion als Vorsitzender des

Aufsichtskomitees für Fragen der „Ethik und Sicherheit" der Studien.

In einer „Anmerkung des Herausgebers" zur Schlußfolgerung von Klermans Bericht über Xanax® informiert uns Freedman, daß seine von ihm selbst als *Berater und Assistent* der Abteilung für medizinische Angelegenheiten bei der Firma *Upjohn* beschriebene Rolle in keiner Weise die Handhabung der Artikel durch die Zeitschrift beeinflußt habe. Doch der Psychiater Isaac M. Marks vom Institute of Psychiatry in London glaubt ganz etwas anderes. Marks ist einer der anerkanntesten Forscher im Feld der Angststörungen und Medikamente weltweit, und tatsächlich werden in Klermans Bericht eines seiner Bücher und ein Artikel zitiert. Er ist der Erst Autor eines Briefes an die *Archives* vom Juli 1989, den eine Gruppe von elf Psychiatern und Psychologen verfaßte und in dem die Xanax®-Studien kritisiert werden (siehe Kapitel 2). In einem Interview per Telefon mit mir im Januar 1991 sagte Marks, daß Freedman versucht habe, die Veröffentlichung des Briefes in seiner Zeitschrift zu verhindern. Laut Marks lehnte es Freedman zuerst ab, den Brief zu lesen, und lehnte ihn später trotz der hervorragenden Autoren der Gruppe ab. Als Marks anrief, um herauszufinden, was das Problem sein könnte, wurde er von Freedmans Sektretär informiert, daß die Einrichtung der Abstände nicht der Norm entspräche und die Namen aller elf Autoren nicht auf der gleichen Seite erscheinen. Freedman schrieb dann einen Brief in einem Ton an Marks, den dieser als „beleidigend" charakterisierte. Der Brief versuchte die von den Experten geäußerte Kritik zu diskreditieren. Danach weigerte sich Freedman, den wichtigsten Teil des Briefes, eine „vernichtende Tabelle", wie Marks sie bezeichnete, die zeigte, daß Xanax® ab der achten Woche „fast unwirksam" war, zu drucken. Die Veröffentlichung des Briefes erfolgte um 14 Monate verzögert nach dem ursprünglichen Artikel, was seine Wirkung beträchtlich verringerte.

Freedman selbst hat seine eigene Version der Geschichte, die sich um die Veröffentlichung des Briefes rankt, und eine völlig andere Ansicht über die allumfassende Beziehung zwischen Geldern von Pharmakonzernen und dem Einfluß dieser Firmen. In einem Interview mit mir am 27. Februar 1991 behauptete Freedman, daß die „vernichtende Tabelle" im ursprünglichen Brief, den er von Marks bekam, gar nicht enthalten war; aber Freedman konnte nicht erklären, warum die Tabelle nicht zur Veröffentlichung mit dem Brief vorgesehen wurde, als der angebliche Fehler bereits Monate vor dem Datum der Veröffentlichung von Marks berichtigt wurde. Er bestritt nachdrücklich, die Veröffentlichung des Briefes behindert zu haben, und tat Marks als einen „Nörgler" ab.[5]

Freedman lehnte jeden Zweifel über seine eigene Doppelrolle als Berater von *Upjohn* und Herausgeber der Zeitschrift, welche die von *Upjohn* gesponsorte Forschungsarbeit veröffentlichte, ab. Zunächst sagte er, er habe die „Anmerkung des Herausgebers", in der er seine geschäfliche Beziehung zu *Upjohn* erwähnte, geschrieben, um jeden „Anschein eines Interessenkonfliktes" zu vermeiden. Dann bestritt er allerdings, daß es da überhaupt einen Anschein gegeben habe. Er sei ein „Wissenschaftler", sagte er, und „die drei P.s in der Wissenschaft seien weit mächtiger und zwingender als Geld". Die drei P.s, so erklärte er, „sind Priorität, Prestige und Publicity".[6] Obwohl er zugab, während der Xanax®-Studie drei Jahre lang bezahlter Berater der Firma *Upjohn* gewesen zu sein, sei der Geldbetrag im Vergleich zu seinem Gesamteinkommen „trivial" gewesen. Er wollte es jedoch nicht riskieren, die Summe zu schätzen, die er bezahlt bekam, oder anzugeben, welchen Prozentsatz seines Einkommens sie darstellte. Ich machte Freedman darauf aufmerksam, daß die Veröffentlichung in den *Archives* von 1988 über die Wirksamkeit von Xanax® – unter seiner Herausgeberschaft – irreführend erscheint, weil die einführende Zusammenfassung nur die ermutigenden ersten vier Wochen der Studie beschreibt, ohne überhaupt zu erwähnen, daß sie nach einem weiteren Monat mit viel schlechteren Ergebnissen abschloß. Freedman antwortete, daß er sicher sei, daß keine Absicht vorlag, irgend jemanden zu täuschen, aber er konnte nicht erklären, wie oder warum die Zusammenfassung in dieser Weise verfaßt worden war. Die Idee, daß sich die Leser der Zeitung manchmal auf die Zusammenfassung verlassen könnten, ohne den gesamten Text zu lesen, nahm er nicht ernst. Als wolle er die Zeitschrift entschuldigen, erinnerte er mich dann daran, daß die FDA das Medikament genehmigt hatte.

Während des Interviews wandte Freedman, ohne mich persönlich zu kritisieren, die Etiketten „marxistisch" und „paranoid" auf

Sorgen über den Einfluß von Pharmafirmen auf die Forschung an. Er fand, daß man *Upjohn* für die Einrichtung einer Prüfungskommission unter seiner Leitung danken sollte. Insgesamt glaubt Freedman, daß die Geldmittel, die von Pharmafirmen wie *Upjohn* in die Psychiatrie gepumpt werden, bei den Forschern oder der Psychiatrie im allgemeinen keine Voreingenommenheit schüren.

Die APA beteiligt sich daran, Xanax® zu feiern

Nach der großzügigen Finanzierung der American Psychiatric Association durch die Firma *Upjohn* ist es keine Überraschung, daß die Ausgabe der *Psychiatric News* vom 4. Januar 1991 die Genehmigung von Xanax® für Angstkrankheiten mindestens so lobpreisend beschreibt wie die firmeneigene Werbung.[7] Man berichtet, daß das Medikament nach vier Wochen wirksam ist. *Daß es sich um eine Studie handelt, die nur über einen Zeitraum von acht Wochen lief, wird überhaupt nicht erwähnt!* Tausende von Psychiatern, die regelmäßig die APA-Zeitschrift lesen, dürften keine Ahnung davon haben, daß das Medikament innerhalb von acht Wochen unwirksam wird und, verglichen mit Placebo, viele schwere Nebenwirkungen verursacht, u.a. Angst und Panik. Gerald Klerman wird als jemand zitiert, der zu einer stufenweisen Absetzung der Medikamente aufruft, um Entzugserscheinungen zu vermeiden, aber die Studie selbst zeigt, daß dies nur wenig oder gar nicht hilft. Klerman wird als „Forscher" beschrieben und nicht als bezahlter Angestellter der Firma *Upjohn*.

Die Xanax®-Ärzte sind nicht allein

Ich hatte die Möglichkeit, die Finanzierung der Xanax®-Ärzte mit einem national bekannten amerikanischen Psychopharmakologen[8] zu diskutieren. Er gab offen zu, von einer anderen pharmazeutischen Firma mit einem konkurrierenden Medikament Geld zu erhalten. Irgendwie in Verteidigungshaltung, erzählte er mir: „Ich glaube, daß es in Ordnung ist, das Geld zu nehmen, aber ich spreche die Tatsachen so an, wie ich sie sehe." Über psychopharmakologische

Forscher im allgemeinen erklärte er: „Wir werden alle von irgend jemandem unterstützt. Die Frage ist, wie sehr man sein Urteilsvermögen dadurch trüben läßt". Er erklärte mir mit großer Ausführlichkeit, daß die Bezahlung, die er erhalten habe, nicht seine Ansicht über das Medikament tangiert hätte; und dennoch spielte er in der Diskussion die Gefahren seines Erzeugnisses herunter, während er freimütig die negativen Wirkungen von dessen Konkurrenten erörterte. Und in der Tat schließt er eine seiner Forschungsarbeiten mit mehreren Absätzen, in denen er ein nahezu vergötterndes Lob für das Produkt seiner Gönnerfirma ausspricht, und wie gewöhnlich gibt es keine Fußnote, in der darauf hingewiesen wird, daß er ein bezahlter Berater der Firma ist.

Und trotzdem äußerte sich dieser Psychopharmakologe kritisch über andere in seinem Feld wegen ihrer übermäßigen Ergebenheit den Erzeugnissen ihrer Sponsoren gegenüber. „Hören Sie zu, ich sag Ihnen, „mein Medikament" ist nicht immer die beste Wahl, aber er (einer der Autoren der Xanax®-Studie) tut so, als sei sein Medikament das einzige. Er hält Vorlesungen, in denen Xanax® als nicht annähernd so suchterzeugend geschildert wird, wie es tatsächlich ist."

Der Psychopharmakologe beschreibt Fachkonferenzen als Wettbewerbsveranstaltungen, bei denen die verschiedenen Doktoren für die Medikamentenfirma, von der sie gesponsort werden, Partei ergreifen. Der eine Experte verteidigt Xanax®, während ein anderer Valium® unterstützt oder BuSpar®, und von jedem weiß man, daß er ein bezahlter Berater der entsprechenden Pharmafirma ist.

Ein äußerst bekannter europäischer Psychiater und Psychologe (der darum bat nicht genannt zu werden), erzählte mir, daß *Upjohn* „Millionen von Dollar" weltweit für Beraterhonorare, Forschungszuschüsse und Geschenke bezahlte, um auf Psychiater in aller Welt und auf das Ergebnis der Xanax®-Studien und ihre Akzeptanz durch die Psychiatrie einzuwirken. „Geldgespräche", sagte er und fügte hinzu, daß es manchmal den Anschein habe, als ob „der ganze Berufsstand in der einen oder anderen Weise für *Upjohn* arbeite". Obwohl die Spendierlust der Firma *Upjohn* vielleicht übertriebener als die vieler anderer Pharmafirmen sei, sagte er, sei dies typisch für Förderung der Psychiatrie und Psychopharmakologie durch Pharmafirmen.

Upjohn ist nicht allein

Die meisten pharmazeutischen Firmen, die psychiatrische Medikamente produzieren, sind viel größer als *Upjohn*, und manche geben, um sich Freunde in der Profession zu machen, ähnlich viel Geld oder sogar noch mehr aus als *Upjohn*. Zu den Firmen, die die Psychiatrie fördern, gehören: *Smith Kline and French Laboratories, Mead Johnson* (eine Firma *Bristol-Meyers*), *Dorsey* (eine Abteilung von *Sandoz*), *Merrell Dow*, *Roerig* (eine Abteilung von *Pfizer*), *Ives Laboratories, ER Squibb and Sons*, *Dista Products* (eine Abteilung von *Eli Lilly*), *Boots Pharmaceuticals*, *Burroughs Wellcome* und *Lederle Laboratories*. Um *Upjohn* zu verteidigen, zitierte Klerman Mead Johnson als Beispiel für andere Firmen, die ebenfalls verschwenderisch viel Geld für die Psychiatrie ausgeben. Nicht überraschend, *Mead Johnson* ist ein Konkurrent von Klermans Gönnerfirma. Sie stellen den Tranquilizer BuSpar® und auch ein Antidepressivum her.

Die APA beschließt, Geld von Pharmafirmen anzunehmen

Die Leitung der American Psychiatric Association traf bewußt die Entscheidung, sich bei ihren Aktivitäten stärker auf die Geldmittel der Pharmafirmen zu verlassen. Diese Entscheidung hat höchstwahrscheinlich einzelne Ärzte beeinflußt, sich ebenfalls in der Schlange anzustellen, um Handgeld zu kassieren. In den frühen 70er Jahren befand sich die APA in finanziellen Schwierigkeiten. Sie verlor Mitglieder, und ihr Gesamteinkommen belief sich auf zwei bis vier Millionen Dollar pro Jahr, verglichen mit ihrem jetzigen Einkommen von über 21 Millionen Dollar. Die Zeitungen und Zeitschriften schrieben rote Zahlen, statt riesige Überschüsse durch die Werbeanzeigen der pharmazeutischen Firmen zu machen. Die Psychiatrie verlor im allgemeinen an Boden im Wettbewerb mit Psychologen, Sozialarbeitern, Beratern, Familientherapeuten und anderen nichtmedizinischen Fachleuten, die niedrigere Honorare für Psychotherapiepatienten nahmen. Psychiatrische Zeitschriften waren voll mit Trübsinn und Gejammer, die Psychiater könnten ihre Arbeitswochen nicht mehr so leicht füllen. Zur gleichen Zeit geriet die Psychiatrie wegen der Psychochirurgie, des Elektroschocks und der gerade bekannt gemachten, durch Medikamente ausgelösten Krankheit, der tardiven Dyskinesie, zunehmend in die Kritik.

Ein Wendepunkt war der Konflikt, ob man sich dem Einfluß der pharmazeutischen Firmen entziehen solle oder nicht. Im April 1974 berichtete das *American Journal of Psychiatry*, daß „die Beziehung der APA zur Industrie, insbesondere zu den pharmazeutischen Firmen", für einige Mitglieder des Kuratoriums der Vertrauensleute zur Besorgnis geführt hat, da sie glauben, daß „durch die Verbindungen der APA mit pharmazeutischen Firmen die Grenzen der Professionalität überschritte, und unsere Prinzipien aufs Spiel gesetzt würden und in einigen Fällen Mitglieder in Interessenkonflikte geraten sind". Diese Zweifel wurden über ein Maß der Verwicklung geäußert, das nach heutigen Maßstäben einer Bagatelle gleichkommt.

Als Reaktion auf die Zweifel entwarf die APA ein Projekt, bei dem die Auswirkungen eines möglichen Verlustes der Unterstützung der pharmazeutischen Firmen untersucht wurde. Allein ihr Titel ließ auf die Angst schließen, daß Unabhängigkeit von den Pharmafirmen die Führung ins Herz traf. Der Projektbericht faßte zusammen, daß viele örtliche APA-Mitgliederorganisationen wie auch verschiedene Ausbildungsprogramme ohne den „Lebenssaft" der Unterstützung der Pharmafirmen zusammenbrechen würden. Die ständige Unterstützung von Seminaren bei den nationalen Kongressen wurde ebenfalls als akzeptabel angesehen, vorausgesetzt, daß sie nicht direkt einzelnen Pharmafirmen zugeschrieben wird.

Tür und Tor waren für den Einfluß der pharmazeutischen Firmen weit geöffnet, und sie öffnen sich jedes Jahr weiter. Heutzutage werden Dutzende von Seminaren von pharmazeutischen Konzernen unterstützt, und die einzelnen Namen der Firmen werden auffällig mit Anzeigen in psychiatrischen Zeitschriften und Zeitungen, die vor den Konferenzen erscheinen, verherrlicht.

Eine einsame Stimme, Robert Seidenberg, klinischer Professor für Psychiatrie am Upstate Medical Center der State University von New York, in Syracuse, protestierte in seinem Brief an die *Psychiatric News* vom 2. November 1979 gegen die Entscheidung der APA zu einem Schmusekurs mit den Pharmafirmen. Er bezeichnete die Politik der Pharmafirmen als „den Tiefststand ethischen Verhaltens".

Immer noch im Kampf mit finanziellen Schwierigkeiten, schlug das Direktorium der APA alle ethischen Bedenken in den Wind und „stimmte dafür, die pharmazeutischen Firmen zu ermutigen, mehr die wissenschaftlichen oder kulturellen Aktivitäten statt nur die rein sozialen Aktivitäten als Teil des jährlichen Konferenzprogramms zu unterstützen ...".[9] Mit anderen Worten: Gebt uns mehr als Kaffee und Unterhaltung; gebt uns direkte Unterstützung für unsere wichtigeren beruflichen und wissenschaftlichen Aktivitäten.

In den folgenden Jahren machte sich die APA daran, ein „Politisches Aktionskomitee" (PAC) und spezielle Abteilungen einzurichten, deren Ziel es war, daß der Kongreß, die Gesetzgeber der Staaten, die Medien und die Öffentlichkeit der Psychiatrie eine größere Wertschätzung entgegenbringen und ihre wirtschaftlichen Interessen unterstützen. Viele dieser Werbebemühungen werden nun von den pharmazeutischen Firmen getragen.

Ein Teil der Motivation dieses neuen politischen Vorstoßes der Psychiatrie wurde von dem gewählten Sprecher in seinem Bericht, veröffentlicht in der Oktober Ausgabe des *American Journal of Psychiatry* von 1984, ausgedrückt. Die PAC, versuchte er zu erklären, „kaufe keine Stimmen", versuche aber, die Politik zu verbessern. Inzwischen vergleicht er die Rivalität von Psychiatern und Psychologen mit dem Krieg der Sterne, jammert über „ein Überangebot miteinander konkurrierender Praktiker", was zu „einer Galaxie von Territorialkriegen" führt.

Welche Funktion die APA als Berufsorganisation zuvor auch immer erfüllt hatte, sie wurde nun durch ihre Funktion als politischer Anwalt im Interesse des Wachstums der Psychiatrie und des pharmazeutischen Geschäfts verdrängt. Die Überzeugung, daß nur ein medizinisches oder biologisches Image die Psychiatrie wirtschaftlich wettbewerbsfähig macht, wird beständig wiederholt.

Protest gegen den Verkauf der Psychiatrie

Mit der enger werdenden Verbindung zwischen der organisierten Psychiatrie, einzelnen ihrer Führer und den Pharmafirmen meldeten sich einige besorgte Stimmen innerhalb des Establishments zu Worte.

In der Oktoberausgabe des *American Journal of Psychiatrie* von 1984 betitelte der gewählte Sprecher der APA, Fred Gottlieb, seinen Bericht ironisch mit „Besser Leben durch Chemie: Geld von der Industrie für Ausbildung und Annehmlichkeiten". In diesem Artikel erwähnt er, das Wissenschaftliche Programmkomitee der APA habe dem Präsidenten der APA über den Einfluß der pharmazeutischen Firmen auf die wissenschaftlichen Programme geschrieben. Das Komitee halte die Bereitstellung von Geldmitteln seitens der Pharmafirmen für die nationalen Jahrestagungen in vieler Hinsicht für fragwürdig, genau wie die Bezahlung von Mitgliedern, die an den von pharmazeutischen Konzernen gesponsorten Veranstaltungen teilnehmen.

Gottlieb zitierte Forschungsarbeiten, die deutlich „den starken Einfluß der kommerziellen (Pharmafirmen) Quellen auf das nichtrationale Verschreibungsverhalten der Ärzte" zeigen. Dadurch, daß wir von den pharmazeutischen Firmen Geld annehmen, so macht er klar, „wird unser Interessenkonflikt offensichtlich" (S. 1333).

Gottlieb setzt seinen Kommentar mit den Untertiteln fort: „Die Erweiterung der Geldquellen durch die APA hat Folgen: Derjenige, der bezahlt, hat zu bestimmen ... Du kannst keinen Kuchen haben ohne ... oder kannst Du, wenn du weiter sehr wachsam bist?" Er erklärt: „Es geht darum, sicherzustellen, daß solche Interessenkonflikte nicht versteckt, sondern offen geprüft und so klein wie möglich gehalten werden." (S. 1333)

Ein Jahr später, im Oktober 1985, fährt Gottlieb mit seinen Warnungen im „Bericht des Sprechers" fort. Er sagt, er habe vorher über „die *Millionen* Dollar geschrieben, die wir jährlich von den Pharmakonzernen durch die Reklame, kommerzielle Ausstellungen, für Vorträge und soziale Aufgaben erhalten". Nun habe er zu seiner Überraschung „gerade erfahren, daß unser (APA-)Bundesgesetzgebungsinstitut ebenfalls unterstützt wird".

Gottlieb erklärt: „Ich will nicht sagen, daß sie (die pharmazeutischen Konzerne) oder wir schlechte Menschen sind. Aber ich glaube weiterhin, daß sich die Annahme solcher Gelder auf lange Sicht hin nachteilig auf die Unabhängigkeit unserer Tätigkeit auswirkt. Wir haben eine irgendwie ungezwungene und ganz herzliche Beziehung zu den Pharmafirmen entwickelt, und nehmen ihr Geld bereitwillig

... Wir scheinen die verfügbaren Daten unberücksichtigt zu lassen, daß Medikamentenwerbung eine irrationale Verschreibungspraxis fördert. Wir glauben anscheinend, daß wir als Psychiater gegen unbewußte emotionale Vorurteile zugunsten derer, die uns offenkundig freundlich gesonnen sind, immun sind. ... Wir ignorieren hartnäckig den darin enthaltenen Interessenkonflikt." (S. 1248)

Gottlieb äußert sein Bedauern darüber, wie die APA ihr Politisches Aktionskomitee (PAC) nutzt, da daß das PAC einem eher engem Selbstinteresse diene, statt dem langfristigen Wohl des Berufsstandes oder der Öffentlichkeit.

Während Gottlieb eine wichtige Proteststimme war, machte der jährliche Bericht von 1985 deutlich, daß das Direktorium der APA sich selbst kopfüber in eine Periode der Abhängigkeit von den pharmazeutischen Firmen manövriert hatte. Es genehmigte die Annahme von Geldern pharmazeutischer Firmen, um die Abonnements einer ihrer Zeitschriften zu unterstützen, und, fast ganz unglaublich, es schränkt ihre Politik, den Mitgliedern Informationen über finanzielle und Haushaltsangelegenheiten einschließlich der „Unterstützung durch die pharmazeutische Industrie" zu geben, ein (S. 1247). Tatsächlich wurde und blieb solche Information im großen und ganzen unerhältlich. Der Ausschuß stimmte auch dafür, für 150 000 Dollar pro Jahr einen Marketingberater einzustellen. Gottliebs Besorgnisse wurden von der APA-Führung niedergewalzt – in den darauf folgenden Jahren wurde von offiziellen APA-Repräsentanten keine weitere Kritik geäußert, und die Abhängigkeit von den Pharmafirmen wuchs immer schneller. Dasselbe gilt für die APA-Politik des finanziellen Wachstums. Die Beweggründe wurden in einem Bericht des Schatzmeisters, George Pollock, im Oktober 1986 im *American Journal of Psychiatry* deutlich gemacht. Er warnt davor, „daß die nationale Wirtschaft Druck auf die APA durch die Psychiatrie als Ganzes wie auch durch unsere einzelnen Mitglieder ausübt". Der Schatzmeister erklärt dann unerschrocken: „Tatsächlich ist das Feld der Psychiatrie zu einer von der Ökonomie gelenkten Profession geworden" (S. 1340).

Die von der „Ökonomie gelenkte Profession" wendet nun vermehrt Ausgaben für „verschiedene ökonomische Angelegenheiten" auf wie „Verbindungen zur Regierung, öffentliche Angelegenheiten und

Ausbildung", immer mit der biopsychiatrischen Ausrichtung, die darauf abzielt, mehr Macht im Feld der geistig-seelischen Gesundheit zu gewinnen. Ein direktes Ergebnis war die verstärkte positive Berichterstattung seitens der Medien, als die APA und das NIMH angebliche Durchbrüche in der biologischen Psychiatrie meldeten. Während andere Geldmittel auf Bundesebene gestrichen werden, sind die des NIMH wieder gewachsen.[10] Ein weiterer Punkt ist die zunehmende Akzeptanz von Schlagwörtern wie *biochemische Unausgewogenheit* und *genetische Prädisposition* seitens der Bevölkerung.

Ein Pharmafirmenzirkus

Im Jahre 1987 wurde die jährliche Konferenz der APA zu einem Zirkus pharmazeutischer Firmen.[11] Wohin man sich auch immer drehte, hatte eine pharmazeutische Firma die Patenschaft übernommen. Das *Tägliche Bulletin* für die Konferenz wurde von der einen Pharmafirma zur Verfügung gestellt, und das „Nachrichten- und Informations brett" von einer anderen. Sogar die glänzende Verpackung der Anmeldeformulare, die jedem Teilnehmer ausgehändigt wurden, waren mit einem Aufdruck „Mit freundlicher Unterstützung von McNeill Pharmaceuticals, Produzent von Haldol® (haloperidol) Decanoate" versehen. Die Fortbildungsseminare, bei denen die APA-Mitglieder die Scheine für ihre fortlaufende medizinische Fortbildung erwerben können, waren als von pharmazeutischen Firmen gesponsorte Veranstaltungen erkennbar. Ein zorniger Psychiater, H. Steven Moffic, schrieb am 19. Juni 1987 an die *Psychiatric News* und erhob die These, daß APA wohl bald für „American Psychopharmaceutical Association" stünde.

Der Psychiater Loren Mosher schrieb im August 1987 einen unveröffentlichten Brief an den Schatzmeister der APA, Alan Levenson, in dem er über seine Mitgliedschaft nachdenkt. Mosher äußert sich über die APA:

„Ihre Abhängigkeit von der Unterstützung durch pharmazeutische Konzerne für ihre jährlichen Konferenzen, Zeitschriften, Zeitungen und die Organisation selbst hat, soweit es mich betrifft, eine nicht mehr zu akzeptierende Ebene erreicht. Dieses Verhalten der Organisation führt dazu, daß Psychiater von Außenstehenden hauptsächlich als Verschreiber von Rezepten wahrgenommen werden. Die Reduzierung unserer beruflichen Rolle, die zum Teil Ergebnis der finanziellen Abhängigkeit von den Pharmafirmen ist, wird, so glaube ich, auf lange Sicht für unseren Berufsstand schädlich sein. Folglich bin ich der Meinung, daß die Politik der APA hinsichtlich der Annahme von Geldern von Pharmafirmen geändert werden sollte. Zumindest sollte die Mitgliedschaft eine vollständige Abrechnung darüber erhalten, welche Geldmittel die Pharmafirmen zur Verfügung stellen und wie sie ausgegeben werden."

Diese Aufstellung über den Einfluß pharmazeutischer Firmen wurde niemals vorgelegt. Noch wird es sie jemals geben – ohne die Intervention des Parlaments oder der Gerichte.

Eine Fernsehdiskussion mit dem Präsidenten der APA

Die Mißachtung des Interessenkonfliktes der Psychiatrie schlug mir erneut entgegen, als ich im August 1978 mit dem gerade gewählten Präsidenten der APA, Paul Fink, im Fernsehen bei der „Oprah Winfrey Show" diskutierte. In meinen einleitenden Bemerkungen konzentrierte ich mich auf den Skandal, daß Pharmafirmen die APA finanzieren. Ich wies darauf hin, daß Fink selbst der Chef der Abteilung für öffentliche Angelegenheiten der APA war, die von pharmazeutischen Konzernen getragen wurde.[12] Wir hatten dann folgenden Wortwechsel:

Breggin: „Nein, die Psychiatric Association ist nicht den Patienten verbunden, sondern den pharmazeutischen Firmen. Und wir brauchen eine „Psycho-Untersuchung" [in Analogie zur „Watergate"-Affäre, Anm. d. dt. Hrsg]. Der Kongreß sollte das untersuchen, Oprah, und ich bitte Dr. Fink als den Präsidenten, das nächstes Jahr aufzuklären und über die Millionen Dollar zu sprechen, die durch die American Psychiatric Association geschleust worden sind."
Winfrey: „Nun, Dr. Fink kocht."
Fink: „Ja, das tut er."
Winfrey: „Er kocht."
Fink: „Ich bin froh, daß sie das gesagt haben."

Winfrey: „Okay, okay, machen Sie weiter."
Fink: „Nun, ich glaube ..."
Breggin: „Können Sie irgend etwas, daß ich gesagt habe, bestreiten?"
Fink: „Kann ich bestreiten, daß wir Geld bekommen ..."
Breggin: „Millionen von Dollar werden von den Pharmafirmen in die Psychiatric Association gepumpt."
Fink: „Nein, ich kann nicht bestreiten, daß wir Millionen von Dollar von den Pharmafirmen als Unterstützung bekommen. Und ich kann auch nicht bestreiten, daß das die Frage zu berühren scheint, ob die verwendeten Medikamente von Wert sind, und sie sind ..."
Breggin: „Ihre *wissenschaftlichen* Konferenzen werden von Pharmafirmen bezahlt."
Fink: „Ich ... Das ist irrelevant. Das ist irrelevant."
Breggin: „Wieso ist das irrelevant?"
Fink: „Das ist absolut irrelevant, weil der Arzt auf der Straße, der Psychiater in der Gemeinde nicht von der Tatsache betroffen ist, daß wir eine Unterstützung – minimal, möchte ich hinzufügen, wenn man den Gesamthaushalt betrachtet –"
Breggin: „20 Prozent stammen aus der Werbung der Pharmafirmen."
Fink: „10 Prozent."
Breggin: „20 Prozent in den letzten drei Haushalten, und wenn Sie wollen, gehe ich in der nächsten Pause raus und hole die Zahlen."

Ich hatte im Wartebereich den offiziellen Bericht der APA bereitgelegt. Die aktuellen Zahlen der beiden vorhergehenden Jahre waren 19,69 Prozent für 1985 und 19,92 Prozent für 1984 gewesen.[13]

Fink: „Fahren Sie fort, als gewählter Präsident kenne ich die Zahlen."
Breggin: „20 Prozent der Einnahmen."
Fink: „Der Punkt ist, seien es nun 10 oder 20 Prozent ..."
Winfrey: „Lassen Sie ihn bitte sprechen, Dr. Breggin!"
Fink: „Das ist gar nicht die relevante Sache. Die relevante Sache ist: Sind die Medikamente von Wert? Ja, sie sind es."

Judy Chamberlin war von mir als Vertreterin der Überlebenden der Psychiatrie eingeladen worden, an der Show teilzunehmen. Nach meinem Wortwechsel mit Dr. Fink brachte sie uns mit ihrer Erklärung „Aber wie können Sie wissenschaftlich darüber debattieren, ob

Medikamente nun gut oder schlecht sind, wenn die Medikamentenfirmen die Diskussion bezahlen? Das verdreht alles!" auf unser Thema zurück.

Fink: „Die Annahme ist, daß wir skrupellos sind, und wir daher nicht – wir daher nicht ..."
Breggin: „Aber Sie sind Psychiater, Sie verstehen, was Eigeninteresse ist. Wenn man zu einer Konferenz geht und überall wird gesagt: „gesponsort von dieser Pharmafirma, unterstützt von jener Pharmafirma ..."
Fink: „Ich verstehe das nicht. Ich verstehe das nicht!"

Tatsächlich schien Fink nicht zu verstehen. Er kam später in der Show auf das Thema zurück, und ließ deutlich Frustration erkennen:

Fink: „... Sie sind besorgt wegen ein paar Millionen Dollar von Pharmafirmen, und daß die 33 000 Psychiater *nur eine Horde Ratten* wären, die nur denken, wir haben dieses Geld von den Pharmakonzernen bekommen. Das ist eine Unverschämtheit, wirklich unverschämt, daß das erste, worüber sie hier sprechen wollen, die Tatsache ist, daß wir gewissermaßen verpflichtet sind gegenüber ..."
Breggin: „Der Berufsstand ist jetzt verpflichtet ..."
Fink: „... gewissermaßen einem Teil der pharmazeutischen Industrie gegenüber."

Fink mag mehr von Geld und Eigeninteresse verstanden haben, als er zugegeben hat. In seiner Kandidatenrede für die Präsidentschaft der APA erklärte er: „Es ist die Aufgabe der APA, die Einkommensmöglichkeiten der Psychiater zu schützen." (veröffentlicht am 19. Dez. 1986 in den *Psychiatric News*).

Als Präsident der APA ging Fink 1989 daran, den vorhin erwähnten bahnbrechenden Vertrag mit *Upjohn* zu unterzeichnen, der die Schatztruhen der APA mit 1,5 Millionen Dollar zur Unterstützung der Psychiatrie füllte.

Das NIMH und der psychopharmazeutische Komplex

In den letzen Jahren wurde das National Institute of Mental Health von der biologischen Psychiatrie dominiert. Als ich 1967 und 1968 beim NIMH als hauptamtlicher Berater arbeitete, bildete die biologische Psychiatrie eine relativ kleine Unterabteilung innerhalb des Instituts; jetzt ist *es* das Institut. Der scheidende Direktor, der Psychiater Lewis Judd, wie seine unmittelbaren Vorgänger, hatte sich als legitimen Gegenstand psychiatrischer Forschung und Behandlung vollkommen dem Gehirn gewidmet und nicht dem Geiste.[14] Politisch gesehen brachte er das NIMH sehr in die Nähe eines wissenschaftlichen Laborinstituts. Quellen innerhalb des Instituts verrieten mir während seiner Amtszeit einhellig, daß er gerne die Dienste loswerden wollte, die Patientenrechte verteidigten (Programme zum Schutze und zur Verteidigung der Patienten) oder innovative Ansätze für Betroffene unterstützen (Programme zur Unterstützung der Gemeinden).

Maßgebliche Vertreter des NIMH hatten, indem sie Trends setzten, die Kontrolle über den Verbrauchermarkt für die geistig-seelische Gesundheit. Sie trieben die biologisch-psychiatrische Behandlung voran, vergaben Geldmittel für Forschung an einzelne Personen und Institutionen, unterstützten Ausbildungsprogramme, hielten Konferenzen ab, führten eigene Forschung durch und unterstützen die biologische Psychiatrie im allgemeinen durch die Medien. Wenn zum Beispiel eine fadenscheinige Studie vermuten ließ, daß manische Depression vielleicht mit einem Gen in Verbindung gebracht werden könnte, stürzte sich NIMH darauf, um eine Pressekonferenz abzuhalten. Wie wir in Kapitel 7 des ersten Bandes gesehen haben, schwinden Status und Wert einer Studie unter Forschern schnell dahin, die Wirkung der Medien aber nicht. Gleichfalls haben die Medien auch für das DART Programm, daß darauf zielt, daß sich mehr Menschen als depressiv betrachten, Medikamente nehmen und sich der Schockbehandlung unterziehen, Reklame gemacht.[15]

Die Food and Drug Administration (FDA)*

Der Rechtsanwalt James Turner schrieb in seinem Buch *The Chemical Feast* [Das chemische Festmahl] (1970), es sei seit langem bekannt,

* Die US-amerikanische Behörde, die u.a. über die Zulassung von Medikamenten entscheidet.

daß die FDA wohl kaum, wie angenommen, der Wachhund der Konsumenten sei. Ihr würden zu viele Knochen von der pharmazeutischen Industrie zugeworfen, als daß sie in die Hand beißen würde, die sie füttert. Schon früher, im Jahre 1965, hatte Morton Minz von der Washington Post sein Buch *The Therapeutic Nightmare* geschrieben, das die gegenseitige unterstützende Beziehung zwischen der FDA, der APA und den Pharmafirmen dokumentiert. Um ein Beispiel zu nennen, die FDA war nahe daran, Parnate®, ein MAO-Hemmer-Antidepressivum, vom Markt zu nehmen, da es sich als äußerst gefährlich erwies und kaum Anzeichen von Wirksamkeit bot. Aber die FDA, selbst von der APA unter Druck gesetzt, hielt sich zurück und sagte die geplanten Anhörungen ab. Trotzdem lehnten viele Psychiater das Medikament ab, und es fiel für ein paar Jahre in Ungnade. In dem gegenwärtigen biopsychiatrischen Klima erfreuen sich Parnate® und ähnliche Medikamente jedoch einer lebhaften Wiederbelebung.

Die FDA hat im allgemeinen wenig getan, um den Gebrauch psychiatrischer Technologien zu überwachen oder zu kontrollieren oder ihre schädigenden Wirkungen zu beleuchten. Von der erforderlichen Forschung zur Sicherheit der Elektroschockbehandlung hat sie sich zurückgezogen (siehe Band 1, Kapitel 9). Sie hat sich nie zur Lobotomie oder anderen Arten der Psychochirurgie geäußert. Obwohl eine ungewöhnliche Anordnung der FDA verlangte, daß die Pharmafirmen in bezug auf die Gefahren der tardiven Dyskinesie mehr Ehrlichkeit zeigen, war dies zu wenig und zu spät. Das Eingreifen der FDA 1985 kam erst viele Jahre, nachdem die durch Medikamente ausgelöste Krankheit bereits zu einer dokumentierten Epidemie geworden war. Die Patienten und Ärzte, welche die von der FDA veranlaßte Werbung der Pharmafirmen für Neuroleptika lesen, dürften keinerlei Kenntnis davon erlangen, daß die Raten der Krankheit bei Langzeitgebrauch sich der Rate von 50 Prozent nähern oder darüber hinausgehen.[16]

Die FDA verleiht dem Gebrauch psychiatrischer Medikamente und der Durchführung von Elektroschock durch ihre Anerkennung meistens Autorität. Im Fall der Psychochirurgie erkennt sie ihre Legitimität sogar stillschweigend ohne Untersuchung an. Die Öffentlichkeit wird in dem Glauben eingelullt, daß Prüfungskommissionen emsig zu ihrem Schutze bei der Arbeit sind. Wenn ich mich in Stellungnahmen kritisch über die Verwendung eines bestimmten psychiatrischen Medikaments äußerte, forderten mich die gegnerischen Anwälte oft mit den Worten heraus: „Aber war es denn nicht von der FDA genehmigt?" Wenn die Pharmafirmen selbst Stellung nehmen, versuchen deren Anwälte immer, ihre Klienten von der Verantwortung zu entlasten, indem sie auf die Vorschriften der FDA verweisen. Die pharmazeutischen Firmen und ihre Rechtsanwälte hoffen, daß die Leute, die in den Gerichten sitzen, die Firmen freisprechen, weil sie unter dem Schutzschirm der FDA arbeiten.

Außerdem verleitet die Genehmigung der FDA, wie wir bei Prozac® und Xanax® gesehen haben, die Öffentlichkeit zu dem Irrglauben, daß Tausende Patienten durch kontrollierte Untersuchungen über Monate oder Jahre hinweg getestet wurden, obwohl tatsächlich nur ein paar hundert Patienten wenige Wochen getestet wurden. In Bezug auf das Neuroleptikum Clorazil® (Clozapin) ist die letzte Genehmigung der FDA besonders irreführend. Eltern, Ärzte und Patienten gehen davon aus, daß dieses Medikament jahrelang verabreicht wird, für manche Patienten sogar lebenslang, und häufig gegen den Wunsch der Patienten. Doch die kontrollierten Studien der FDA für dieses äußerst gehirnschädigende und manchmal lebensbedrohliche Medikament *dauerten nur sechs Wochen*![17]

Auch das gerade genehmigte Medikament für Zwangskrankheiten Anafranil® (Clomipramin) wurde nur zehn Wochen untersucht, obwohl es ebenfalls häufig für Monate oder Jahre verabreicht wird. Die FDA warnt: „Da Clomipramin für den Langzeitgebrauch (mehr als zehn Wochen) nicht systematisch evaluiert wurde, sollten Ärzte für einzelne Patienten die Nützlichkeit des Medikaments erneut evaluieren." Veröffentlicht in dem obskuren *Drug Bulletin*, wird diese Warnung unbeachtet bleiben.[18]

Wie wir auch schon bei Xanax® gesehen haben, bedeutet die Genehmigung der FDA weder daß sich die Medikamente in Versuchen als sicher noch daß sie sich als wirksam erwiesen haben. Die FDA kann sich sehr große Mühe geben, um sich an die Pharmaindustrie und ihre finanziell an sie gebundenen psychiatrischen Experten anzupassen.

Es ist allgemein bekannt, daß Prüfungskommissionen leicht unter die Kontrolle der Industrie kommen, die sie prüfen sollen, denn die großen Konzerne haben das Geld und die Macht, um sich von Regierungsämtern und Politikern Einfluß und Begünstigungen zu verschaffen. Im Vergleich dazu haben die Konsumenten fast überhaupt kein Stimmrecht. Vor kurzem wurde Washington von der Aufdeckung einer Bestechungsaffäre geschüttelt, bei dem die Bauindustrie Einfluß auf die sie kontrollierenden Entscheidungsprozesse nahm. Weniger bekannt ist ein ähnlich schändlicher Skandal bei der FDA. John Schwartz beschrieb ihn in der Juliausgabe 1989 der *Psychiatric Times*: „Korruption und Chaos bei den Prüfungsverfahren der FDA für patentfreie Medikamente aufgedeckt". In der allgemeinen Presse fand sich eine weitergehende Serie von Enthüllungen.[19] Es ist verlockend, weiter von den grauslichen Einzelheiten zu erzählen, die veranschaulichen, wie sich die Pharmafirmen von den Bürokraten der FDA Vergünstigungen erkaufen. Aber „Korruption" ist nicht wirklich das Hauptproblem. Das wirkliche Problem liegt, wie wir gesehen haben, in der normalen Arbeitsweise der FDA, die die Öffentlichkeit in den Irrglauben führt, psychiatrische Medikamente seien sicher und wirksam, obwohl sie weder das eine noch das andere sind.

„Giftige Eltern" vereinigen sich mit der giftigen Psychiatrie

Außerdem gibt es noch die wachsende Bewegung der Familien, geführt von der National Alliance for the Mentally Ill (NAMI) [Nationale Allianz für Geisteskranke], mit einer sich schnell ausdehnenden Mitgliedschaft von mehr als 100 000 Eltern. Sie und ihre Bundesgenossen betrachten alle schweren psychosozialen Störungen als biochemisch verursacht und verteidigen Lobotomie, Elektroschock und Medikamente. Sie kämpfen gegen die wachsende Bewegung der „Überlebenden der Psychiatrie" und ganz allgemein der Unterstützer.[20]

Die APA und das NIMH arbeiten Hand in Hand mit der NAMI. Sie versuchen zusammen, das Parlament zu beeinflussen, und treten zusammen vor der Presse auf. Die führenden Kräfte der NAMI haben direkten Zugang zur Leitung der APA und des NIMH. Sie helfen einander bei der Planung nationaler Kampagnen zugunsten der biologischen Psychiatrie. Die NAMI veröffentlichte kürzlich einen Brief, den sie von Lewis Judd, dem scheidenden Direktor des NIMH erhalten hatte. Er sprach darin von der „Hingabe und dem gemeinsamen Ziel, das eine einzigartige und starke Beziehung und Zusammenarbeit zwischen der NAMI und dem NIMH hergestellt hat".[21] Scheinbar ohne jedes Bewußtsein für die Unangemessenheit, eine Bundesbehörde an eine einflußnehmende Elternselbsthilfegruppe zu übergeben, erklärte Judd: „Das NIMH ist in einem sehr bedeutungsvollem Sinne ein Institut der NAMI." Er fährt dann fort, ihr gemeinsames, aber vollkommen unbewiesenes Credo zu wiederholen: „In den letzten 15 Jahren haben wir eindeutig bewiesen, daß psychische Krankheiten Störungen sind, die mit dem Gehirn in Zusammenhang stehen, wozu oft starke genetische Einflüsse gehören." Der falsche Eindruck, den die Öffentlichkeit somit von Durchbrüchen in der biologischen Psychiatrie gewinnt, basiert auf der Wiederholung dieser unbegründeten Schlagworte. Die NAMI begnügt sich nicht damit, ihren eigenen Standpunkt zu stärken. Wie bereits festgehalten, greift sie Kritiker der biologischen Psychiatrie und Vertreter psychosozialer Ansätze persönlich an. Sie sucht ihren Einfluß gegen die Finanzierung psychosozialer Forschung geltend zu machen, indem sie sich jedem Projekt, daß die Eltern in das Problem ihrer Kinder miteinbezieht, heftig widersetzt. So hat sie versucht, die Geldmittel für verhältnismäßig unumstrittene Studien, die davon ausgehen, daß eine Verbesserung der Kommunikation in Familien einer Genesung ihrer psychisch kranken Mitglieder förderlich ist, einfrieren zu lassen.[22]

Die NAMI hat mitgeholfen, mehrere Medienkampagnen zu entwickeln und zu führen, deren verborgene Botschaft darin bestand, die Öffentlichkeit davon zu überzeugen, daß die Kinder der NAMI-Eltern Krankheiten haben, für die man ihre Eltern nicht verantwortlich machen kann. Die NAMI hat die National Alliance für Schizophrenieforschung und Depression mitbegründet, die Forschungen in der Psychiatrie finanziert. Forscher, die an wissenschaftlichen Untersuchungen arbeiten, werden daher in ihrem Lebensunterhalt abhängig von den Geldmitteln einer Organisation, die zwangsläufig psychosoziale Standpunkte bekämpft und die biologische Psychiatrie mit allen Kräften unterstützt. Wie die APA und deren örtliche Zweige bemühen sich die NAMI und einige ihrer Organisationen in den einzelnen Bundesstaaten aktiv um die Unterstützung durch Gelder der Pharmafirmen. In der Herbstausgabe 1990 des *Journal*, des offiziellen Blatts der California Alliance for the Metally Ill (CAMI), wird den Firmen *Sandoz Pharmaceuticals*, *Eli Lilly* und *Upjohn* Dank für „großzügige finanzielle Spenden" ausgedrückt. Wir erwähnten bereits, daß *Sandoz* den NAMI-Eltern „Stipendien" für ihre Kinder zur Bezahlung des gerade genehmigten und gefährlichen Neuroleptikums Clozaril® (Clozapin) gibt. In der Märzausgabe 1990 des *Advocate*, der nationalen Zeitschrift der NAMI, befand sich eine Anzeige für Clozaril® und ein Artikel, der die Geldbeihilfen von *Sandoz* beschrieb und Werbung für das Medikament machte und Telefonnummern angab, die es den Ärzten erleichtern sollten, das Medikament in Gebrauch zu nehmen. Der Druck auf *Sandoz* hat dazu geführt, daß die Firma es etwas leichter und billiger gemacht hat, das Medikament zu verschreiben.[23]

Medizinische Fakultäten und Professoren

Die Abteilungen für Psychiatrie der medizinischen Fakultäten sind jetzt größtenteils biopsychiatrisch ausgerichtet und erhalten Geld von den Pharmafirmen. Heutzutage sind einige Leiter der psychiatrischen Abteilungen Biochemiker und fast alle sind stark biopsychiatrisch orientiert. Psychologisch orientierte Abteilungsleiter sind ausgestorben wie der kalifornische Condor. Naturgemäß wollen medizinische Fakultäten als zentraler Teil des medizinischen Establishments die biologischen Ansätze unterstützen.

Die Fakultäten erhalten von den pharmazeutischen Konzernen ebenfalls Geld in Form von Zuschüssen für Forschung, Subventionen für Professuren und Unterstützung verschiedener Projekte. Wahrscheinlich sind die Beträge sogar weit höher als die, die die APA erhält. Professoren der medizinischen Fakultäten sitzen in den Ausschüssen oder sind als Berater zur Forschung und Entwicklung für Konzerne tätig, die versuchen, neue psychiatrische Medikamente herzustellen und zu vermarkten. Hervorragende junge Forscher wechseln manchmal direkt von der Universität, wo ihre Arbeit durch Förderungsmittel einer Pharmafirma finanziert wurde, zum Mitarbeiterstab der Pharmafirma über.

Krankenversicherungen

Krankenversicherungen spielen eine größtenteils noch unerforschte Rolle bei der Verstärkung des psychopharmazeutischen Komplexes. Die Kostenerstattung für Medikamente, Elektroschock und psychiatrische Hospitalisierung werden meist problemlos gewährt. Auf der anderen Seite wird wenig oder gar nichts für Psychotherapie und andere Formen sozialer Rehabilitation wie Tageskliniken, Krisenzentren und Wohnheime gezahlt, die letzten Endes wirkungsvoller und billiger sein können. Privatpraxen, in denen Psychologen und andere nichtmedizinische Therapeuten arbeiten, werden von den Krankenversicherungen mehr und mehr unter Druck gesetzt, Medikamente zu geben oder deren Anwendung zu ermutigen, da sie anderenfalls die Erstattung für die Behandlung bestimmter Patienten verlieren. Einem meiner Kollegen, einem Psychologen, wurde von einer Versicherungsgesellschaft bedeutet, wenn er einem seiner Patienten keine Medikamente gegen Angst geben würde, würden die Kosten eines anderen bei ihm in Behandlung stehenden Patienten nicht länger übernommen.

Die Praxis der Psychotherapie ist von den Versicherungsgesellschaften sehr stark eingeschränkt worden, und die Einführung erfolgreicher psychosozialer Neuerungen für schwer beeinträchtigte Menschen wurde wieder fallengelassen, weil sie keine finanzielle Deckung erhielten (siehe Kapitel 7). Aber es gibt Grund zur Hoffnung. Ich sprach mit dem Direktor einer Gesellschaft, die verschiedene Programme von Versicherungsgesellschaften verwaltet. Er sprach sich auf Grund der zu hohen Kosten und der häufig schädigenden Wirkungen gegen die psychiatrische Hospitalisierung aus und zog eher eine intensive, sogar tägliche Psychotherapie als Alternative in Betracht. Meiner Erfahrung nach wäre eine hochfrequente Psychotherapie für die Dauer eines Monats für die meisten akut gestörten Patienten hilfreicher als die Hospitalisierung. Dies würde auch weit weniger Kosten verursachen und wäre nicht so gefährlich.

Der psychopharmazeutische Komplex

Was wir untersucht haben, ist eine riesige Vereinigung, ähnlich dem militärisch-industriellen Komplex, die den psychiatrischen Berufsstand (APA), die Regierung (NIMH und FDA), die private Industrie (Pharmafirmen und Krankenversicherungen), Ausbildungsinstitutionen (medizinische Fakultäten) und die Organisationen, welche die Eltern der Patienten vertreten (NAMI und andere Familiengruppen) einbezieht. Doch der psychopharmazeutische Komplex ist keine „Verschwörung" im üblichen Sinne einer völlig geheimen oder einer verdeckten Zusammenarbeit. Vieles von dem betrifft redliche, offene Zusammenarbeit unter gleichgesinnten, eigennützigen Partnern. Trotzdem bleibt vieles davon auch bei intensiver Nachforschung verborgen, wie z.B. die Höhe der gezahlten Beträge der pharmazeutischen Firmen an die APA und an die führenden Psychiater. Und ob es eine Verschwörung im juristischen Sinne darstellt, bleibt ungeprüft.

Die einzige Interessengruppe, die nicht in den psychopharmazeutischen Komplex eingeschlossen ist, sind die Konsumenten – die Patienten und Opfer der biologischen Psychiatrie –, wie sie bei der National Association of Psychiatric Survivors [Nationale Allianz für Überlebende der Psychiatrie] (NAPS) vertreten sind. Es ist nicht weiter überraschend, daß die Sprecher der Patienten und Expatienten keine bedeutungsvolle Stimme in der psychiatrischen Machtstruktur haben.

Hat der psychopharmazeutische Komplex die Macht, dann ist es kein Wunder, daß die Öffentlichkeit so wenig Kritik über den biopsychiatrischen Ansatz hört und fast gar nichts über psychosoziale, menschliche Alternativen der Hilfe.[24]

Im Visier des psychopharmazeutischen Komplexes

Wie der Reporter Vince Bielski in seinem Artikel „The Assault on Patients Rights" [Anschlag auf die Patientenrechte] in der Ausgabe des *San Francisco Bay Guardian* vom 4. Juli 1990 aufdeckt, ist der psychopharmazeutische Komplex willens, seinen gewichtigen Einfluß auf örtliche Angelegenheiten richten. Die Entscheidung eines Kalifornischen Gerichtes im Fall Riese gegen St. Mary's aus dem Jahr 1989 erweiterte das Recht der *zurechnungsfähigen* Psychiatriepatienten auf Zustimmung oder Ablehnung der Behandlung mit antipsychotischen Medikamenten, nachdem sie ausreichend über eventuelle schädliche Nebenwirkungen informiert worden sind. Vielleicht weil Kalifornien oft ein Trendsetter ist, brachte diese Entscheidung einen großen Teil des psychopharmazeutischen Komplexes ins Gefecht. Der kalifornische Zweig der NAMI (CAMI) setzte die Gesetzgeber unter Druck, die Entscheidung über dieses Patientenrecht zu widerrufen. Der Versuch der CAMI, sich die Kontrolle ihrer Kinder zu erleichtern, war nicht überraschend. Wie erwartet, setzte die California Psychiatric Society ebenfalls ihren sehr gewichtigen Einfluß dazu ein, durch eine neue Gesetzgebung die Gerichtsentscheidung wieder rückgängig zu machen. Laut Bielski stellte sich heraus, daß das Mitglied der gesetzgebenden Körperschaft des Staates, Bruce Bronzan, der führende Anwalt für die Aushöhlung des Riese-Urteils, auch der Empfänger enormer Großzügigkeiten des psychopharmazeutischen Komplexes war. Dazu gehören: „Zuwendungen und Honorare von Dutzenden psychiatrischer und Krankenhausgesellschaften und Herstellern von Pharmazeutika, der Psychiatrischen Gesellschaft von Nord- und Zentral-Kalifornien, Kalifornischer Krankenhäuser, der Gesellschaft der Pharmazeutischen Hersteller, die *Sandoz Pharmaceutical Corporation* (Hersteller des Neuroleptikums Melleril®), die *Ciba Geigy Corporation* (Hersteller von Ludomil® und anderen psychiatrischen Medikamenten) und *Parke Davis* (Hersteller von Nardil® und anderen psychiatrischen Medikamenten)."

Damit unterstützen sogar nationale pharmazeutische Firmen den Angriff auf Patientenrechte. Die psychopharmazeutische Industrie ist eines der wenigen Unternehmensbereiche, das so stark von völlig unfreiwilligen Abnehmern gefördert wird.

Weshalb besteht so ein großes Interesse daran, zu verhindern, daß zurechnungsfähige Patienten hochgiftige Medikamente ablehnen? Nachdem er die unrealistische Gefahr von Chaos auf den psychiatrischen Stationen erwähnt hat,[25] äußert Bielski: „Seit nun die Medikamente zu einem grundlegenden Werkzeug der Psychiatrie geworden sind, könnten Krankenhäuser, Psychiater und Pharmafirmen Geld verlieren, wenn die Patienten sich weigern, die ihnen verschriebenen Medikamente zu schlucken."

Die Psychiatrie als großes Geschäft

All das läuft darauf hinaus, daß die organisierte Psychiatrie in Wirklichkeit eher ein großes Geschäft als eine Profession ist. Als großes Unternehmen, geleitet von APA und NIMH, entwickelt es Beziehungen zur Presse, hält Pressekonferenzen ab, um seine Produkte bekanntzumachen, macht seinen Einfluß zugunsten seiner Interessen geltend und setzt „wissenschaftliche" Berichte in Umlauf, die seine Mitglieder vor Prozessen wegen Fehlbehandlung schützen, indem sie den gehirnschädigenden Technologien Legitimität verleihen. Es versucht nicht nur, seinen Anteil am Markt zu vergrößern, sondern die Größe des ganzen Marktes.

Ein Weg, um die Gesamtgröße des Marktes zu erweitern, besteht darin, die Regierung, die Gesellschaft und den einzelnen Bürger davon zu überzeugen, daß ihre Dienste nötig sind. Aus dieser Motivation heraus erwachsen die „offiziellen Schätzungen" über die „Verbreitung psychischer Krankheiten", in die sich die Medien mit ihren Geschichten über die Notwendigkeit psychiatrischer Behandlung einklinken.

Die Abteilung für öffentliche Angelegenheiten der APA und die Vereinigte Kommission für öffentliche Angelegenheiten haben die Aufgaben, das Geschäft zu vergrößern. Sie veröffentlichen ein „Fact sheet" [„Tatsachenblatt"], um den Psychiatern zu helfen, sich selbst der Öffentlichkeit zu verkaufen. Die Group for the Advancement of Psychiatry [Fördervereinigung für Psychiatrie] (GAP) ist eine private Gruppe führender Leute aus dem Feld. 1987 veröffentlichte die GAP ein Buch *Speaking out for Psychiatry: A Handbook for Involvement with the Mass Media* [Für die Psychiatrie sprechen: Ein Handbuch für Medienbeziehungen], in dem sie das „Tatsachenblatt" erneut abdruckte. Hier sind die Schätzungen über die Anzahl der Amerikaner, die psychiatrische Dienste brauchen:

– Angststörungen: 11,1 Millionen
– Depression: 9,4 Millionen
– Schizophrenie: 1,5 Millionen
– Mißbrauch von Medikamenten, Drogen und Alkohol: 25,5 Millionen
– psychische Probleme und Entwicklungsschwierigkeiten bei Kindern: 12 Millionen

Diese fünf Schätzungen summieren sich auf 59,5 Millionen Amerikaner, und sie schließen nicht einmal ein paar der weitverbreiteten Diagnosen wie Eßstörungen, sexuelle Dysfunktionen und hirnorganische Störungen ein. Sogar wenn man einige unvermeidliche Überlappungen innerhalb der Gruppen miteinbezieht, sind 59,5 Millionen potentieller Konsumenten ein großes Geschäft, mehr als genug, um nur 40 000 Psychiater zu beschäftigen! Tatsächlich würden die Schätzung der GAP, daß 15 bis 20 Prozent der älteren Menschen eine „signifikante" psychische Krankheit haben, ausreichen, um den ganzen Berufsstand zu beschäftigen.

Vielleicht hat die GAP die eigenen Zahlen nicht zusammengezählt: Sie schätzt damit, daß einer von fünf Amerikanern psychiatrische Behandlung braucht; das sind 20 Prozent der amerikanischen Bevölkerung oder annähernd 50 Millionen Amerikaner. Mit 20 Prozent der Amerikaner noch nicht zufrieden, hat das NIMH kürzlich entschieden, daß einer von fünf Amerikanern alle *fünf Monate* unter einem psychischem Problem leidet. Ein Journalist der *Washington Post* verkündet dies als Evangelium in der Ausgabe der Zeitschrift *Health* vom 27. Juni 1989.

Zu viele oder zu wenige Psychiater?

Bei diesen wiederholten Versuchen, die Zahl der angeblich psychiatrischer Behandlung bedürftigen psychisch Kranken aufzublähen, gibt es einen besonders irreführenden Aspekt. Die Public Relation folgt der Linie, es stünden nicht genug Psychiater zur Verfügung, um all diesen Menschen zu helfen, und der Berufsstand müsse sich weiter vergrößern und mehr Wichtigkeit erlangen. Die Ausgabe der *Clinical*

Psychiatry News vom Dezember 1990 hebt auf ihrer Titelseite die Schlagzeile „Engpaß von Psychiatern wird wahrscheinlich weiterbestehen" hervor.

Aber gibt es wirklich einen Engpaß von Psychiatern? Ist es tatsächlich so, daß Psychiater durch zu viele Patienten überlastet sind? Nein, der Artikel gibt zu, daß das Gegenteil wahr ist. Trotz intensiver Werbung des NIMH und der APA, um mehr Menschen dazu zu bewegen, zum Psychiater zu gehen, *gibt es zu viele Psychiater, die um zu wenige Patienten wetteifern*. Laut Bericht der *Clinical Psychiatry News* „hat es auf Grund der geringen Nachfrage von Erwachsenen und Kindern nach psychiatrischer Behandlung den Anschein, als gäbe es bei diesen Ärzten eine Überversorgung, doch viele Amerikaner benötigen ihre Dienste und würden sie auch in Anspruch nehmen, wenn sie es sich leisten könnten ..." Diese „geringe Nachfrage" nach Psychiatern zeigt, daß die Psychiater im Wettbewerb mit nichtmedizinischen Therapeuten – Psychologen, Sozialarbeitern, Beratern und Familientherapeuten – weiter zurückfallen.[26]

Während Psychiater weiterhin zu wenig Patienten haben, um ihr berufliches Einkommen in der gewünschten Höhe halten zu können, sprechen ihre nationalen Organisationen von einem Engpaß der Psychiater, um die Öffentlichkeit, die Bundesregierung und die Krankenversicherungen zu überzeugen, dem Berufsstand mehr Unterstützung zu geben. Das beständige Versagen der Psychiatrie, freiwillige Patienten für sich einzunehmen, ist die Haupttriebfeder, die hinter der biologischen Propaganda steht, die wir in diesem Buch untersucht haben.

Das psychiatrische Monopol erzwingen

Die Psychiatrie erhält außer vom psychopharmazeutischen Komplex zusätzlich Unterstützung aus ihrer vielschichtigen Beziehung zum Staat und zum Gerichtswesen. Psychiater haben, wie Ärzte, vom jeweiligen Staat eine Lizenz, um Medizin zu praktizieren. Auf dem Markt der psychischen Gesundheit gibt dies den Psychiatern nicht nur die alleinige Macht zur Verschreibung körperlicher Behandlungen wie Medikamente und Elektroschock, sondern auch die

Dominanz über die therapeutischen Methoden in Krankenhäusern, Landeskrankenhäusern, psychiatrischen Stationen in Allgemeinkrankenhäusern und Privatkrankenhäusern. Es gibt ihnen die ganz entscheidende Autorität, körperliche Gewalt auszuüben, um die Konsumenten zu zwingen, ihre Dienste in Form unfreiwilliger Behandlung anzunehmen.

Kein Vertreter einer anderen Berufsgruppe, tatsächlich gar keine andere Person in einer westlichen Gesellschaft kann eine solche persönliche Macht über Klienten oder Konsumenten ausüben. Man stelle sich vor, andere Ärzte würden Patienten zu einer Behandlung mit der Begründung zwingen, daß sie sie benötigen. Niemandem würde erlaubt werden, an Krebs zu sterben, ohne die „Dienste" des ortsansässigen Chirurgen oder Radiologen. Oder stellen Sie sich vor, daß Anwälte oder Priester diese Art von Macht über jeden ausüben könnten, den sie als ihren Kunden oder Klienten ansehen. Weil die Psychiatrie ihre Patienten in die Behandlung zwingen kann, mißbraucht sie sie häufig und verliert den Ansporn, wirksamere Behandlungsansätze zu entwickeln.

Einige Psychologen mit ihren philosophischen Doktorgraden statt der medizinischen werden zunehmend neidisch auf die Macht der psychiatrischen Medizin. Statt das psychosoziale Modell zu fördern und sich gegen das medizinische und biopsychiatrische Modell zu stellen, gehen sie zu Gericht und zu den gesetzgebenden Stellen, um nahezu alle Rechte der Psychiater, auch das Verschreiben von Medikamenten, einzufordern. Die Pharmafirmen erkennen einige dieser Bestrebungen an und finanzieren Seminare und nationale Konferenzen, um die Möglichkeiten und Vorteile zu diskutieren, die entstehen, wenn Psychologen Medikamente verschreiben.[27]

Psychiater haben den nichtmedizinischen Therapeuten gegenüber einen ausgesprochenen Vorteil, was die Erstattung der Therapiekosten durch die Krankenversicherungen angeht. In der Vergangenheit waren die Krankenversicherungen verpflichtet, für die Rechnungen von Psychiatern aufzukommen, jedoch nicht für die von anderen Berufsgruppen, die sich um die psychische Gesundheit bemühten. Um sich für Kostenerstattungen durch die Krankenkassen zu qualifizieren, haben diese anderen Berufsgruppen verstärkt versucht, sich selbst den Anstrich der Psychiatrie zu geben. In einem

Feld, in dem Innovationen und Vielfalt oberstes Gebot sein sollten, macht die Beschränkung der Kostenerstattung durch die Krankenversicherungen auf das, was traditionell erscheint, das Feld lächerlich.

Die Forderung des Nachweises einer fortlaufenden medizinischen Weiterbildung (Continuous medical education, CME) steht auf den ersten Blick im Interesse der Öffentlichkeit. Es wird angenommen, daß die ständige medizinische Fortbildung mit den jährlichen Seminaren zur Qualifizierung für die staatliche Lizenz oder die Mitgliedschaft in den Organisationen des Berufstandes, die Psychiater auf dem laufenden hält. Tatsächlich erzwingen die CME-Programme die Übereinstimmung mit der vorherrschenden biopsychiatrischen Meinung. Der leichteste Weg, Anerkennungsscheine der CME zu bekommen, ist es, zu den von der APA, dem NIH, den psychiatrischen Krankenhäusern und der Medizinischen Fakultäten gesponsorten Konferenzen zu gehen – Programme, die kennzeichnenderweise von den Pharmafirmen getragen werden.

Weil die Pharmafirmen wahrscheinlich diejenigen CME-Seminare, die Ärzte in psychosozialen Theorien und Praktiken ausbilden oder Medikamente kritisieren, nicht bezahlen, sind die Anforderungen für CME-Scheine zu einem mächtigen Instrument biopsychiatrischer Konformität geworden.

Psychiater üben auch eine enormes Machtmonopol durch die Gerichte aus, von denen sie für verschiedenen Bereiche als Experten anerkannt sind, wenn sie z.B. gutachterliche Stellungnahmen bei Gerichtsentscheidungen abgeben, bei denen Menschen für unfähig, einem Gerichtsverfahren zu folgen, oder für nicht schuldig wegen Geisteskrankheit erklärt werden.

Wenn Psychiater wegen Fehlbehandlung verklagt werden, wer erscheint dann bei Gericht, um zu bezeugen, ob der beschuldigte Arzt tatsächlich fahrlässig gehandelt hat? Andere Psychiater! Da die professionelle Rache rücksichtslos sein kann, ist der Versuch, einen Psychiater dazu zu bringen, gegen einen anderen auszusagen, so, als versuche man Mafiamitglieder zu veranlassen, sich gegenseitig zu verraten. Ich habe Fälle gesehen, bei denen gefährliche Kombinationen und grobe Überdosierungen psychiatrischer Medikamente den Patienten fast umbrachten, sie im Koma oder als Krüppel zurückließen, aber kein Psychiater im Staat konnte aufgefunden werden, der zugunsten der Patienten aussagte. Anwälte klagen häufig: „Mehrere Psychiater haben gesagt, daß es ganz klar Fahrlässigkeit war, aber sie wagten es nicht, gegen ihre Kollegen auszusagen."

Biologische Psychiater haben angefangen, über ihre psychosozialen Kollegen in einer noch nicht dagewesenen Art herzufallen. Sie empfehlen Ärzte, die keine Medikamente geben, der Fehlbehandlung anzuklagen. Kürzlich mußte ein bekanntes psychiatrisches Privatkrankenhaus einen Vergleich abschließen, weil es versäumt hatte, einem Patienten ein Antidepressivum zu geben, dem Patienten, der anschließend klagte, das Medikament habe ihn später in einer anderen Institution gerettet.

Mit der Androhung von Anklagen wegen Fehlbehandlung werden Sozialarbeiter, Berater, Psychologen und andere Mitarbeiter der Berufsgruppe im Feld der psychischen Gesundheit eingeschüchtert, die keine Medikamente geben wollen oder können. Immer häufiger überweisen nichtmedizinische Therapeuten ihre Klienten zu Psychiatern zur Verschreibung von Medikamenten, obwohl die Anwendung der Medikamente im Zusammenhang mit dem psychosozialen Ansatz, der von diesen Fachleuten vertreten wird, abseitig erscheint.

Das Bild, das ich gezeichnet habe, erscheint überwältigend, doch es ist keine Übertreibung. Die Psychiatrie ist eine riesige Industrie, geschützt von einem staatlichen Monopol und unterstützt vom psychopharmazeutischen Komplex mit einer Multimilliarden-Dollar-Macht.

Trotz dieser enormen Vorteile geht es der Psychiatrie finanziell nicht gut, und sie muß ständig kämpfen, um ihre alleinige Macht aufrechtzuerhalten. Dies zeigt ganz klar, daß die Psychiatrie den echten Wettbewerb mit psychologischen und sozialen Alternativen gänzlich verlieren würde. In fast jeder Arena, in der die Psychiatrie tätig wird, sind psychosoziale Interventionen viel ungefährlicher, häufig weniger teuer und für leidende menschliche Wesen weit wirksamer und hilfreicher.

Kapitel 7

Psychotherapie und psychosoziale Programme

„Bei der Behandlung von Nervenkrankheiten ist der der beste Arzt, der es am besten schafft, Hoffnung zu wecken."

Samuel Taylor Coleridge (1833)

„In der Psychotherapie ist der Enthusiasmus das Erfolgsgeheimnis."

Carl G. Jung, „Über die Psychogenese der Schizophrenie" (1939)

„Mit der Formel ‚Weltliche Seelsorge' könnte man überhaupt die Funktion beschreiben, die der Analytiker, sei er nun Arzt oder Laie, dem Publikum gegenüber zu erfüllen hat."

Sigmund Freud, „Nachwort zur Frage der Laienanalyse" (1927)[1]

„*Das Bewußtsein des menschlichen Getrenntseins ohne die Vereinigung durch Liebe ist die Quelle der Scham. Gleichzeitig ist es die Quelle von Schuld und Angst.* Das tiefste Bedürfnis des Menschen ist daher das Bedürfnis, sein Getrenntsein von anderen zu überwinden, das Gefängnis seiner Einsamkeit zu verlassen ...

Erich Fromm, „Die Kunst des Liebens" (1956)

„Du sollst deinen Nachbarn lieben wie dich selbst."

Leviticus XIX

In der reichen Erfahrung des Lebens gibt es so viele Wege, zu heilen und geheilt zu werden. All diese Wege sind untrennbar mit dem übergeordneten Prozeß, die Überwindung von Furcht und Hilflosigkeit zu lernen, und der Liebe zum Leben verbunden. Und wirklich bedeutet lieben geheilt zu werden: Freude am Leben zu haben, Ehrfurcht dem Leben gegenüber zu haben, ins Leben eingebettet zu sein, sich selbst und andere, Tiere und Pflanzen, die Natur und die Existenz an sich zu lieben und zu achten. Die Wege, die in diese Richtung führen, sind vielfältig, und jeder, der Ihnen etwas anderes sagt, handelt aus seinem Eigeninteresse heraus und nicht in Ihrem Interesse und nicht im Sinne des Allgemeinwohls.

Mein Freund Leonard Frank[2] ließ mich Anteil daran nehmen, wie er es schaffte, über die Jahre hin an persönlicher Kraft zu gewinnen. Er gewährte mir Einblick in den Prozeß, wie er sich von seinem Gehirnschaden, der ihm von der Psychiatrie zugefügt worden war, geheilt hat. Leonard würde nicht sagen, daß er geheilt ist, eher, daß Heilung ein fortlaufender Prozeß in den verschiedenen Stadien unseres Lebens ist.[3] Leonard setzt seinen Selbstverwirklichungsprozeß durch „Kontemplation – Selbstgespräche" und durch Gespräche mit anderen fort. Er wird gesund durch Meditation: „den Geist durch die Wiederholung beschützender, beruhigender Worte oder Sätze zu befreien, die es den Tiefen der Seele erlauben, ihrer eigenen Ordnung zu folgen. Er wird gesund durch Gandhi und Lao Tzu, Emerson und Thoreau, William James und Arnold Toynbee, Lincoln und Tolstoi und Isaiah und Matthew. Er heilt sich durch Notizbücher, die er führt, um seinen „inneren Lehrer" wachzuhalten, durch das Aufschreiben und das Reflektieren seiner Träume, durch Lesen und Studieren und Spazierengehen, durch die Nähe zur Natur und die Veränderung seiner Ernährung und seines Lebensstils. Und so, möchte ich hinzufügen, ist er durch seine Freundschaften, sein moralisches Leben und durch seine Ergebenheit gegenüber der Freiheit und der Liebe gewachsen, wie es in seiner psychiatrischen Reformarbeit zum Ausdruck kommt.

„Aber was sind die Alternativen?"

Wenn ich die giftige Psychiatrie kritisiere, fragen mich manche Leute dringlich nach meinen Alternativen. Sie möchten wissen, was ich Besseres anzubieten habe. Das ganze Buch hindurch habe ich psychosoziale Therapien beschrieben und Beispiele dafür gegeben, wie sie Menschen helfen, ihre Angst und Hilflosigkeit zu überwinden und auch die sogenannte Schizophrenie, die Depression und Panikattacken. Ich habe sie mit den Technologien, die das Gehirn verkrüppeln, und mit den biopsychiatrischen Theorien, die Hilflosigkeit und Abhängigkeit begünstigen, verglichen. Aber die Nachfrage nach bestimmten Alternativen ist Ausdruck der Engstirnigkeit unserer Vorstellungen. Wir denken, daß es eine oder zwei Methoden gibt, um das Schlimmste unserer geistigen Leiden zu überwinden. Wenn die eine nicht hilft, oder wenn sie zu gefährlich ist, wollen wir schnell die andere wissen. Wagt einer den von uns zuvor akzeptierten Ansatz, z.B. Medikamente oder Elektroschock, zu kritisieren, dann hat er uns sofort einen anderen bereitzustellen.

Wenn wir anfangen, in der Art zu denken, befinden wir uns bereits auf dem Holzweg. Wir sehen uns nach einer Lösung für die Kritik um, und das muß dazu führen, daß sich unsere Gefühle der Hilflosigkeit, Angst und Abhängigkeit noch steigern. Wir suchen *die Antwort*, was wahrscheinlich zu einfach, zu oberflächlich, aller Wahrscheinlichkeit nach zu autoritär und selbstbegrenzend ist. Wir übersehen die Tatsache, daß die Ablehnung schlechter Theorien und Praktiken – in sich und an sich – uns zum Segen gereicht. Ein Segen, der uns frei macht, bessere Wege der Heilung zu ersinnen und zu entwickeln.

Die Suche nach Heilungsprozessen im Leben sollte kein Wettbewerb zwischen zwei feindlichen Lagern im Feld der psychischen Gesundheit sein. Tatsächlich war ich versucht, dieses Buch *ohne jede* Diskussion von Alternativen zur giftigen Psychiatrie überhaupt zu schreiben. Alles Lebendige ist eine Alternative zu Medikamenten, Elektroschock, Lobotomie, unfreiwilliger Behandlung und materialistischen Theorien, die auf Biochemie und Genetik basieren. Fast alles und jedes, einschließlich des ganzen Spektrums weltlicher und religiöser Philosophie, ist besser als die biologische Psychiatrie.

Psychosoziale Alternativen – einschließlich derjenigen, die wir hier schon besprochen haben und die wir später noch untersuchen werden – sind nur wenige Beispiele unter den vielen möglichen Katalysatoren im Prozeß der Gesundung. Wenn und falls ich Menschen helfe, stärker zu werden und eigene Möglichkeiten zu erkennen, habe ich ihnen geholfen, ihre inneren Ressourcen anzuzapfen und die weiteren Ressourcen des Lebens selbst. Kein Therapeut sollte jemals glauben, „meine Therapie ist der Weg". Noch sollten wir glauben, daß Therapie im allgemeinen der einzige Weg ist. Es gibt viele Wege, psychospirituell zu wachsen. Alle erforschen die delikaten Harmonien zwischen Hilflosigkeit und Unabhängigkeit, Zweifel und Vertrauen, Vernunft und Gefühl, sich selbst und anderen, den menschlichen Lebewesen und der Natur und, in religiösen Begriffen, zwischen allen Lebensformen und Gott. Professionelle Therapie jeder Art kann nur ein dünnes Schilfrohr sein, und zwar eines, das unmöglich den Anspruch erheben kann, der einzige Stab zu sein, den man entlang des Weges benutzen kann.

Was ist Therapie ?

Das Wort *Therapie* stammt vom griechischen Wort *therapeutikos* ab, was „unterstützend" bedeutet oder „jemand, der sich um einen anderen kümmert". *Psychotherapeut* stammt vom griechischen *Psyche* und bedeutet „Seele" oder „Wesen". Psychotherapie heißt für die Seele oder das Wesen eines anderen zu sorgen. Die Psychiatrie ist es, die das Wort zu der Bedeutung „die Behandlung von Geisteskrankheiten" medizinisiert und verdorben hat. Weil Therapie sich mit der Heilung des Geistes oder der Seele beschäftigt – dem ganzen, absoluten Sein der Person – muß sie aus all der Weisheit und dem gesamten menschlichen Potential des Therapeuten geschöpft werden. Einzelne Praktiker mögen eine sehr gute Therapie anbieten – mindestens für einige Klienten, zu denen sie eine gute Beziehung haben und mit denen sie gleiche Werte teilen. Aber kann diese „Therapie" zu einer Profession gemacht werden? Kann sie gelehrt werden? Kann sie auch nur definiert werden? Können zwei oder drei beliebige Angehörige des Berufsstandes sich darüber einigen, was sie ist? Sollte der Staat versuchen, sie durch die Vergabe von Lizenzen an Psychiater, Psychologen oder Berater zu regeln? Das sind schwierige Fragen, und ich will ihnen nicht ausweichen. Ich will sie jedoch aufschieben, bis ich weiter untersucht habe, was ich glaube, daß Therapie sein kann und sein sollte.

Nach mehrjähriger Arbeit in privater Praxis befragte ich 1968 eine Anzahl ehemaliger und gegenwärtiger Klienten darüber, was sie bei unserer gemeinsamen Arbeit am hilfreichsten empfunden haben. Ich erwartete, daß sie verschiedene psychologische Einsichten und Entdeckungen bezüglich ihrer Kindheit nennen würden. Allesamt sagten mir: „Peter, du hast dich so sehr um mich *gekümmert*, daß ich gelernt habe, mich um mich selbst zu kümmern." Therapie ist vor allem eine Form des Sorgens, und Sorgen ist eine Form der Liebe.

In seinem einführenden Fachbuch *Understanding Human Behavior* [Menschliches Verhalten verstehen] (1989) faßt der Psychologe James V. McConnell die maßgebliche Forschung wie folgt zusammen:

„Psychische Veränderungen treten fast immer in einer unterstützenden, warmen, belohnenden Umgebung auf. Die Menschen „öffnen" sich gewöhnlich, sprechen über die Dinge und probieren neue Ansätze im Leben aus, wenn sie dem Therapeuten vertrauen, ihn bewundern oder ihm gefallen wollen. Durch Zweifel verändern sich Gedanken oder Verhalten, oft tötet er sogar jede Chance der Genesung." (S. 505)

Verstehen ist ein Aspekt der Anteilnahme und Liebe. Verstehen heißt die Ansicht der anderen Person zu hören, sie so vollständig wie möglich zu erfassen und zu begreifen, sie gelten zu lassen und ihre Realität für diese Person zu erkennen. Wir möchten dann vielleicht unsere eigene Realität mit unserem Klienten teilen und sie der seinen gegenüberstellen, um hilfreiche Beiträge zum Verständnis der anderen Person zu leisten; aber zuerst und vor allem müssen wir sorgen und verstehen.

Damit eine Beziehung fürsorglich und verstehend sein kann, muß sie auch *sicher* sein. Wenn der Klient sein Herz öffnen soll, darf er nicht das Gefühl haben, verletzt werden zu können. Die Beziehung muß auf die Praxis oder andere festgeschriebene Grenzen beschränkt sein, sie muß nicht das ganze Leben des Einzelnen einbeziehen, und sie muß durch die Ethik des Berufsstandes beschützt sein. Dies macht die Therapie, so ist zu hoffen, sicherer als die schwierigen persönlichen Beziehungen des Klienten.[4]

Eine fürsorgliche verstehende Beziehung – abgesichert durch professionelle ethische Regeln und Einschränkungen – ist das Wesentliche der Psychotherapie.

Eine sichere, fürsorgliche, verstehende, Beziehung – leichter gesagt als getan.

Gute Psychotherapie sollte *sicherer* sein, geschützter durch bestimmte Prinzipien, als es bei einer Freundschaft der Fall ist. Die Grenzen der therapeutischen Beziehungen erlauben es den Therapeuten, fürsorglicher und verständnisvoller zu sein, als sie es womöglich sonst wären. Die Begrenzungen gestatten es dem Klienten, offener, verletzlicher und ehrlicher zu sein, als er oder sie es normalerweise wäre. Und sie gestatten es, die Gedanken und Gefühle des Patienten in den Mittelpunkt des Interesses zu rücken.

Was in der Psychotherapie passiert, hat häufig wenig mit Fürsorge undVerstehen zu tun, und zwischen den einzelnen Therapeuten gibt es in bezug auf die Gewichtung beträchtliche Unterschiede. Ich versuche, meinen Klienten zu helfen, ihre Kindheit aufzudecken, besonders den Einfluß, den diese auf die selbstzerstörerischen Muster in ihrem Erwachsenenleben hat. Ich ermutige sie, nach Innen zu schauen, um ihre Gefühle zu erfahren und auszudrücken und um einen besseren Weg zu finden, ihre Ansicht mitzuteilen. Manchmal lasse ich sie an meinem eigenen Erfahrungs- und Wissensschatz teilhaben, und ich ermutige die Entwicklung von Werten, die ein ethisches und befriedigendes Leben unterstützen. Ich lade sie dazu ein, Selbstbestimmung, Freiheit und Liebe zu definieren und zu diskutieren. Manchmal dränge ich die Leute dazu, Bücher über das Überwinden einer bedrückenden Kindheit und über den Feminismus zu lesen. Am häufigsten versuche ich zu fragen, wieder und immer wieder: „Erzähl mir mehr. Erzähl mir mehr über deine Gedanken und Gefühle und Erfahrungen."

Wenn ich mit Paaren arbeite, versuche ich ihnen zu helfen zu lernen, den Schwerpunkt auf das einander Zuhören zu legen. Sie lernen, sich in der Beziehung sicher und geborgen zu fühlen und darüber zu sprechen, was für den einzelnen oder für die Beziehung wichtig ist. Das Ziel ist nicht, „die Beziehung zu festigen", sondern der einzelnen Person zu helfen, sich so vollständig in die Beziehung einzugeben, wie sie es wünscht.

Die Prinzipien, die ich beschrieben habe, sind gleichermaßen anwendbar, um relativ starken, reifen Individuen und sehr gestörten, als schizophren diagnostizierten Menschen zu helfen. Wenn Menschen tief verletzt sind, Angst haben oder hilflos sind, sind Abweichungen von diesen Prinzipien eines sicheren, fürsorglichen Raumes besonders destruktiv. Wir haben schon gesehen, daß die verletzlichsten Patienten, die das Etikett psychotisch erhalten haben, bezeichnenderweise das Opfer jener Behandlungen werden, die in schwerster Weise zu Beeinträchtigungen führen.

Freiheit und Liebe

In der Therapie wie im Leben muß man den Menschen helfen, die Rechte des anderen zu respektieren und niemals Gewalt anzuwenden oder die Androhung von Gewalt zu benutzen, außer aus Gründen der Selbstverteidigung. Sogar bei der Selbstverteidigung muß das Minimum an Gewalt mit Vorsicht angewandt werden, um den Aggressor nicht mehr als absolut nötig zu verletzen. Obgleich der Therapeut verbalen oder körperlichen Angriffen standhaft widersteht, darf er nicht überreagieren, sich rächen oder versuchen den Patienten zu verletzen, um mit ihm abzurechnen, um etwas zu beweisen oder seine Autorität durchzusetzen. Er sollte auch nicht „im besten Interesse des Klienten" Gewalt anwenden. Gewalt muß darauf beschränkt sein, sich selbst gegen Angriffe anderer zu verteidigen. Wenn sie nicht in diesem Sinne angewandt wird, wird sie, wie wir in diesem Buch sehen konnten, in den Händen des Therapeuten zu einer gefährlichen, unkontrollierbaren Waffe.

Wir müssen auch lernen zu lieben – sich auf eine freudige, ehrerbietige Art miteinander verbunden zu fühlen und füreinander zu sorgen. Liebe ist mehr als Respekt, mehr als Wertschätzung der Fähigkeiten, der Leistungen oder des ethischen Verhaltens des anderen. Liebe berührt das spirituelle Herz des anderen und sagt: „Ich schätze dich *so, wie du bist.*" Meine Arbeitsdefinition von Liebe ist: „die freudige, fürsorgliche, ehrerbietige Wahrnehmung eines anderen menschlichen Lebewesens".

Wenn wir jemanden lieben, erscheint uns sogar Gewalt aus Selbstverteidigungsgründen unannehmbar. Manchmal würden wir lieber Schmerz aushalten als es riskieren, den anderen in Selbstverteidigung zu verletzen. Liebe führt zu einer Abneigung gegenüber aller Gewalt.

Es ist dem Therapeuten nicht immer möglich, das Verhalten des Klienten zu achten und zu respektieren. Manchmal kann es im Leben schwer sein, diejenigen, die wir lieben, zu respektieren, und umgekehrt mag es für sie schwer sein, uns immer zu respektieren. Aber Liebe ist bedingungslos – sie findet den *inneren Wert* des anderen menschlichen Wesens. Sie sagt: „Ich bin froh zu wissen, daß du lebst." Sie sagt: „Ich halte dein Leben in Ehren und will alles tun, was ich kann, um es zu beschützen und zu unterstützen."

Liebe überschreitet die Trennung zwischen dem Selbst und den anderen. Liebe ist die ethisch dichteste Erfahrung, weil Egoismus und Altruismus sich nicht länger gegenüberstehen oder in Konflikt miteinander scheinen. Wenn wir solche Freude an der Existenz des anderen haben, werden seine oder ihre Interessen den unseren sehr ähnlich. Wir fördern das Glück desjenigen, den wir lieben, und machen damit gleichzeitig uns selbst glücklich.

Menschen gegen ihren Willen behandeln

Ohne ausführlich auf die rechtlichen und moralischen Argumente gegen die unfreiwillige Behandlung einzugehen – so bewundernswert in den Arbeiten von Thomas Szasz diskutiert – zeigt die Erfahrung, daß es schwierig, wenn nicht gar unmöglich ist, Menschen gegen ihren Willen zu helfen. Es ist wie in dem alten Witz, wie viele Psychotherapeuten braucht man, um eine Glühbirne zu wechseln? Nur einen, aber die Birne muß wirklich wollen.

Werden Leute gegen ihren Willen behandelt, lernen sie in der Hauptsache eines – wie man sich anpaßt, wenn man geschunden wird. Die Insassen psychiatrischer Krankenanstalten lernen es, „gute Patienten" zu sein, um Bestrafung zu vermeiden und um nicht in Schwierigkeiten zu geraten. Geschlagene oder mißbrauchte Ehefrauen, die nicht fliehen können, tun meistens das gleiche. Menschen, die in der Falle sitzen, werden häufig listig und manipulativ oder sklavisch und abhängig oder alles zugleich, um sich vor noch weiteren Verletzungen zu schützen.

Damit Menschen für einander zugänglich werden, einander trauen, wachsende Liebe füreinander entwickeln, müssen sie sich erst sicher fühlen, und nur die Gewißheit der Freiheit schafft diese Art Sicherheit.

Obschon ich aus moralischen und grundsätzlichen Gründen gegen die Zwangsbehandlung bin, bin ich auch aus praktischen Erwägungen dagegen. Wenn wir Menschen stärken und kräftigen wollen, wenn wir ihnen helfen wollen, sich gegenseitig zu respektieren und zu lieben, dann muß das Aufzwingen unserer Hilfe der Durchführung unserer Ziele unmittelbar widersprechen.

Freiheit und Selbstmord

Jeder, der Selbstmord begehen will, kann einen Weg finden, den Impuls lange genug zu verbergen, um ihn auszuführen. Außerdem schreckt die Drohung, eingesperrt zu werden, die Leute davon ab, gerade in dem Moment Hilfe zu suchen, wo sie den größten Nutzen daraus ziehen könnten. Verzweifelte Menschen trauen sich manchmal nicht, ihre suizidalen Gefühle mit ihren Freunden oder Therapeuten zu besprechen aus Angst, daß ein Psychiater gerufen wird, der sie einsperrt. Wir könnten viel mehr Menschen retten, wenn wir unsere Hilfe auf rein freiwilliger Basis anbieten würden.

Wenn wir wissen, daß wir Gewalt anwenden können, um die Menschen zu veranlassen, unsere „Dienste“ anzunehmen, sind wir weniger motiviert, etwas Besseres anzubieten. Wenn Psychiater Leute nicht gegen ihren Willen behandeln könnten, würden sie vielleicht stärker versuchen, etwas Barmherzigeres für den potentiellen Konsumenten zu entwickeln als Medikamente und Elektroschock.

Eine ehrliche Kommunikation wird unmöglich, wenn der suizidale Patient Angst hat, eingesperrt zu werden, oder umgekehrt möchte, daß der Therapeut die Verantwortung für sein Leben übernimmt. Wenn der Therapeut sich willens zeigt, den Patienten zwangsweise ins Krankenhaus aufzunehmen, dann ist Psychotherapie – als eine sichere, fürsorgliche, verstehende Beziehung – faktisch zunichte gemacht.

Aber wenn der Therapeut es ablehnt, in den Machtkampf einzutreten, sind beide Teilnehmer frei für die wichtigste aller Fragen: Wie kann dem Patienten geholfen werden, seine selbstzerstörerischen Gefühle zu verstehen und sie zu überwinden?

In meiner Berufslaufbahn hat nie ein Patient Selbstmord begangen. Dies schließt mehrere Jahre freiwillige Arbeit in Landeskrankenhäusern, noch mehr Ausbildungsjahre in psychiatrischen Krankenhäusern und dann mehr als zwanzig Jahre Vollzeitarbeit in meiner Privatpraxis ein. Zum Teil ist es Glück; denn letztendlich sind unsere Klienten für ihr eigenes Leben verantwortlich. Teilweise ist es eine Gnade. Und teilweise glaube ich, kommt es daher, daß ich meinen Patienten nie gedroht habe, sie einzusperren, wenn es schwierig wurde. Der Therapeut, der sich weigert, Zwangsbehandlung anzuwenden, ist gezwungen, härter zu arbeiten und sich mehr Gedanken zu machen, kreativer zu sein, sich mehr zu kümmern, sich mehr um Verständnis zu bemühen und den Bedürfnissen des Patienten größere Aufmerksamkeit zu schenken.

Psychiatrie und Liebe

In meiner formalen psychiatrischen Ausbildung gab es niemals eine ernsthafte Diskussion über Fürsorge, Mitgefühl oder Liebe. Psychiatern, mehr als den meisten nichtmedizinischen Therapeuten, wird beigebracht, zurückhaltend, objektiv und autoritär zu sein. Also, was lernen Patienten, wenn sich nach Stunden des Zusammenseins mit dem Therapeuten keine Bande der Zuneigung entwickeln? Sie erfahren, daß niemand, einschließlich der Person, die sie angeblich noch am besten versteht, spontan Liebe für sie empfindet.

Einer therapeutischen Beziehung nicht zu erlauben (innerhalb professioneller Grenzen), zu einem herzlichen, liebevollen Band zu reifen, heißt, den menschlichen Geist zu ersticken. Für Menschen ist es natürlich, einem anderen gegenüber freundliche und fürsorgliche Gefühle entgegenzubringen, wenn sie Zeit miteinander verbringen und besonders wenn sie so vertraulich miteinander sprechen. Dies nicht anzuerkennen bedeutet, die ursprünglichen Gefühle des Klienten, nicht liebenswert, abgelehnt und wertlos zu sein, fortzusetzen.

Die ungleiche Verteilung der Macht, die dem Verhältnis zwischen Klienten und professionellen Therapeuten innewohnt, macht es dem Klienten schwer, selbst ganz stark zu werden. Im Setting eines Krankenhauses, umgeben von medizinischen Fallstricken und im Schatten der Zwangsbehandlung, wird das Stark-und-mächtig-Werden für den Patienten fast unmöglich.

Nachdem wir nun die meisten grundlegenden Prinzipien der Psychotherapie zusammengefaßt haben, wollen wir uns zunächst die Behandlung der schwerst-gestörten Menschen, der sogenannten Schizophrenen, im institutionellen Setting anschauen. Wenn eine sichere, fürsorgliche menschliche Versorgung bei ihnen am besten hilft – sogar besser als die „Wunderpillen" –, dann wird es ein leichtes sein, an die gleichen befreienden Prinzipien der Psychotherapie für alle Menschen zu glauben. Danach werden wir uns den vielleicht idealsten Ansatz ansehen, Leute zu stärken und zu befähigen – Selbsthilfeprogramme, unter anderem diejenigen, die von „Überlebenden der Psychiatrie" geleitet werden. Und schließlich werden wir die Wirkung von Psychotherapie im allgemeinen auswerten.

Dem Patienten Liebe und Unterstützung geben

Im ersten Kapitel des ersten Bandes von *Giftige Psychiatrie* haben wir vom Freiwilligenprogramm des Harvard-Radcliff Mental Hospital gehört, in dem Collegestudenten zu Einzelfallhelfern und sogar zu Psychotherapeuten für einzelne psychiatrische Patienten auf den abgelegenen Stationen des psychiatrischen Krankenhauses wurden. Wir haben gesehen, wie diese Studenten, die einen Nachmittag pro Woche unter Supervision eines Sozialarbeiters arbeiteten, in der Lage waren, fast allen ihren Patienten zu helfen, das Krankenhaus zu verlassen. In unserem gemeinschaftlich verfaßten Buch *College Students in a Mental Hospital* [Studenten im psychiatrischen Krankenhaus] (1962)[5] über das Programm, machten wir deutlich, daß weder gelegentliche Freundschaft noch entfremdeter Professionalismus das Ziel unserer Arbeit war: „Du mußt zu jeder Zeit darauf zielen, dem Patienten Liebe und Unterstützung zu geben. Gib ihm das Gefühl, daß er dir, dem Arbeiter, wichtig ist; das ist vielleicht das wichtigste Ziel aller Beziehungen." (S. 74).

Daß wir zu solchen Schlußfolgerungen gekommen sind, war teilweise unserer Sensibilität, die wir als junge Menschen besaßen, zuzuschreiben und ebenso der Supervision des Sozialarbeiters David Kantor. Wir sahen die Patienten mit Augen, die nicht von professionellen Vorurteilen verschleiert waren, so daß wir sie als menschliche Wesen mit den gleichen Gefühlen und Bedürfnissen wie jedes andere menschliche Wesen, einschließlich uns selbst, sahen. Wir fingen an etwas zu lernen, das mich im Laufe der kommenden Jahre immer weiter und auf immer tieferen Ebenen beeindruckte: Alle menschlichen Lebewesen haben die gleichen grundlegenden Bedürfnisse nach Liebe, Anerkennung, persönlicher Fähigsein, Selbstbestimmung und Selbstachtung.[6]

Wachsende Enttäuschung

Im Jahre 1960, sieben Jahre nach dem Beginn des Freiwilligenprogramms, erhielt es durch den Bericht über psychische Gesundheit, Planung und Strategie der Bundesregierung seine wichtigste Bestätigung: *Action for Mental Health: The Final Report of the Joint Commission on Mental Illness and Health* [Handeln für seelische Gesundheit: Schlußbericht der gemischten Kommission für Geisteskrankheit und seelische Gesundheit] (1961). Nach einer ausführlichen Beschreibung des Freiwilligenprogramms empfiehlt der offizielle Bericht: „Die Freiwilligenarbeit mit psychisch Kranken, wie sie von den Collegestudenten und vielen anderen getan wurde, sollte ermutigt und erweitert werden." Ähnliche Projekte, legt die Kommission nahe, wären eine Entlastung angesichts der Unterbesetzung des Personals, wären ein Ansporn für junge Leute, einen psychiatrischen Beruf zu ergreifen, und würde die Öffentlichkeit ermutigen, den psychisch Behinderten mehr Toleranz und Sympathie entgegenzubringen.

Der Bericht der Kommission war einer der letzten Atemzüge einer psychosozial orientierten Psychiatrie innerhalb des Establishments. Trotz des enormen Erfolgs des Freiwilligenprogramms und dieser volltönenden Bestätigung lehnte die organisierte Psychiatrie unter zunehmender Vorherrschaft der biologischen Psychiatrie die erweiterte Inanspruchnahme von Freiwilligen ab. Nicht ausgebildete Collegestudenten, die Psychotherapie machen und Patienten aus den Krankenhäusern bekommen! Eindeutig eine zu große Bedrohung für die biopsychiatrische Autorität. Trotzdem zeigte das Freiwilligenprogramm des Harvard-Radcliff Mental Hospitals über viele Jahre, daß nichtausgebildete Collegestudenten ausgebildete Fachleute und Medikamente übertreffen, wenn sie den schwierigsten Patienten in den Landeskrankenhäusern helfen.

Moralische Psychiatrie

Es gibt einen historischen Präzedenzfall für Hilfe in Form von Liebe, Freundlichkeit, Verständnis und moralischer Unterstützung schwergestörter Patienten in Institutionen. Er nannte sich „moralische Behandlung".

Solange wir Psychiatrie als „Wissenschaft" betrachten, erscheint es seltsam, in eine Zeit zurückzugehen, zu einer Ära, in der die grundlegenden Prinzipien, wenn nicht Praktiken, oft unsere eigenen übertrafen. Die meisten von uns glauben gern an geradlinige Fortschritte, besonders in Feldern, die wir als wissenschaftlich oder medizinisch identifizieren. Aus diesen Gründen neigen wir dazu, jede Ankündigung der organisierten Psychiatrie über ihre letzten biologischen Entdeckungen oder neuesten Wunderpillen zu glauben. Es klingt nach dem technologischen Fortschritt, den wir erwarten. Aber wie wir gesehen haben, ist Psychiatrie weder eine reine Wissenschaft noch reine Medizin. Sie ist ein Mischmasch von Philosophie, Psychologie, Religion, Durchsetzung von Gesetzen und Politik, sowie Sozialarbeit, großem Geschäft und gelegentlich Wissenschaft und Medizin. Also können wir im Falle der Psychiatrie nicht so naiv auf Fortschritt hoffen. Und wirklich durchlaufen wir gerade eine Periode des Rückschritts. Die moderne Psychiatrie erleidet im Rahmen des psychopharmazeutischen Komplexes (Kapitel 6) einen moralischen Abstieg. Die Psychiatrie hatte eine bessere Vergangenheit als Gegenwart.

Vom späten 18. Jahrhundert bis Mitte des 19. Jahrhunderts versuchten einige kleine psychiatrische Krankenhäuser und auch ein paar größere bewußt die Werte der Aufklärung anzuwenden. Die Aufklärung hat reiche Quelle, von den Werken John Lockes zu denen Thomas Jeffersons. Im Prinzip treten sie letzten Endes für die Rechte des einzelnen, die persönliche Entwicklung, Toleranz und den Optimismus hinsichtlich der rationalen und moralischen Kapazität menschlicher Wesen ein. In der „moralischen Behandlung" wurde dies mit der jüdisch-christlichen Liebe, Barmherzigkeit und Freundlichkeit kombiniert. Anders als heute wurde für diese Prinzipien als Grundlage der Psychatrie offen eingetreten.

„Moralische Behandlung" suchte den Mißbrauch zu korrigieren, dem institutionalisierte Patienten im Übermaß ausgesetzt waren (die elenden Lebensbedingungen, körperliche Folterungen und Einschränkungen der Freiheit), und ersetzte sie durch eine fürsorgliche menschliche Haltung. Diese Ärzte waren nicht perfekt; sie spiegelten das autoritäre Regierungssystem ihrer Zeit wider. In den meisten Krankenhäusern gab es weiterhin gewalttätige Mißbrauchshandlungen. Was sie jedoch als Ideal vertraten, war weit besser als alles bisher dagewesene, und im begrenzten Umfang hatten sie manchmal in der Ausübung ihrer Prinzipien Erfolg.

Statistiken, erhoben von relativ kleinen Krankenhäusern der „moralischen" Ära, zeigen, daß sie sich im Prozentsatz der von ihnen rehabilitierten Patienten so erfolgreich wie moderne Einrichtungen waren, aber oft mit sanfterer Hand. Ihre Leistungen wurden in dem Buch *Moral Treatment in Psychiatry* [Moralische Behandlung in der Psychiatrie] (1963) von Sandor Bockoven, selbst Direktor eines Landeskrankenhauses, aufgezeichnet.

Fast jeder hat von dem Psychiater Philippe Pinel und seiner eindrucksvollen Geste gehört, der 1793 damit begann, Dutzenden von Insassen der staatlichen Hospitäler in Paris die Ketten abzunehmen. Pinel versuchte, den befreienden Geist dieser Zeiten in das Leben der Patienten zu bringen. Er verstand ihr Leiden als ein Leiden unter moralischer Verzweiflung. In seinem Buch *Treatise on Insanity* [Abhandlung zum Wahnsinn] (1806)[7] beschreibt er in dramatischer Weise, wie verzweifelte wahnsinnige Insassen manchmal durch anhaltende Freundlichkeit und vernünftiges Überreden beruhigt werden können.

Pinels Nachfolger, Jean Etienne Dominique Esquirol, schrieb das Buch *Mental Maladies* [Geisteskrankheiten] (1845), ein klassisches Dokument moralischer Psychiatrie. Esquiriol erklärt: „Die Geisteskranken sind, wie Locke bemerkt, wie die, die falsche Prinzipien zugrunde legen, von denen aus sie sehr vernünftig urteilen, obwohl ihre Folgerungen irrig sind." Aus seiner Sicht leiden „Geisteskranke" auch unter der sozialer Isolation; den beruhigenden Einflüssen anderer Menschen gegenüber leisten sie zu großen Widerstand. „Diese moralische Entfremdung ist so anhaltend, daß sie mir als ein wesentliches Kennzeichen geistiger Entfremdung erscheint." Der Patient ist nicht biologisch defekt, sondern von seiner Entwicklung her gestört: „Sie haben so viele Ähnlichkeiten mit Kindern und jungen Leuten, daß es nicht überraschend wäre, wenn beide von den gleichen Prinzipien geleitet würden."[8]

Als Leiter riesiger geschlossener Häuser fuhren beide, Pinel und Esquirol, damit fort, vielen der Insassen unter dem Mantel der Behandlung Grausamkeiten zuzufügen. Eine sanftere Natur unter den weniger bekannten Psychiatern ist zum Beispiel W. H. O. Sankey, der Autor des Buches *Lectures on Mental Diseases* [Vorlesungen über Geisteskrankheiten] (1866). Er war Mitglied des Royal College of Physicians und Besitzer des Sandywell Park Private Asylums. Sankeys Arbeiten verkörpern die besten Prinzipien der „moralischen Behandlung", wie sie in einigen kleineren Krankenhäusern, z.B. seinem eigenen, hoffnungsvoll durchgeführt wurden.[9]

Sankey klagte über die alltägliche elende Behandlung psychisch kranker Patienten in der ganzen Welt und suchte die Prinzipien der „Nichtbeschränkung" – das Ersetzen körperlicher und chemischer Kontrollen durch Freundlichkeit, Geduld und Liebe – zu pflegen. Eine seiner Maximen stimmt genau mit dem Thema dieses Buches überein: „Im allgemeinen gesprochen, wird fast generell von allen erfahrenen Praktikern zugegeben, daß niederdrückende oder schwächende Wirkstoffe bei der Behandlung von Geisteskranken kontraindiziert sind."

Statt Medikamente und Ketten bot Sankey liebevolle moralische Unterstützung an:

„Die moralische Behandlung besteht aus der Wirkung oder dem Einfluß des gesunden Geistes auf den kranken Geist. Das Prinzip der

Nichtbeschränkung ist daher geistig, nicht mechanisch. Das Prinzip der Nichtbeschränkung beruht auf christlicher Nächstenliebe, und seine Doktrinen finden am besten Ausdruck in der Gültigkeit dieses Wortes. Es ist das Gefühl, das für den schon lange leidenden Patienten aufgebracht wird, und das ist gütig ... "

Das „alte System", so beobachtet er, funktioniert, indem es den kranken Geist unterwirft, indem es ihn unterdrückt oder durch die niedergehaltenen Leidenschaften handelt". Dieses „alte System" ist natürlich das gleiche System, das wir heute haben – die biologische Psychiatrie. Laut Sankey:

„Das Ziel des neueren Systems ist es, den Patienten zu ermuntern, zu versöhnen, gute Gefühle seinem Aufseher gegenüber zu erzeugen; ihn nicht zu unterdrücken, sondern ihn aufzurichten, seinen Geist mit angenehmen Gefühlen der Hoffnung, Liebe, Dankbarkeit zu füllen ..."

Sankey räumt ein, daß die Beschränkung ein Teil des Systems blieb, da der Patient gezwungen war, in der Institution zu bleiben. Aber trotz dieses Zwanges, erklärt er, muß Behandlung darauf abgestimmt sein, daß der Patient sich willkommen, behaglich und umsorgt fühlen kann.

Wie kontrollierte ein Krankenhaus wie das Sankeys seine Insassen, ohne die schwerwiegende Unterstützung chemischer oder körperlicher Einschränkungen? Sankey sagt, daß das durch moralische Überzeugungskraft, durch Liebe erreicht wurde. Obwohl er anscheinend so gestörte Patienten behandelt hat, wie man sie auch heute in den Krankenhäusern findet, hielt er es selten für nötig, etwas anderes als starken, freundlichen, persönlichen Einfluß anzuwenden. Damit macht er uns darauf aufmerksam, bei den schwierigsten Patienten, dem manischen, der völlig außer Kontrolle ist, wenn irgendwie möglich, Gewalt zu vermeiden, und das Personal geschlossen dafür einzusetzen, einen fürsorglichen moralischen Einfluß auf den Patienten geltend zu machen. Er begrüßte alle Patienten persönlich, um ihnen zu versichern, daß sie in seiner Institution ordentlich willkommen geheißen wurden.

Schließlich wurde die moralische Behandlung vom gewaltigen System der Landeskrankenhäuser hinweggespült. Mit der wachsenden Urbanisation wurde das massenhafte Einsperren armer Obdachloser zum Hauptauftrag der Psychiatrie. Die Funktion, die Straßen sauber zu kehren, verdrängte geschwind jede therapeutische Politik. Als die Insassen während ihres lebenslangen Ausgeliefertseins an diese unmenschlichen Institutionen immer mehr herunterkamen und starben, wurde der Optimismus der moralischen Ära durch den medizinischen Zynismus ersetzt. Die Überzeugung wuchs, daß psychiatrische Patienten an unheilbaren Krankheiten des Gehirns leiden.

Siebzig Jahre nachdem Sankey den Berufsstand beschwor, sanfte Helfer der geistig Gestörten zu sein, sollten Elektroschock, Lobotomie und andere hirnschädigende Behandlungen zur Norm werden.[10]

Soteria-Haus: ein sicherer therapeutischer Hafen

Der Psychiater Loren Mosher ist der Hüter einer kleinen Flamme der moralischen Psychiatrie. Er entwickelte das Soteria Haus, ein Hafen für Individuen, die ihre erste „schizophrene" Krise durchmachen. Das Soteria-Haus wird in dem Buch *Community Mental Health* (1989) [dt.: *Psychiatrie in der Gemeinde*, 1994] von Mosher und seinem italienischen Koautor Lorenzo Burti beschrieben und eingehend in vielen Zeitschriftartikeln und Buchkapiteln von Mosher und verschiedenen Mitarbeitern dokumentiert.[11]

Zur Beherbergung der Soteria wählte Mosher ein Haus in einer lebhaften Wohngegend. Als Personal suchte er Leute aus, die ein ernsthaftes Interesse daran hatten, den anscheinend irrationalen Mitteilungen der Patienten zuzuhören. Sie vertraten den Gleichheitsgedanken, waren nicht autoritär, Individuen, die keine Hierarchie brauchten, um sich höher stehend fühlen zu können, und die nicht auf künstliche Unterschiede zwischen sich und ihren Klienten bestanden.

Mosher war der Meinung, daß eine fachliche Berufsausbildung für diese Art von Fürsorge und Verständnis keine besondere Hilfe bedeutete. So wurde das Personal für diese Arbeit ohne Rücksicht auf Zeugnisse ausgewählt und ausgebildet. Die meisten auf diese Weise ausgewählten Helfer hatten keine Fachausbildung, was bestätigt, daß Psychotherapie zu relativ niedrigen Kosten geleistet werden kann, wenn man sich dabei nicht auf hochbezahlte Fachleute stützen will.

In der Septemberausgabe 1978 der Zeitschrift *Hospital and Community Psychiatry* schreiben Mosher und Alma Menn, eine Sozialarbeiterin und Mitarbeiterin des Soteria-Hauses: „Weil es ihnen an den vorgefaßten Meinungen der Fachleute fehlt, haben unsere nichtfachlichen Mitglieder des Personals die Freiheit, sie selbst zu sein, ihren ‚Gefühlen aus dem Bauch' heraus zu folgen und im Zusammensein mit dem psychotischen Individuum ‚Person' zu sein." Mosher und Menn verteidigen die Anerkennung der psychospirituellen Natur der akuten Krise:

„Im Soteria-Haus glauben wir, daß die zerreißende psychotische Erfahrung auch eine Möglichkeit der Reintegration und Rekonstruktion in sich birgt, die zu einem stabileren Selbstgefühl führt, wenn sie nicht vorzeitig abgebrochen oder schlichtend in eine Art psychologische Zwangsjacke gedrängt wird ... Grundsätzlich sollte man sich auf psychotische Personen in einer Weise beziehen, welche ihre Erfahrung der Verrücktheit nicht entwertet ... Weil ‚irrationales' Verhalten und mystischer Glaube als etwas Gültiges betrachtet wird, mit dem man umgehen und das man verstehen kann, versucht das Team der Soteria eine Atmosphäre zu schaffen, welche die Integration der Psychose in das weitergehende Leben des Individuums erleichtert."

Eine Serie sorgfältig kontrollierter Studien zeigt die Überlegenheit der Soteria für Leute, die ihren ersten schizophrenen Einbruch durchleiden, im Vergleich zu einer Kontrollgruppe von Patienten, die in ein reguläres psychiatrisches Krankenhaus eingewiesen wurden. Wie Mosher und Menn berichten, bleiben Soteria-Klienten zuerst länger als hospitalisierte Patienten, aber einem Zuhause ähnlichere Setting war weit befriedigender und weniger teuer in der Unterhaltung.

In einer Serie erhielten nur acht Patienten während ihres anfänglichen Aufenthaltes in der Soteria Medikamente, während die hospitalisierten Patienten *alle* Medikamente bekamen, darunter die gefährlichen Neuroleptika. Bei einer Nachuntersuchung zwei Jahre später „erhielten", laut Mosher und Menn, „die Versuchspersonen signifikant weniger oft Medikamente, nahmen weniger oft die Nachsorgeeinrichtungen in Anspruch, zeigten sich auf beruflicher Ebene signifikant besser und waren eher in der Lage, unabhängig zu leben".

In einer anderen Gruppe der Soteria-Patienten bekam *keiner* in den ersten sechs Wochen Neuroleptika und letztendlich erhielten nur 10 Prozent Medikamente. Und wieder schnitten sie besser ab, als die Patienten der Kontrollgruppe, von denen alle im regulären psychiatrischen System unter Medikamente gesetzt wurden.

Im Bemühen, den Erwartungen „wissenschaftlicher Artikel" zu entsprechen, unterstreichen die veröffentlichten Berichte nicht einmal einige der menschlichen Werte, die Mosher und Menn in privaten Gesprächen in den Mittelpunkt stellen. Soteria-Klienten gewannen ein weit größeres Gefühl, sich selbst zu verstehen, Selbstbewußtsein und persönlichem Fähigsein. Statt den gehirnschädigenden Medikamenten ausgesetzt zu sein und zu lernen, eine demütigende Krankenhausordnung zu akzeptieren, entwickelten sie durch die Soteria oft ein Gefühl, *unabhängiger und stärker* für Erfahrungen zu sein und besseren Zugang zu ihren Gefühlen und Sehnsüchten zu haben.

Und sie bekamen keine tardive Dyskinesie

Obwohl das Soteria-Haus bessere Ergebnisse erzielte als Krankenhaus- und Medikamentenpsychiatrie, vollbrachte es doch keine Wunder. Es ist nicht einfach, mit ängstlichen, verwirrten und gestörten Menschen zu arbeiten. Aber die Soteria half den Patienten nicht nur, sie vermied es auch, sie zu verletzen. Patienten, die das normale psychiatrische System durchlaufen, nehmen oft monatelang oder länger Neuroleptika und sind somit dem hohen Risiko der tardiven Dyskinesie, tardiven Demenz und anderer bleibender Körperschädigungen ausgesetzt (siehe Band 1, Kapitel 4)

Das Schicksal einer psychiatrischen Erfolgsstory

Welchen Maßstab man auch immer ansetzen mag, die Soteria ist eine Erfolgsstory. Es wäre ein leichtes, Hunderte ähnlicher Häfen im Lande verteilt einzurichten, da man Wohnhäuser benutzen kann und kein fachlich ausgebildetes Personal einsetzen muß. Wie können Sie also ein Soteria-Haus finden, in dem einem ihrer Freunde oder einem Verwandten geholfen werden kann? Sie können kein solches Haus finden, außer in der Schweiz, in Bern.[12] Trotz vieler Veröffentlichungen, die den Erfolg der Soteria in Kalifornien zeigen, und trotz der ausgezeichneten Zeugnisse Loren Moshers, der viele Jahre als Leiter der Schizophrenieforschung am NIMH tätig war, hat die Soteria keinen signifikanten Einfluß auf die Behandlung der Patienten. Es konnten keine Gelder locker gemacht werden, um das Projekt fortzusetzen oder andere dieser Art im Lande einzurichten. Das NIMH entschied sich gegen eine weitere Bereitstellung der Geldmittel, und die Abteilung für psychische Gesundheit des Bundesstaates Kalifornien wollte die Kosten nicht übernehmen. Krankenversicherungen – an der Krankenhausbehandlung und am medizinischen Modell orientiert – wollten den Soteria-Patienten nicht die Kosten für die Behandlung zurückerstatten. Überflüssig zu sagen, daß die Pharmafirmen – die fast alles in der Psychiatrie unterstützen – keinerlei Hilfe angeboten haben.

Erneut stellen wir fest, daß das Monopol der Psychiatrie und des psychopharmazeutischen Komplexes durchbrochen werden muß, bevor signifikante Fortschritte bei der Entwicklung menschlicher, fürsorglicher, nichtmedizinischer Alternativen gemacht werden können. Einen Entwurf für leicht zu entwickelnde effektive Programme haben wir, wenn sich nur die Geldmittel dafür finden ließen.

Andere innovative Unterbringungsmöglichkeiten

Das Burch-Haus in Littleton, New Hampshire, wird von dem Psychotherapeuten David Goldblatt geführt, der bei R. D. Laing in England in die Lehre ging. In seinem Informationsblatt beschreibt sich das Burch-Haus selbst als ein „Zufluchtsort“ für acht bis zehn Individuen, die eine emotionale Krise durchmachen. Beherbergt in einem alten Bauernhaus mit vier bis sechs Mitarbeitern, die dort wohnen, und fünf extrem erfahrenen Personalmitgliedern, bietet das Haus einen Ansatz, der auf Nichtverletzen, Beziehung und Gemeinschaft beruht. Wie im Soteria-Haus werden die Gefühle und Mitteilungen der Klienten, egal wie irrational sie auch erscheinen, respektiert und ernst genommen. Sogar noch mehr als in der Soteria wird den Klienten die Gelegenheit geboten, sich ihre Zeit zu nehmen und sich in ihrem eigenen Tempo an die Mitarbeiter und andere zu wenden. Ein kleiner Prozentsatz der Bewohner ist auf psychiatrische Medikamente eingestellt, meistens von vorhergehenden Einrichtungen. Das Burch-Haus unterstützt die Klienten darin, selbst darüber zu entscheiden, ob sie Medikamente nehmen oder nicht.

Aber wer kann sich so hochintensive psychosoziale Interventionen überhaupt leisten? Machen Sie sich auf einen Schock gefaßt: Der Satz beträgt 85 Dollar pro Tag, ein winziger Bruchteil der Kosten eines Aufenthaltes in einem psychiatrischen Krankenhaus und weniger als für manche einstündige Beratungen mit einem Psychiater aufzuwenden sind. („Und das Essen ist großartig!", fügt einer der Mitarbeiter hinzu.) Und 35 Prozent der Dienstleistungen werden bedürftigen Patienten umsonst geliefert!

Wie kann das angehen? Viele der Mitarbeiter haben keine Berufsausbildung und sind dankbar, in einer solch anregenden, wenn auch manchmal stressigen, Umgebung für geringe Bezahlung zu arbeiten. In einem unveröffentlichten Artikel schreibt Goldblatt 1986 überzeugend:

„Als Therapeuten müssen wir vollständig präsent sein, zur gleichen Zeit dürfen wir uns nicht von unseren eigenen Problemen stören lassen. Wir können es uns nicht leisten, uns zu sehr von dem berühren zu lassen, was manche Personen hier durchmachen, oder es zu sehr auf ein bestimmtes Ergebnis, das dabei herauskommen soll, anlegen. Solch eine Anteilnahme wird zu einer Einmischung. Die Klienten zeigen einen enormen Mut, wenn es ihnen erlaubt wird, in der Gegenwart eines akzeptierenden, mitfühlenden Gegenübers zu leiden. Wir benötigen vollkommenes Vertrauen in den Heiler, der jedem von uns und jedem unserer Klienten innewohnt. Wenn wir selbst diese grundlegende Erfahrung von Vertrauen und Hoffnung haben, dann können wir neben jemandem sitzen, der verzweifelt ist, und wissen, daß Hoffnung für ihn möglich ist."

Die Spring Lake Ranch auf dem Lande bei Cuttingsville, Vermont, ist eine weitere psychosoziale Alternative. Aufgebaut in Form einer kooperativen Gemeinschaft leben dort mehr als 30 Bewohner. Es gibt keine Mitarbeiter mit „fachlicher Ausbildung". Die Unterschiede zwischen Therapeuten und Klienten sind verschwommen.

Laut der Spring Lake Ranch „beinhaltet das Leben, das wir hier leben, die Erwartung, daß jeder zum Allgeimeingut beisteuern wird, selbst wenn sein Beitrag aus Gründen einer Behinderung oder aus Krankheitsgründen relativ bescheiden ist. Gerade durch den Beitrag jeder einzelnen Person beginnen alle Mitglieder dieser Gemeinschaft das Gefühl zu erleben und zu entwickeln, daß sie gebraucht werden und dazu gehören". Ein Arbeitsprogramm, zu dem die einträgliche Herstellung von Maple Syrup gehört, ist ein wichtiger Bestandteil bei der Rehabilitation der chronisch behinderten Klienten. Der jährliche Bericht von 1989 erklärt voll Stolz: „PS: Dieses Jahr gewann unser Syrup bei der Messe des Staates Vermont den 3. Preis."

Obwohl einige der Bewohner auf Medikamente eingestellt sind, sind die Dosierungen meistens verhältnismäßig klein. Ein Besucher, der kürzlich dort war, war überrascht, daß Individuen mit chronischen psychiatrischen Vorgeschichten dort scheinbar so normal in ihren sozialen Beziehungen und auch relativ frei von den zombieartigen Wirkungen der Medikamente lebten. Die Spring Lake Ranch betrachtet sich selbst als ein Modell eines kostengünstigen gemeindeorientierten Ansatzes.

Wenige innovative Programme bekommen die staatliche Lizenz als Einrichtung für psychische Gesundheit. Die Spring Lake Ranch wurde nach Fürsprache von Autoritäten in das staatliche System für psychische Gesundheit aufgenommen. Als eine radikalere Alternative hat das Burch Haus keine Verbindungen oder Unterstützung durch das Establishment. Das Soteria-Haus endete, wie bereits erwähnt, mit einem Fehlschlag, weil die Krankenversicherungen sich weigerten, den Klienten die Kosten zu erstatten. Solange das psychiatrische und medizinische Monopol die Leistungen des Gesundheitsdienstes für psychisch Kranke kontrolliert, werden kreative Alternativen rar bleiben. Doch sie sind bei weitem am billigsten und wirksamsten.

Mit Nachwuchs-Anwälten zu Hause intervenieren

Wahrscheinlich ist nichts so nützlich wie direkte psychosoziale Interventionen zu Hause. Wenn unfreiwillig, stellen sie eine ernsthafte Bedrohung bürgerlicher Freiheit und der Privatsphäre dar; wenn sie freiwillig gesucht werden, können sie der einzige und wirksamste Weg sein, den gestörten oder gescheiterten Individuen und Familien Hilfe zu geben.

Jerome Miller, Präsident und Gründer des *National Center for Institutions and Alternatives* [Nationales Zentrum für Einrichtungen und Alternativen] (NCIA), dessen Hauptquartier in Alexandria, Virginia, liegt, hat viele psychosoziale Innovationen im Bereich der Rehabilitation inspiriert. Miller, der einen Doktorgrad in Sozialarbeit hat, setzte als Teil seiner Gesamtstrategie, welche letzten Endes dazu führte, daß Haftanstalten für Jugendliche in Massachusetts geleert und geschlossen wurden, freiwillige Anwälte ein, die mit den Familien arbeiten.

Millers Assistent zu dieser Zeit war Thomas L. Jeffers, der 1975 diese Arbeit fortsetzte und das Jugend-Anwalts-Programm (Youth Advocate Programme, YAP) gründete, eine private, nicht an Gewinn orientierte Agentur, die in fünf Staaten Programme durchführt und ein zentrales Büro in Harrisburg, Pennsylvania, hat. Sie arbeitet mit der Bewährungshilfe, dem Jugendamt und den Abteilungen für psychische Gesundheit. YAP leistet intensive familienorientierte Dienste direkt zu Hause bei den Kindern und jungen Erwachsenen, die vielleicht sonst institutionalisiert würden. Viele der jungen Leute haben genau wie ihre Eltern schwerste psychiatrische Diagnosen wie Schizophrenie oder auch eine Geschichte schwerer Delinquenz. Viele Familien kommen aus Problembezirken der Innenstadt. Einige der Kinder sind so schwierig, daß sie von Heimen abgelehnt wurden.

Mit YAP begegnen wir zum wiederholten Male innerhalb dieses Buches einer Initiative, die traditionelle Ansätze im Bereich psychischer Gesundheit umgeht, in diesem Fall indem sie häufig teilzeitarbeitende Anwälte einsetzt, die mit den Familien arbeiten. So kann zum Beispiel gelegentlich ein verantwortungsvoller, liebevoller Nachbar angeheuert und als Beistand der Familie eingewiesen werden. In einem Interview erzählte mir Jeffers, daß das erste Kriterium bei der Wahl eines Anwalts die Antwort auf die Frage ist: „Würden wir wollen, daß diese Person mit unseren eigenen Kindern arbeitet?"

Wenn der Anwalt der Familie Hilfe anbietet, ist seine erste Frage: „Was glaubt die Familie selbst, daß sie braucht?" Sie will vielleicht

Hilfe in der Beziehung zum Hauseigentümer, bei dem sie zur Miete wohnt, oder eine Erholungspause für die Mutter (eine Tageshilfe für begrenzte Zeit), eine Arbeit für einen der möglichen Geldverdiener der größeren Familie oder einen „Kurs, in dem geschickter Umgang mit dem Leben" geübt wird, also wie man sich in der Welt effektiver verhält. Oft arbeiten die Vermittler als Verbindung zu Schulen und anderen öffentlichen Ämtern. Wenn eines der Kinder in der Klasse „Verhaltensprobleme" zeigt, dann kann der Vermittler es direkt in den Klassenraum begleiten, eine Intervention, die Schüler wie Lehrer gleichermaßen beruhigen kann.

YAP-Helfer sind keine Psychotherapeuten im traditionellen Sinne, aber sie treffen sich regelmäßig mit den Kindern und ihren Familien, um für emotionale Unterstützung und Beratung zu sorgen. Häufig nehmen die Kinder auch an Therapiegruppen außerhalb des Hauses teil. Während die Kinder an dem Programm teilnehmen, werden alle Medikamente, die sie nehmen, bezeichnenderweise reduziert. Wie ein Vertreter der YAP formuliert, „können Kinder, die auf Medikamente eingestellt sind, nicht gut genug mitarbeiten, um vollen Nutzen aus dem Programm ziehen zu können."

Über einen Zeitraum von sechs bis neun Monaten arbeitet der Helfer durchschnittlich 15 Stunden pro Woche direkt mit dem Kind und der Familie. Für psychiatrische Maßstäbe ist dies ein enormer direkter personeller Aufwand, aber es ist genau das, was als Notfallmaßnahmen für diese völlig am Boden liegenden Kinder und ihre Familien nötig ist.

Die Kosten einer solch menschlichen Unterstützung? Da die Helfer keine Fachleute im traditionellen Sinne sind, halten sich die jährlichen Kosten mit 6 000 Dollar relativ niedrig, verglichen mit 40 000 bis 100 000 Dollar oder mehr pro Jahr für die traditionellen stationären psychiatrischen Dienstleistungen, die das Programm zu ersetzen versucht. Und die Wirksamkeit? Laut Jeffers und seinem Mitarbeiterstab bleiben infolge der Interventionen von YAP 45 Prozent der jungen Klienten in der Fürsorge ihrer eigenen Familie. Die enorme Hilfe, die der ganzen Familie geboten wurde, kann man gar nicht ermessen.

In Kapitel 4 stellten wir fest, daß das Einsperren in psychiatrischen Krankenanstalten die Kinder nicht nur demütigt und die Familien der Verantwortung enthebt, es kostet auch mehr, als einen ausgebildeten Fachmann mit Vollzeitstelle bei der Familie zu Hause einzusetzen. Familieni-Interventions-Programme werten das Selbstbewußtsein der Kinder auf, lassen die Familie erstarken und kosten relativ wenig. Sie können die Notwendigkeit psychiatrischer Hospitalisierung von Kindern und Erwachsenen gleichermaßen weitgehend beseitigen und bewirken dabei viel mehr Gutes und sind viel weniger verletzend.

Die Alternativen, die wir uns angesehen haben – das Harvard-Radcliff Mental Hospital College Freiwilligenprogramm, das Soteria-Haus, die Spring Lake Ranch, das Burch Haus und YAP –, arbeiten, ohne sehr auf fachlich ausgebildetes Personal angewiesen zu sein. Obwohl sie sogar Patienten unterstützen und helfen, die allgemein als sehr schwierig betrachtet werden, haben sie bewiesen, daß sie effektiv sind. Verhältnismäßig unbelastet von psychiatrischer Ideologie und Ausbildung, sind die Therapeuten und Helfer dieser Programme in der Lage, mit den Leuten auf direkterem, persönlicherem und praktischerem Weg zu arbeiten, und das zu niedrigeren Kosten.

Professionelle Psychotherapie mit hospitalisierten, als schizophren etikettierten Patienten

Die sprechende Therapie ist ein weiterer Ansatz der Behandlung von schizophrenen Patienten, der von der „neuen Psychiatrie" abgelehnt wurde. In dem Buch *The Psychotherapy of Schizophrenia: the Treatment of Choice* [Psychotherapie der Schizophrenie: Behandlung nach Wahl] (1981) geben Bertram Karon und Gary VandenBos einen Überblick über die bestkontrollierten Forschungsstudien und stellen auch die Ergebnisse ihres eigenen Michigan-Projektes vor. Sogar unter den unvorteilhaften Bedingungen psychiatrischer Hospitalisierung, häufig in Landeskrankenhäusern, bestätigen etwa ein halbes Dutzend relativ fundierter wissenschaftlicher Studien die Wirksamkeit der Psychotherapie bei Individuen, die als schizophren diagnostiziert waren:

„Patienten, die Psychotherapie erhielten, zeigten im Vergleich zu denen, die Medikamente bekamen, weniger Gedankenstörungen (das heißt, sie waren eher in der Lage, logisch zu denken, wenn sie es wollten), verbrachten viel weniger Zeit im Krankenhaus und konnten ihr Leben auf viele verschiedene Weisen mehr wie menschliche Lebewesen leben. Außerdem wurden diese Effekte ausgeprägter, je länger der Lebensweg der Patienten weiterverfolgt wurde. Die Psychotherapie stellte sich auf lange Sicht als kostengünstiger heraus." (S. 371)

Karon veröffentlichte in dem Buch von Seymour Fisher und Roger Greenberg *The Limits of Biological Treatments for Psychological Distress* [Grenzen der biologischen Behandlung von psychischen Störungen] (1989) einen gründlich auf den neuesten Stand gebrachten Übersichtsartikel. In seinen Schlußbemerkungen legt er dar, daß psychosoziale Interventionen die Dosierung der Medikamente erniedrigen und „die gesamte Funktionsebene des mit Medikamenten behandelten Patienten verbessern". Außerdem „beruht die Schlußfolgerung, daß schizophrene Patienten mit Medikamenten zu behandeln sind, was immer sonst getan wird, auf dürftig ausgeführten Studien ..." Er macht deutlich, daß „die Psychotherapie, ausgeführt von einem kompetenten Therapeuten ohne Medikation, die optimale Behandlung für Schizophrene ist, wenn der Patient, der Therapeut und das Setting sie tolerieren können".

Typischerweise wird der Patient eher auf Grund der niedrigen Toleranzgrenze, die man ihm gegenüber aufbringt, dazu gezwungen, giftige Medikamente zu nehmen, als daß dies auf seinen eigenen Wunsch hin oder aus Notwendigkeit geschieht. Meiner eigenen Erfahrung nach wird mit dieser Intoleranz jeder Ausdruck des Unmuts oder Zorns der Familie oder dem Arzt gegenüber begrüßt, so gerechtfertigt er auch immer sein mag.

Karon glaubt, daß nicht Fakten, sondern die biopsychiatrische Politik die Behandlungsstandards für Schizophrenie bestimmt:

„Unglücklicherweise scheinen eher politische und ökonomische Faktoren und eine Konzentration auf kurzzeitige Kostenersparnis die Art der Behandlung zu diktieren als wissenschaftliche Befunde. Die Daten scheinen eindeutig den Wert psychologischer Behandlungen, einschließlich der individuellen Psychotherapie, im Vergleich zur Medikation zu zeigen." (S. 146)

In persönlichen Gesprächen bekräftigte Karon seine Überzeugung, daß Neuroleptika in der Therapie so wenig wie möglich angewandt werden sollten: „Ich denke, die Patienten sind besser ohne sie dran. Durch die Medikamente werden ihre Gefühle gedämpft, und das Gefühl ist das, womit in der Therapie gearbeitet wird." Er informiert die Patienten, daß die Medikamente „rein gar nichts heilen. Sie bewirken lediglich, daß man den Schmerz besser aushalten kann. Was wirklich hilft, ist Verstehen."

Karon erzählte mir: „Die Leute haben von jeder Therapiestunde mehr, wenn sie nicht unter Medikation stehen." Wenn die Medikation bei beiden, Patient und Therapeut, bewirkt, daß sie sich im Gespräch miteinander wohler fühlen, dann, glaubt Karon, kann sie als ein Notbehelf benutzt werden. Sie sollte jedoch nur so kurzzeitig wie möglich eingesetzt werden.

Karon ist der führende amerikanische Forscher im Bereich der Psychotherapie für Patienten, die als schizophren etikettiert worden sind.

Die Familien der Menschen behandeln, die als schizophren diagnostiziert wurden

Viele Fachleute, die mit sehr gestörten Menschen arbeiten, merken, daß die Familientherapie am wirksamsten hilft. Häufig sehen diese Therapeuten die ganze Familie als den wirklichen „Patienten" an. Sie orten das Problem in der Familie und in den Beziehungen der Familie zu der Person, die als krank definiert wird. Obwohl ich festgestellt habe, daß dies der wirksamste Weg ist, Leuten durch ihre erste Episode „schizophrenen" Überwältigtseins zu helfen, gibt es bis jetzt keine objektiven Auswertungen, um meinen Eindruck zu unterstützen.

Vor kurzem hat die familientherapeutische Forschung ihren Schwerpunkt auf die „Expressed Emotion" (EE)* in den Familien von sogenannten Schizophrenen verlagert.[13]

* Wörtlich übersetzt: „ausgedrückte Gefühle"; da der Begriff *Expressed emotions* bzw. die Abkürzung *EE* auch im deutschsprachigen Raum in der Fachdiskussion unübersetzt verwendet wird, wird er hier ebenfalls in der englischen Form beibehalten [Anm. d. dt. Hrsg.].

Das Ziel ist es, emotional schmerzliche Kommunikation innerhalb der Familie zu vermindern und die Familienmitglieder zu mehr Wärme untereinander zu ermutigen. Es ist überraschend, daß eine Anzahl Studien festgestellt hat, daß negative Kommunikation, die an den identifizierten Patienten gerichtet ist, seine Verwirrung und seine Symptome verschlimmert. Familientherapie kann die schmerzlichen Reaktionen, die durch die emotional belastenden Diskussionen hervorgerufen werden, reduzieren. Das kann sich in der Folge signifikant auf die Rückfallrate auswirken. Da es eine verhältnismäßig direkte Hilfe ist, kann diese Art der Therapie, die in den EE-Studien angewandt wird, besonders leicht von fachlich nicht offiziell anerkannten Therapeuten geleistet werden.

Die gestörten Sprößlinge einer Familie können oft als Opfer mißhandelnder oder destruktiver Kommunikation verstanden werden. Die neuen Studien über EE bestätigen dies tendenziell. Aber in der Ära der Zusammenarbeit zwischen organisierter Psychiatrie und der Bewegung der Familien, waren die „Expressed Emotion"-Forscher gewöhnlich sehr vorsichtig, Eltern eine Schuld am Leid der Kinder zuzuweisen. Die Eltern sind gefragt, wenn es darum geht, zu helfen, das Familienleben harmonischer zu machen, und somit führend für die Besserung des Patienten, aber sie sind ausdrücklich von allen Fehlern freizusprechen, die ursprünglich die Probleme des Kindes verursacht haben.

Was wollen die Patienten für sich selbst?

Während die meisten psychiatrischen Patienten in den Krankenhäusern Medikamente bekommen und fast keine Gespräche mit ihrem Arzt, wünscht sich die große Mehrheit, so ist mein Eindruck, es wäre gerade umgekehrt. Eine Studie von Keith McIntyre und seinen Kollegen, veröffentlicht in der Ausgabe des *British Medical Journal* vom 21. Januar 1989, bestätigt dies. Von 99 stationären psychiatrischen Patienten (mehr als die Hälfte war als schizophren oder manisch etikettiert) „wurde es als der bei weitem hilfreichste Aspekt der Hilfe und Fürsorge betrachtet, wenn die Möglichkeit bestand, sich einem Mitglied des Personals anzuvertrauen" oder „einfach mit einem Pfleger sprechen zu können." Nach Meinung der Patienten war dies wesentlicher als Hospitalisierung oder Behandlung mit Medikamenten. Die Autoren hielten es für nötig, die Doktoren daran zu erinnern, daß das Gespräch mit ihren Patienten von denen wertgeschätzt wurde, obwohl es in den meisten Fällen pro Woche weniger als eine Stunde dauerte.

McIntyres Team berichtete auch, „daß diese Studie ironischerweise zeigt, daß das, was die stationären Patienten bei ihrem Aufenthalt im Krankenhaus am meisten wertschätzen, ihre Möglichkeit, gehen zu können, ist." Als ich während meiner Ausbildung in Krankenhäusern arbeitete, stellte ich fest, daß viele, wahrscheinlich die meisten, der stationären Patienten, vor allem mit der geringstmöglichen Beeinträchtigung ihres Körpers und ihres Lebens schnell wieder heraus wollten. Ich schloß daraus, daß die wichtigste Unterstützung, die ich ihnen geben konnte, darin lag, dies zu ermöglichen.

Die persönliche Skepsis der biologischen Psychiater

Für die Wirksamkeit der Psychotherapie und der sozialen Therapie bei akut und chronisch gestörten und als schizophren etikettierten Menschen haben wir starke Beweise gefunden. Warum also erkennen biologische Psychiater nicht an, daß Psychotherapie oft hilfreich ist? Warum beharren sie tatsächlich so darauf, daß keine Hilfe durch sie möglich sein kann?

Es gibt einen persönlichen Grund, aus dem die meisten Biopsychiater die Psychotherapie nicht als etwas Nützliches annehmen können: Sie sind nicht gut darin. Wenn sie ein ums andere Mal damit gescheitert sind, ihren Patienten zu helfen, indem sie mit ihnen Gespräche führten, ist es nur natürlich, daß sie daraus folgern, es funktioniert nicht. Nur wenige junge Psychiater werden den Mut haben oder aufrichtig genug sein, um statt dessen daraus zu schließen: „Ich war kein guter Therapeut", „Ich war persönlich nicht für diese Arbeit geeignet" oder „Auch meine Frau beklagt sich darüber, daß ich mir aus Reden nicht viel mache".

Wie kommt es, daß so viele junge Psychiater erbärmliche Therapeuten sind? Im allgemeinen ist die medizinische Ausbildung der schlechteste Weg, Psychotherapeuten auszuwählen und für diese Aufgabe vorzubereiten. Als Medizinstudent durchlebt man seine Studentenjahre als Labormaulwurf und Bücherwurm, als unterirdische Kreatur, höchstungeeignet, um mit Menschen zu arbeiten. Die ganze vormedizinische und medizinische Ausbildung ist so konkurrierend und autoritär, daß viel von der Menschlichkeit der Studenten dabei verlorengeht. Tatsächlich ist das Problem, daß zu viele gespreizte, sozial ungeeignete Ärzte mit engen Interessengebieten das Medizinstudium abschließen, nun allgemein in der Medizin erkannt worden, und es wird häufig in den Veröffentlichungen der Berufsgruppe diskutiert. Pläne werden aufgestellt und in Bewegung gesetzt, die menschlichere, fürsorglichere Studenten in die medizinischen Studienprogramme bringen sollen. Es ist traurig, daß die Psychiatrie dabei nicht an erster Stelle steht, um den notwendigen Bedarf an Ärzten zu erkennen, die sich mehr am Menschen orientieren. Statt dessen geht sie in die umgekehrte Richtung.

Sogar warme, herzliche, einsichtige Leute stellen an sich fest, daß sie während ihrer psychiatrischen Ausbildung etwas von ihrer Menschlichkeit verlieren. Als freiwillige Collegestudenten im Landeskrankenhaus hatten wir den Vorteil, in einem System zu arbeiten, dem es an Kapazität fehlte, unser Tun zu überprüfen. Wir konnten so freundlich und fürsorglich, sein wie wir nur wollten, weil niemand da war, um es zu bemerken. Außerdem wurde uns als kleinen Collegestudenten unsere Tendenz, uns „hineinziehen zu lassen" verziehen. Doch der junge, studierende Psychiater in einem Ausbildungszentrum wird sicherlich beobachtet werden, ob er anfängt, sich „unprofessionell" zu verhalten, indem er sich in großem Maße um seine Patienten kümmert und sorgt.

Bei Psychiatern während der Facharztausbildung, die schon für die biologische Psychiatrie voreingenommen sind, ist es besonders unwahrscheinlich, daß sie gute Psychotherapie machen. Sie glauben, daß die Probleme ihrer Patienten genetisch und biologisch bedingt sind und daß ihre Worte Ergebnisse dieses Leidens sind. Dies entfremdet diese jungen Ärzte von ihren Patienten und macht eine sinnvolle Kommunikation unmöglich. Wenn die Gefühle des Patienten stärker werden, ziehen sie es vor, Medikamente oder sogar Elektroschock zu verabreichen, unterdrücken damit die Person, verhindern weitere Kommunikation, bei der heftige Gefühle zum Ausdruck kommen, und zerstören so das, was die produktivsten Momente der Psychotherapie hätten sein können. Außerdem neigen biologische Psychiater mehr dazu, autoritär zu sein, und wahren ihre Arztrolle mehr – das genaue Gegenteil des Profils, nach dem man bei den alternativen Programmen suchte. Wenn wir tatsächlich versuchen würden, den schlechtesten Psychotherapeuten auszusuchen, würden wir vielleicht einen Arzt nehmen, frisch vom Medizinstudium, der unter biopsychiatrischen Standpunkten arbeitet. Es ist kein Wunder, daß sie entmutigt werden und zu dem Schluß kommen, daß Psychotherapie nicht funktioniert.

Auf eigenen Füßen – Die Entstehung eines Netzwerkes der Überlebenden der Psychiatrie

Die aufregendste und wohlmöglich wichtigste Alternative von allen ist die Selbsthilfe. Judi Chamberlin, die Autorin von *On Our Own* [Auf eigenen Füßen] (1978), ist eine der Leitfiguren bei der Entwicklung von Ansätzen, die von Patienten selbst geleitet werden. Chamberlins persönliche Erfahrung mit der Psychiatrie begann 1965, nachdem sie eine Fehlgeburt hatte. 21 Jahre alt, unglücklich verheiratet, von Beruf Sekretärin, ohne große Zukunft – der Verlust des Babys war der Tropfen, der das Faß zum Überlaufen brachte. Sie wurde depressiv. Ihr erster Psychiater, so erzählte sie mir neulich, stellte sich als „ineffektiv und kühl" heraus. „Ich kann mich kaum erinnern, worüber wir gesprochen haben." Was tut ein ineffektiver, kühler, männlicher Psychiater mit einer leidenschaftlichen, depressiven, aber brillanten, attraktiven jungen Frau, die ihn vielleicht irgendwie bedroht? Er setzt sie unter Medikamente.

Als naiver junger Mensch, der sie in jenen Tagen war, wußte Chamberlin nichts Besseres, als die Medikation zu nehmen. Sie sagte mir: „Er war der Fachmann. Ich nahm an, daß er das Wissen hatte. Er sagte, die Medizin würde bewirken, daß ich mich besser fühle, also mußte er es wissen. Ich war sehr vertrauensselig."

Als es ihr nur schlechter ging, versuchte Chamberlin, sich in ein Privatkrankenhaus aufnehmen zu lassen. Die Betten dieses Krankenhauses waren belegt. Doch statt sie nach Hause zu schicken, wie sie es wünschte, verlegten die Ärzte sie flugs auf die psychiatrische Station des Bellevue Hospitals in New York City. Sie kam dort an, wurde isoliert und realisierte mit Schrecken, daß niemand auf der Welt wußte, wo sie war. Außerdem nahmen sie ihr die Brille weg und ließen diese geängstigte junge Frau fast blind in der neuen Umgebung zurück.

Versteinert und in ihren Hirnfunktionen durch die Neuroleptika beeinträchtigt, wurde Chamberlin mehr und mehr irrational. Sie erklärte: „Sie machten aus mir und meiner Depression, die ich durchlitt, weil ich mein Baby verloren hatte, jemanden, der „schizophren" war." Sie begann zu glauben und sogar zu sehen, daß ihr Gesicht „zusammenfiel". Die Knochen drückten sich von selbst schmerzhaft ein, geradewegs vor ihren Augen. Aber die „Wahnvorstellungen" und „Sinnestäuschungen" waren voller Bedeutung. „Ich wurde entmenschlicht. Mein Gesicht zu verlieren war ein Bild für das, was mir angetan wurde. Ich wurde in etwas anderes verwandelt, etwas anderes als ich selbst."

Zwischen März und Oktober 1966 war Chamberlin in sechs verschiedenen Krankenhäusern. „Ich wurde völlig demoralisiert – als wäre mein Leben vorbei. Mir wurde gesagt, ich sei chronisch schizophren und würde außerhalb einer Institution nicht überleben". Sie ging nach Hause, um bei ihren Eltern zu leben.

Zu Hause suchte sie dann ihren Internisten auf, der sie an einen Psychologen überwies. „Er erwies sich als ein großartiger Bursche – jemand, der mich aufbaute und mir das Gefühl gab, daß es kein Grund gäbe, daß ich nicht alles tun könnte, was ich gern tun wollte." Als sie ihm erzählte, daß ihre Diagnose „chronische Schizophrenie" lautete, kaufte er ihr das nicht ab.

Von allen guten Qualitäten, die dieser Therapeut entfaltete, war es sein Respekt ihr gegenüber, der am meisten zählte. Chamberlin arbeitete etwa ein Jahr mit ihm, zuerst in Einzeltherapie und dann auch in der Gruppe. Seitdem war sie nicht mehr in Therapie.

Chamberlin beobachtet: „Es ist wirklich wie das Glück bei der Lotterie, bei wem du schließlich landest. Du kannst jemanden bekommen, der an Elektroschock oder an Medikamente glaubt oder an Gespräche, du weißt es nicht. Wenn du Hilfe suchst, bist du in einem verletzlichen Zustand."

Andere Überlebende finden

Trotz ihrer erfolgreichen Therapie zweifelte Chamberlin noch an sich selbst. Warum wurde sie „geisteskrank"? Warum „gelang es ihr nicht", aus all diesen Behandlungen, die angeblich helfen, Nutzen zu ziehen?

Im Jahre 1971 lernte sie dann das MPLP, das Mental Patients Liberations Project [Befreiungsprojekt psychisch kranker Patienten, Anm. d. Ü.] in New York City kennen. Einer der ersten Leute, mit denen sie bekannt wurde, war Ted Chabasinski, der später nach Kalifornien ging und dort den „Berkeley-Bann" gegen die Elektroschockbehandlung organisierte. (Chabasinskis Geschichte wird in Band 1, Kapitel 9 erzählt; er ist der Anwalt, der im Alter von sechs Jahren geschockt wurde und die größte Zeit seiner Kindheit eingeschlossen in einer Anstalt verbringen mußte.)

„Es war, als ginge eine Tür auf", sagt Chamberlin von ihrem ersten Treffen mit den ehemaligen Insassen, die jetzt der MPLP angehörten. „Es war eine Bestätigung all meiner ketzerischen Ideen." Ab 1974 war sie aktive Mitarbeiterin und hatte auf der „Zweiten Jahreskonferenz für Menschenrechte und Unterdrückung durch die Psychiatrie" eine Begegnung mit Leonard Frank. Es war anregend, jemanden kennenzulernen, der „so gut unterrichtet und entschlossen war, etwas zu tun – Stärke, Wissen und Macht". Schon bald sollten die Leute Julie Chamberlin mit den gleichen Begriffen beschreiben.

Wie so viele andere Überlebende fand Chamberlin das Verständnis und die Empathie, die sie für die Menschen brauchte, die unter dem gleichen Mißbrauch durch die Psychiatrie gelitten hatten. Sie merkte, daß das, was für die Psychiater unerklärbar psychotisch schien, oft eine tiefgründige Bedeutung hatte, wenn es im Kontext des Lebens der einzelnen Person verstanden wurde. Ihre neuen Verbündeten waren eine Bestätigung für sie, daß ihre emotionale Krise psychospiritueller und nicht medizinischer Natur war. Das Netzwerk der Überlebenden gab ihrem Leben einen neuen Sinn, und umgekehrt ist die Mitarbeit im Netzwerk für Chamberlin zur größten Befriedigung geworden – „als Katalysator zu fungieren", um anderen Überlebenden zu helfen, sich bei der Genesung von der

Psychiatrie und dem Wiedereintritt in die Welt verstanden und unterstützt zu fühlen.

Mitte der 80er Jahre bildete die Leitung der ehemaligen Insassen eine offizielle nationale Organisation, die National Alliance of Mental Patients [Nationale Vereinigung psychischer Patienten] (NAMP). Kürzlich wurde sie in National Association of Psychiatric Survivors [Nationale Gesellschaft für Überlebende der Psychiatrie] (NAPS) umbenannt. NAPS, dessen Hauptquartier sich in Sioux Falls, South Dacota, befindet, verfolgt das Ziel, Selbsthilfeprogramme zu entwickeln und alle Zwangsbehandlungen in der Psychiatrie abzuschaffen.

Die Entwicklung von Selbsthilfealternativen zur Psychiatrie

Judi Chamberlin widmet nun einen Großteil ihrer Zeit der Ruby Rogers Anwaltschaft und dem Drop-In-Center (Tagesheim) in Cambridge, Massachusetts, das sie vor einigen Jahren gegründet hat. Mit einer Unterstützung der staatlichen Gesundheitsbehörde von 80 000 Dollar im Jahr ist dieses Überlebenden-Heim für durchschnittlich 20 Personen – Psychiatriepatienten, die sich gerade in Behandlung befinden, und ehemalige Insassen – eine tägliche Zuflucht.

Da sich unter dem Personal keine Vertreter der psychiatrischen Berufsgruppen befinden, laufen die Patienten nicht Gefahr, festgehalten oder zur Einnahme von Medikamenten gezwungen zu werden. Chamberlin sagt: „Wenn das Tagesheim auch einer der Plätze ist, von dem aus sie dich wegkarren können, dann erklärst du seinen gesamten Zweck für null und nichtig.“ Die meisten Besucher halten sich gerade von Tag zu Tag über Wasser; in Chamberlins Worten: „Das Leben ist die meiste Zeit für sie sehr schwierig.“

Das Ruby Rogers Center stellt einen sicheren Platz dar, an dem die Überlebenden mit anderen Menschen sprechen können, die sich auch in den Händen der Psychiatrie befunden und darunter gelitten haben. Es ist eine „kleine Gemeinde“, in der die Menschen sie selbst sein können. Die einzigen Regeln sind: keine Gewalt, kein Alkohol und keine Medikamente. Manchmal werden Parties oder ein gemeinsames Kochen abgehalten. Es gibt Selbsthilfe-Diskussionsgruppen und Frauengruppen.

Es gibt selten schwere Zwischenfälle im Zentrum. Es besteht keine Notwendigkeit, Leute hinter verschlossenen Türen einzusperren, und die Polizei mußte noch niemals gerufen werden, um bei einer Störung einzugreifen. Patienten, die scheinbar die „Kontrolle verlieren" werden meist durch die Fürsorge und Aufmerksamkeit anderer ehemaliger Insassen beruhigt. Obwohl sich einige entscheiden, Hilfe in einem Krankenhaus zu suchen, wird keiner dazu gezwungen.

Das Drop-In Center der Überlebenden ist eine wichtige Innovation. Erfolgreiche Variationen dessen gibt es verteilt im Lande, eines davon z.B. in Berkeley, geleitet von Sally Zinman, ebenfalls einer Überlebenden der Psychiatrie, und ein anderes in Oakland, geleitet von Howie the Harp, einem früheren Obdachlosen und Exinsassen der Psychiatrie.

Als ich mich mit dem Personal und den Klienten dieser zwei Kalifornischen Zentren traf, waren ihre Themen bemerkenswert gleichlautend: „Wir können es allein bewältigen. Wir wollen keine psychiatrische Behandlung aufgezwungen bekommen und wir wollen unter keinen Umständen unter Medikamente gesetzt oder geschockt werden. Wir laufen vor dem psychiatrischen Gesundheitssystem davon, sogar wenn wir draußen auf dem Boden schlafen müssen." Während eines Treffens, bei dem ich anwesend war, sagte eine Frau, sie würde vielleicht zum Schutz in ein psychiatrisches Krankenhaus gehen, wenn sie fröre und hungrig genug dazu sei, aber keiner stimmte ihr zu. Mehrere Mitglieder der Gruppe riefen ihr ängstliche Warnungen zu, das nicht zu riskieren.

Obwohl die meisten Obdachlosen, mit denen ich in Kalifornien sprach, wenig Kontakt mit Psychiatrie oder Beratung hatten, sagten einige von ihnen, daß ihnen durch diese Einrichtungen dann und wann Hilfe zuteil geworden war. Nur einige wenige waren über „sprechende Ärzte" erbittert. Ihre Angst und Wut richtete sich gegen die Psychiater, die Medikamente, Elektroschockapparate, psychiatrische Krankenhäuser und Zwangsbehandlung anwendeten.

Sally Zinman, Howie the Harp und Sue Budd haben ein ausgezeichnetes Buch über die Selbsthilfebewegung der Überlebenden herausgegeben: *Reaching Across: Mental Health Clients Helping Each Other* [Hinüberreichen: Seelische Gesundheit Suchende helfen sich gegeseitig]. Ihr Ansatz klingt ähnlich wie der des Harvard-Radcliff College Volunteer Programms und des Soteria-Hauses.

„Als wichtigstes glauben wir, die Klienten sollten sich in einer Weise verhalten, die sie gegenseitig bestätigt und befähigt. Wir sollten alle gleich sein und uns als verantwortliche, fähige Erwachsene mit Respekt und Toleranz behandeln. Jeder hat der Gruppe etwas zu bieten.

Wir glauben, wir sollten uns gegenseitig nicht als diagnostische Symptome betrachten, sondern als Menschen, Leute mit realen Problemen und realen Bedürfnissen, Bedürfnissen die jeder kennt. Wir sollten einander unterstützen und helfen, nicht behandeln und therapieren.“ (S. 5)

Wie die meisten Überlebenden sind die Autoren von *Reaching Across* völlig gegen die zwangsweise Behandlung.

„Wir sind gegen alles, was in irgendeiner Art unfreiwillig ist, genötigt oder erzwungen. Daher glauben wir, die Teilnahme an den von Klienten geleiteten Alternativen sollte *vollkommen freiwillig sein, und die Klienten geleiteten Alternativen sollten Leuten niemals unfreiwillige Behandlungssituationen aufzwingen.*“ (S. 5)

Die Zukunft der „Überlebenden"-Selbsthilfe

Wie Judi Chamberlin und andere Exinsassen der Psychiatrie zeigen, sind Drop-In Center nur eine Teilmaßnahme. Die psychiatrische Profession erlaubt diesen Alternativen eine nur unsichere Koexistenz, weil sie die etablierte Psychiatrie nicht völlig unterlaufen.[14] Was wirklich benötigt wird, ist für die etablierte Psychiatrie viel bedrohlicher: Über Nacht geöffnete Krisenzentren, in denen „Überlebende der Psychiatrie“ den Menschen helfen können, ihre psychospirituellen Krisen ohne Ärzte, Medikamente oder Schockapparate zu durchleben. Bis jetzt wurden aus zwei Gründen noch keine ins Leben gerufen: zum einen aus mangelnder finanzieller Unterstützung und zum zweiten wegen der Haftung beim „medizinischen Praktizieren ohne Lizenz". Das psychiatrische Monopol verhindert wieder einmal die Innovation sozialer Dienste.

Aus Chamberlins Sicht besteht weiter ein großer Bedarf an verschiedenen Formen bezahlbarer Wohnmöglichkeiten; angefangen vom eng supervidiertem bis zu nur lose supervidiertem Wohnen, bei dem ehemalige Insassen zusammenleben und sich gegenseitig moralische und praktische Unterstützung geben können. Alle im gegenwärtigen System angebotenen Möglichkeiten sind so schlecht, daß nur völlig verarmte, hilflose Leute, denen die Einweisung in eine der staatlichen Einrichtungen droht, sich dorthin wenden. Die Klienten dieser Wohn- und Fürsorgeheime werden meist unter starker Medikation gehalten (siehe Band 1, Kapitel 3). Die wenigen supervidierten Heime, die irgendeine Form menschlicher Unterstützung bereitstellen, haben Wartelisten.

Bis die öffentliche Meinung sich dahin verändert hat, daß die Bewegung der Überlebenden der Psychiatrie als Anbieter sozialer Dienste gesehen wird, ist es noch ein langer Weg. Wie Judi Chamberlin es ausdrückt: „Wenn du hoffst, daß Psychiater Menschen mit einem speziellen Wissen darüber, wie die Leute funktionieren, sind, dann möchtest du ihnen alle schwierigen Menschen in unserer Gesellschaft überantworten. Das ist das, was passiert ist. Die Psychiatrie ist eingebettet in unsere Gesellschaft."

Ein Hoffnungsschimmer

Wir haben festgestellt, daß psychosoziale Programme, ausgestattet mit fürsorglichem, verständnisvollem, nicht fachlich ausgebildetem Personal weniger kostenintensiv und wirkungsvoller arbeiten als die traditionellen. Gleichermaßen würden die Sätze für eine durchschnittliche Person, die um „Gesprächstherapie" nachsucht, steil abfallen, wenn wir unsere Standards für die Leute, die der allgemeinen Öffentlichkeit Psychotherapie anbieten, verändern würden, und die Dienstleistungen würden sich darüber hinaus noch verbessern. Rae Unzicker belegt den Wert der Therapeuten, denen die formale Anerkennung fehlt.

Unzicker, Koordinator der NAPS, ist eine Frau mit grenzenloser Energie und einem großen Herzen. Als junger Mensch wurde sie zu einer Anzahl Therapeuten geschleift, aber keiner konnte oder wollte ihr bei ihrem Problem helfen: Sie mußte ihren Eltern entkommen. In ihrem ersten Collegejahr hatte sie eine psychospirituelle Krise und einen Zusammenbruch. In ihrer sehr unterdrückenden Kindheit waren ihr keine eigenen Entscheidungen erlaubt worden. Nun konnte sie mit dem Leben im College nicht umgehen.

„Ich hatte keine Vorstellung, wie ich allein zurechtkommen könnte. Ich hatte Angst." Sie geriet in einen „veränderten Bewußtseinszustand" und, gewöhnt daran, einer Autorität zu gehorchen, saß sie in ihrem Zimmer und wartete auf eine Nachricht aus der Collegesprechanlage, die ihrem Leben eine Richtung geben würde. Und wenn keine Richtung, dann doch die so sehr benötigte Unterstützung – vielleicht eine Stimme, die sagen würde: „Ich bin für dich da. Ich liebe dich."

Im Herbst desselben Jahres stimmte Unzicker ihrer Einweisung in ein Landeskrankenhaus zu, wo sie „Medikamente, Volleyball und einen Arzt, der kein Englisch sprechen konnte", bekam. Sie hatte sich freiwillig aufnehmen lassen, aber als sie gehen wollte, wurde sie zum Bleiben gezwungen.

Schließlich lernte sie entgegenkommend zu sein, und fünf Monate später, kaum 20 Jahre alt, kehrte sie nach Hause zurück. Kurz danach, am Muttertag, nahm ihre Mutter sie mit nach Kansas City, gab ihr 50 Dollar und ließ sie auf der Straße stehen. Dort wurde sie vergewaltigt, wurde schwanger und landete erneut im psychiatrischen System, dieses Mal, um eine Schwangerschaft unterbrechen zu können, was sonst illegal gewesen wäre. Verzweifelt unternahm Unzicker in dieser Zeit mehrere Selbstmordversuche.

Der Wendepunkt für Unzicker kam, als eine Frau im Hotel durch die Wände hindurch ihr Weinen hörte. Heidi kannte einen Geistlichen in Sioux Falls, der ihr helfen würde, und sie half Unzicker mit den Fahrtkosten aus. Der Geistliche brachte Unzicker für ein Jahr in einer Familie unter. Das war für sie das erste Mal, daß sie ein „richtiges Familienleben" führte. Sie lebte und arbeitete ein Jahr lang ohne psychiatrische Medikamente.

Dann machte Unzicker einen der größten Schritte ihres bisherigen Lebens: „Ich ließ mich von meiner biologischen Familie scheiden." Sie löste alle Verbindungen zu ihrer Familie und begann ein neues Familiennetzwerk für sich selbst zu knüpfen, eines, das von ihr selbst frei gewählt war.

Natürlich ist es ideal, eine gute, liebevolle Beziehung zu seinen Eltern zu haben und alle Mißverständnisse oder Mißbräuche in der Vergangenheit aufzuarbeiten. Aber trotz größter Anstrengungen des jetzt erwachsenen Kindes stellt sich dies manchmal als unmöglich heraus. Fachleute, die im Feld der psychischen Gesundheit arbeiten, sind oft zurückhaltend, mißhandelnden Eltern gegenüber einen festen Standpunkt einzunehmen.

Unzicker lernte Jim, einen Filmvorführer, kennen und heiratete ihn. Nachdem sie sechs Jahre lang zusammengelebt hatten, tauchten Probleme auf. Unzicker, mit ihrem unverwüstlichem Optimismus, suchte professionelle Hilfe. Diesmal jedoch stellte sie bestimmte Anforderungen an den Psychologen, Bedingungen, die das Setting betrafen und die von fast allen Psychiatern und vielen anderen Fachleuten der Berufsgruppe als Arbeitsgrundlage abgelehnt worden wären: keine Medikamente, keine Diagnosen über „psychische Krankheit" und keine unfreiwilligen Behandlungen. Der Therapeut stimmte dem zu. Endlich hatte sie jemanden gefunden, der ihre Freiheit, ihre Würde und ihr Bedürfnis nach Sicherheit respektierte. Der Therapeut war ebenfalls damit einverstanden, jeden in die Therapie mit einzubeziehen, den Unzicker dabei haben wollte, und niemanden hinzuzuziehen, den sie nicht wollte. Das erste Mal machte Unzicker die Erfahrung, daß ein Therapeut ihr half, sich auf die Verletzung zu konzentrieren, die ihr in der Kindheit zugefügt worden war.

„Raes Verrücktheitsmarathon"

Als Teil ihrer neuen Therapie im September 1981 stellte Rae das zusammen, was sie „Raes Verrücktheitsmarathon" nannte. Sie hoffte, daß sie durch einen ihrer akuten Zustände emotionalen Überwältigtseins ohne Medikamente, Isolierung, Einschränkung, Etikettierung oder Entwertung gehen könnte und als eine lebendigere, selbstbewußtere Frau wieder herauskommen würde. Sie wurde 36 Stunden lang von ihrem Mann, mehreren Freundinnen, ihrem Psychologen, einem Freund ihres Psychologen und der Frau, die sie selbst als ihre neue Mutter erwählt hatte, begleitet. Eine Menge Leute, um einer Person zu helfen? Ja, aber viele waren unbezahlte Freunde; und dies würde das letzte Mal sein, daß sie um psychotherapeutische Hilfe nachsuchte.

Unzicker durchlebte während ihres „Verrücktheitsmarathons" noch einmal die schlimmsten Erfahrungen, die sie mit ihren Eltern in der Kindheit hatte machen müssen. In der Morgendämmerung des nächsten Tages erlebte sie eine „Wiedergeburt", bei der sie in einer sanften und liebevollen Weise auf die Welt gebracht wurde. In ihrem Herzen wußte sie jetzt: „Irgendein höheres Wesen oder Jemand hat Orte für mich, zu denen ich in meinem Leben gehen kann. Es würde eine Entweihung meiner Spiritualität bedeuten, wenn ich mein eigenes Leben nehmen würde. Ihr „Elternteil" in diesem Wiedergeburtsprozeß war ein spiritueller Heilerohne jegliche traditionelle Ausbildungen auf dem Gebiet psychischer Gesundheit.

Unzicker hatte also schließlich die Hilfe, die sie brauchte und wollte, erhalten. Es war nicht die Art von Hilfe, die die American Psychiatric Association offiziell anerkennt. Viele Fachleute würden sie als bizarr ansehen. Für Rae Unzicker war es ein spiritueller Triumph.

Therapeut werden

Unzickers eigene Karriere als einer helfenden Person begann vor ihrem „Verrücktheitsmarathon" im Jahre 1978. Sie war in lockerer Verbindung zu ihrem letzten traditionellen Therapeuten geblieben, der ihre Therapie beendet hatte, nachdem sie einen Suizidversuch gemacht hatte. Unzicker war eines Abends nach Hause gekommen und fand ihn schluchzend in ihrem Wohnzimmer sitzen. Sie lud ihn ein, eine Zeitlang bei ihr und ihrem Mann zu bleiben.

Über die Jahre entwickelte Unzicker die verschiedensten Arten von helfenden Beziehungen. Oft half sie Leuten, die aus dem staatlichen Krankenhaussystem geflohen waren, von der Psychiatrie als hoffnungslos schizophren identifiziert. Sie lenkte eine neue Art von „Untergrundbahn". Laut Unzicker „funktionieren" diese Überlebenden nicht nur „in der Welt", sondern sie blühen geradezu. Innerhalb von zehn Jahren lebten mehr als fünfhundert Leute für die Dauer von ein paar Tagen bis zu mehreren Jahren mit ihr und ihrem Mann Jim zusammen. Kein Wunder, daß die Zeitschrift *Woman's Day* ihr 1987 den Titel „Frau des Jahres" verlieh.

Wie viele andere Helfer verfügt Unzicker über ein ausgewähltes Repertoire, speziell „Reparenting", Körperarbeit und verschiedene Methoden zur Beruhigung von Wut. Etwa einmal im Jahr nimmt sie an Seminaren im Esalen Institute in Big Sur, in Kalifornien, teil, wo sie Bioenergetik studiert, Gestalttherapie, spirituelles Heilen und andere alternative psychotherapeutische Ansätze.

Leute ohne abgeschlossene Ausbildung können an Instituten wie Esalen oder Omega in Rhinebeck, New York, Seminare belegen oder an den Versammlungen der Association for Humanistic Psychology [Gesellschaft für Humanistische Psychologie] teilnehmen.[15] Wer daran teilnimmt, ist am Ende oft besser informiert und erfahrener in den letzten psychosozialen und spirituellen Heilungstechniken als die meisten Psychiater.

Während manche therapeutische Schulen als Eingangsvoraussetzung der Ausbildung für Fortgeschrittene (mit Abschluß eines Zertifikats) einen akademischen Grad fordern, werden viele andere Techniken jedem beigebracht, der daran interessiert ist. Dies kann durch private Institute, Gruppenseminare, New Age Gemeinschaften und psychologische Konferenzen geschehen. Diese Möglichkeiten führen die Idee ad absurdum, daß die Öffentlichkeit müßte von einer monopolistischen Profession im Bereich der psychischen Gesundheit, die von der Psychiatrie dominiert wird, beschützt werden.

In den letzten Jahren hat Unzicker immer weniger Leute aufgefordert, mit ihr zu leben. Sie ist in ihrer Arbeit formaler geworden und hat zunehmend mehr Übung in der Arbeit mit Individuen und Gruppen. Ein Psychologe und ein Psychiater unterstützen sie in ihrer Arbeit. Nachdem sie in ihrer Gruppe gesessen hatten, ermutigten sie ihre eigenen Patienten, daran teilzunehmen.

Die Erfahrung Rae Unzickers zeigt den Wert nicht fachlich ausgebildeter Therapeuten. Sie fordern niedrigere Gebühren und fördern die Vielfalt. Oft stellen sie bessere Hilfeleistungen zur Verfügung.

Unglücklicherweise versucht das etablierte System für psychische Gesundheit ständig die Anforderungen für die staatliche Lizenz höherzuschrauben. Diese Gesetze sollen eigentlich die Öffentlichkeit vor unqualifizierten Praktikern schützen, aber ihr Hauptziel ist es, die Krankenversicherungen zur Zahlung teurer Dienstleistungen zu veranlassen. Vor allem ermöglichen die Gesetze zur Lizenzvergabe bestimmten Berufsgruppen, den Psychotherapiemarkt zu monopolisieren, indem sie Konkurrenten ohne Lizenz ausschließen, wohingegen ihnen ein ständiger Strom von Patienten und hohe Honorare garantiert sind. Da die Psychiatrie versucht hat, den gesamten Markt für sich selbst zu sichern, kann ich andere Berufsgruppen, wie z.B. Berater oder Familientherapeuten, nicht ausschelten, wenn sie ebenfalls versuchen eine Zulassung zu bekommen. Nichtmedizinische Therapeuten würden sich selbst und der Öffentlichkeit jedoch einen besseren Dienst erweisen, wenn sie sich offen gegen die staatliche Lizenzierung der „sprechenden Therapie" erklären würden. Die Honorare würden hoffentlich allgemein sinken, aber die niedrigen Gebühren, erhoben von wenigen zum Establishment gehörenden Therapeuten, könnten sich erhöhen, wenn erst das durch die Lizenzieren bedingte Monopol beendet ist. Dann könnte sich jede Gruppe, z.B. Psychiater, Psychoanalytiker, Psychologen oder Berater, auf die Ausbildung ihrer eigenen Mitglieder konzentrieren und auf die Durchsetzung hoher ethischer Standards innerhalb dieser speziellen Berufsgruppe.

Psychotherapeuten als weltliche Geistliche

Psychotherapie ist ein pädagogisches, spirituelles und moralisches Bemühen, das außerhalb des Bereichs staatlicher Lizenz und Kontrolle liegen sollte. Sogar Freud nannte die Psychotherapeuten weltliche Moralisten und sprach sich in ihrem Fall gegen die Forderung nach Qualifikationen zum Erwerb medizinischer Lizenzen aus.[16]

Psychotherapie sollte wie Religion unbehindert von staatlicher Kontrolle existieren. Wenn Sie zur Beratung zu einem Methodistenpriester gehen wollen, können Sie durch die Methodistenkirche jemanden finden. Möchten Sie einen jüdischen Rabbi, können Sie einen durch die Synagoge finden. Genauso ist es, wenn Sie einen charismatischen Prediger vorziehen, der seine eigene Kirche gegründet hat: Sie haben wirklich die Freiheit, das zu tun. Die Verfassung der Vereinigten Staaten verbietet die Kontrolle der Religion. Daher qualifizieren und überwachen die etablierten Religionen ihre eigenen Geistlichen, Priester oder Rabbis; und die nichtetablierten stehen jedem zur freien Verfügung, der eine Neigung in ihre Richtung verspürt.

So wie es viele Leute jetzt mit der Religion machen, können Klienten, die Freudsche Analytiker suchen, bei der örtlichen psychoanalytischen Gesellschaft anfragen. Ebenso können Klienten mit Instituten Kontakt aufnehmen, welche die Theorien Adlers, Jungs, der Transaktionsanalyse, der Gestalttherapie, Verhaltenstherapie usw. vertreten. Leute, die einen Psychiater wünschen, können die American Psychiatric Association, die American Medical Association, die örtlichen medizinischen Universitäten oder ihren Hausarzt anrufen. Und Leute, die in ihrer Gemeinde einen erfahrenen Psychotherapeuten suchen, der sich einer Psychotherapie unterzogen hat, können beim Hauptquartier der American Academy of Psychotherapists nachfragen.

In begrenztem Maße gibt es im Feld der Psychotherapie bereits einen freien Markt mit vielen Leuten, die sprechende Therapie außerhalb des medizinischen, akademischen oder professionellen Establishments suchen. Aber die Honorare für die Dienstleistungen sind allgemein aufgebläht, und durch die Ermutigung, Therapeuten mit staatlicher Zulassung zu vertrauen, wird bei den Leuten ein trügerisches Sicherheitsgefühl geweckt. Mittlerweile vergrößert sich das Lizenzmonopol von Tag zu Tag, da immer neue Gruppen zugelassen werden.

Wie ist es mit dem Risiko bei Therapien ohne Lizenz?

Es ist Menschen erlaubt, die Sorge um ihre *Seele* religiösen Beratern ohne staatliche Überwachung zu überantworten. Sollte es irgendeinen Unterschied geben, wenn es um die Pflege und Sorge ihres *Geistes* durch einen Psychotherapeuten geht? Nebenbei, die Grenze zwischen dem Spirituellen und dem Psychologischen – Seele und Verstand – verwischt sich in der professionellen Praxis der Psychotherapie zunehmend. Geistliche geben mit wenig oder gar keiner zusätzlichen Ausbildung psychologische Beratung und viele Psychotherapeuten bieten mit wenig oder gar keinem geistlichen oder religiösen Hintergrund wesentliche spirituelle Dienste. Die Zeitschrift *Common Boundary: Between Spirituality and Psychotherapy*, [Gemeinsame Grenzen: Zwischen Spiritualität und Psychotherapie] ist ein Beispiel für die Vereinigung dieser Rollen.

Die jährliche Versammlung der Association for Humanistic Psychology, bietet zum Beispiel meist ein Potpourri von Heilpraktiken an, die weltliche und religiöse Ansätze umspannen. Oft wird beides miteinander kombiniert. Wenn Sie mögen, können Sie bei Sonnenaufgang mit moslemischem Sufitanz anfangen oder mit Zeremonien der amerikanischen Indianer und dann zu einem vollen Tag mit Seminaren verschiedenster, oft miteinander in Konflikt stehender psychotherapeutischer Philosophien und Techniken (wie Freud, Jung, Maslow, Perls oder Satir) übergehen. Bei Sonnenuntergang mögen Sie schließlich ihren Tag mit einer Selbsterfahrungsgruppe von ein paar Hundert Teilnehmern beenden, oder Sie erfahren in einem stilleren Winkel mehr über christliche oder hinduistische Meditation. In der Zwischenzeit gibt es Gelegenheit, sich mit verschiedenen Formen von Massage, Kampfsportarten, Zeichnen und Malen oder kreativen Formen des Schreibens – alle mit therapeutischer Orientierung – vertraut zu machen. Nachdem Sie mehrere Tage an solchen Versammlungen teilgenommen haben, werden viele Therapeuten nach Hause zurückkehren, die eine oder andere dieser Erfahrungen in ihre eigene Arbeit einbeziehen. Die Gewichtung zwischen psychologischen und spirituellen Praktiken wird von der jeweiligen Lebensphilosophie des Therapeuten abhängen.

Bei der Aussicht, zu versuchen, alle diese „Spezialitäten" zu lizenzieren, wird einem schwindlig. Es wird darum gehen, wer den politischen Treffer landet, den Status einer vertrauenswürdigen psychotherapeutischen Spezialität zu erhalten.

Mittlerweile bieten einige nichtprofessionelle Selbsthilfegruppen wie die Anonymen Alkoholiker (AA), Narcotics Anonymous [anonyme Drogenkonsumenten] (NA) und Adult Children of Alcoholics [Erwachsene Kinder von Alkoholikern] (ACoA) Millionen Klienten ohne staatliche Kontrolle psychospirituelle Dienste an. Zwischen einer AA-Gruppe und einer Psychotherapiegruppe gibt es außer der Abwesenheit eines bezahlten professionellen Leiters keinen Unterschied. „Re-evaluation Co-counselling" [Neubewertung und begleitende Beratung] (RC), die ihren Hauptsitz in Seattle hat, führt ebenfalls eine Art nichtprofessioneller Selbsthilfeberatung durch, die von ein paar „Überlebenden der Psychiatrie" unterstützt wird. Sie bietet einen sorgfältig umgrenzten psychotherapeutischen Ansatz an, wie er zum Beispiel in ihrem Buch *Fundaments of Cocounselling Manual*[17] [Grundlagenhandbuch zur begleitenden Beratung] beschrieben wird. Eine andere Selbsthilfegruppe mit Namen „Recovery" [Genesung] bezieht sich auf die ethischen und therapeutischen Prinzipien des Psychiaters Abraham Low, beschrieben in seinem Buch *Mental Health Through Will-Training* [Seelische Gesundheit durch Willenstraining] (1950). Die in Chicago beheimatete Selbsthilfeorganisation macht keine Reklame für sich als Einrichtung, die Psychotherapie anbietet, aber ihre Gruppen, gedacht für „Schizophrene", arbeiten ohne professionellen Leiter auf der Basis der Prinzipien Lows.

Die Vorteile, die das Ende einer staatlichen Kontrolle der Psychotherapie mit sich bringt, würden die Gefahren überwiegen. Viel mehr Leute könnten sich psychotherapeutische Hilfe leisten und sie so oft, wie sie sie tatsächlich brauchen oder wünsche, in Anspruch nehmen. Auf einem freieren Markt wären die angebotenen Dienste sehr phantasiereicher, vielfältiger und auf die Bedürfnisse des Konsumenten angemessener zurechtgeschnitten sein.

Ein innerstädtisches psychotherapeutisches Institut

Ohne staatliche Zulassung und den dazugehörigen aufgeblähten akademischen Erfordernissen könnten sogar arme Leute es wagen, den Anspruch zu stellen, Psychotherapeut zu werden. Genauso wie Kirchen könnten in der Innenstadt Schulen eröffnet werden, in denen Psychotherapie gelehrt wird, um die Bedürfnisse der Armen zu befriedigen.

Wenn freiwillige Harvard und Radcliff College Studenten mit Patienten der Landeskrankenhäuser Therapie machen können, wenn das Soteria-Haus mit nicht ausgebildetem, aber fürsorglichem Personal arbeiten konnte, und wenn „Überlebende der Psychiatrie" Drop-In-Zentren leiten können – dann können sicher viele andere Menschen in zwei Jahren zu Psychotherapeuten *ausgebildet* werde. Nach Abschluß einer psychotherapeutischen Schule könnte der Absolvent noch ein oder zwei Jahre unter Supervision arbeiten, um dann das Zeugnis des Psychotherapeutischen Instituts zu erhalten. Während der Supervisionszeit würde der Therapeut bereits seinen Lebensunterhalt verdienen und relativ kostengünstige therapeutische Leistungen erbringen.

Bedenken Sie nur, wie viele Hausfrauen, Rentner und einfache Leute gern Psychotherapeut werden würden bei einem Zweijahresprogramm, das keine spezielle Ausbildung voraussetzt. Bedenken Sie, wie viele gute Leute in den Berufsstand eintreten würden und wie die Kosten für Psychotherapie fallen würden. Das Problem ist, daß die Fachleute genauso denken und alles tun, um sicherzu-gehen, daß das nicht passiert. Und wieder muß der Druck für eine Reform von der Öffentlichkeit kommen.

Den Wert der Psychotherapie im allgemeinen aufzeigen

In diesem und in vorhergehenden Kapiteln haben wir uns Studien angeschaut, welche die Wirksamkeit von Psychotherapie bei schizophrenem Überwältigtsein und bei Depression zeigen. Aber was ist mit Psychotherapie für einen durchschnittlichen Menschen, der nach Hilfe für seine emotionalen Probleme sucht? Wo ist der Beweis, daß sie hilft?

In den späten 70er Jahren wurde diese Frage zu einem heißen Eisen, da die Krankenversicherungen damit begannen, die Kostenübernahme für Psychotherapie zu kürzen, und der Kongreß Anhörungen abhielt, um zu entscheiden, ob Psychotherapie hilft. Im Jahre 1980 wertete das Office of Technological Assessment [Büro für technologische Bewertungen] Forschungsarbeiten über die Effektivität der Psychotherapie aus. „Bericht über Resultate von Therapie günstig", faßt die Schlagzeile der Ausgabe der Zeitschrift *Psychiatric News* vom 5. Dezember 1980 zusammen. Nach einer Durchsicht der wissenschaftlichen Literatur folgert die Kommission der Regierung eher zögernd: „Obwohl der Beweis nicht völlig überzeugend ist, enthält die gegenwärtige Literatur eine Anzahl Forschungsstudien guter Qualität, die bei Psychotherapie positive Ergebnisse feststellen."

Im gleichen Jahr meldete sich Elliot Marshall in der Ausgabe vom 1. Februar der Zeitschrift *Science* mit dem Titel „Psychotherapy Works, But for Whom?" [Psychotherapie funktioniert, aber für wen?] in der Streitfrage zu Wort. Marshall beobachtet, daß nur 20 Prozent der aufgewandten Geldmittel für psychische Gesundheit für Psychotherapie ausgegeben werden, was die verschwindende Rolle der Gesprächstherapien und damit auch die Dominanz von Krankenhäusern, Medikamenten und Elektroschock bestätigt. Er zitiert verschiedene Studien, welche die Wirksamkeit zeigen, aber ein Zitat des Psychiaters Jerome Frank bringt es mehr auf den Punkt:

„Der Versuch, durch wissenschaftliche Analysen zu bestimmen, ob, sagen wir Gestalttherapie besser oder schlechter ist als Transaktionsanalyse, ist in vieler Hinsicht dasselbe, als würde man mit den gleichen Mitteln versuchen, die Vorzüge Cole Porters im Vergleich zu Richard Rogers zu bestimmen. Allein die Fragestellung offenbart ihre Absurdität."

Frank vertrat die Meinung, ein guter Therapeut sei wie ein Künstler einmalig.

Nichtsdestoweniger ist die Suche nach einem Beweis weiter gegangen, und damit auch die Debatte. Im *The Clinical Handbook* (1983), herausgegeben von Michel Hersen, Alan Kazdin und Alan Bellack, überprüft Kazdin die Myriaden von Problemen, die jeden Versuch begleiten, den therapeutischen Wert eines Gesprächs zu evaluieren. Seine Schlußfolgerungen bestätigen den Eindruck vieler erfahrener Therapeuten: verschiedene Schulen haben mehr Gemeinsames, als das „theoretische Auge" erkennen kann. Wenn Therapeuten bei der Arbeit beobachtet werden, gleichen sich ihre Techniken einander viel mehr, als ihre Theorien vermuten lassen. Während es bei einer Anzahl Studien Beweise für gute Resultate gibt, weisen die verschiedenen Schulen untereinander in der Erfolgsrate keine großen Unterschiede auf.

Der Psychologe James V. McConnell leistet in seinem Fachbuch *Understanding Human Behavior* [Menschliches Verhalten verstehen] (1989) gute Arbeit, indem er sich näher mit den vielen Bedingungen, von denen die Wirksamkeit von Psychotherapie abhängt, befaßt. Spontane Genesungsraten bewegen sich um 30–40 Prozent, während Genesungsraten nach allen Therapieformen in den meisten Studien bei ungefähr 70 Prozent liegen. *Dies läßt viel Raum für Zweifel an der größeren Effektivität jeder Intervention einschließlich der Psychotherapie.*

Alles in allem führt die Schwierigkeit der Bewertung von Therapie zu scheinbar unüberwindlichen Problemen, wenn es um individuelle Unterschiede zwischen Therapeuten und zwischen Klienten geht. Es ist auch schwierig, eine Übereinstimmung für die Kriterien von „Genesung" zu finden. Eine Psychologie, die „Anpassung" fördert, hat eine andere Zielsetzung für seine Klienten, als die, die Selbstverwirklichung ermutigt. Biologische Psychiater neigen dazu, die Verringerung der Symptome, wie „Schlaflosigkeit" oder „Gewichtsverlust" als Schwerpunkt zu setzen, während psychosoziale Therapeuten wahrscheinlich nach Veränderungen der persönlichen Beziehungen des Klienten schauen oder nach einer positiveren Lebenseinstellung. Ein katholischer Berater glaubt vielleicht, daß die „Rettung einer Ehe" den größten Erfolg darstellt, während ein weltlicher Therapeut eventuell dem persönlichen Wachstum jedes einzelnen eine höhere Priorität einräumt, egal was dabei für die Ehe herauskommt.

Sogar der Begriff „Behandlung" ist höchstumstritten. Ein Arzt, der Elektroschock anwendet, glaubt, daß ein Patient, der durch den Gehirnschaden euphorisch geworden ist, „behandelt" und „genesen" ist. Aber viele Kritiker der Schockbehandlung glauben, daß die gleiche Person gewaltsam angegriffen und schlimm verletzt worden ist.

Da Psychotherapie von Natur aus eher der Erziehung und Religion ähnelt als einer medizinischen Behandlung, wird die Bewertung der Psychotherapie so schwierig wie die Entscheidung darüber, welche Schule oder Kirche die effektivste ist. Es wird so viele verschiedene Meinungen über Psychotherapie geben, wie es sie über die Bedeutung des Lebens und wie man es am besten lebt, gibt.

Psychotherapie als Profession abschaffen?

In seinem Buch *Die Abschaffung der Psychotherapie* (1993) zweifelt Jeffrey Masson am grundlegenden Konzept der *Profession* Psychotherapie. Nachdem er viele Fälle schweren Mißbrauchs seitens der Psychotherapeuten, mit einigen bekannten Namen darunter, aufgezeichnet hat, folgert Masson, daß irgend etwas schon der Natur nach falsch an der Vorstellung einer Profession ist, die aus Heilern des menschlichen Geistes besteht. Er zeigt, daß es keine Möglichkeit gibt, vorher zu bestimmen, wer ein guter Psychotherapeut werden wird, weil wir Qualitäten wie Mitgefühl und Verständnis nicht messen oder bewerten können. Seiner Meinung nach gibt es keine Möglichkeit, gute Kandidaten für eine psychotherapeutische Ausbildung *auszuwählen*. Außerdem kann man Erwachsene nicht darin *schulen,* liebevoller zu sein oder fähiger, anderen zuzuhören. Da nur sehr wenige Menschen die notwendigen Fähigkeiten haben, und da gute Therapeuten nicht im voraus ausgewählt und ausgebildet werden können, besteht keine Möglichkeit, eine Profession der Psychotherapie einzurichten. Noch schlimmer ist es, den Anschein zu erwecken, wir könnten durch Auswahl und Ausbildung gute Psychotherapeuten „herstellen". Wir führen die Öffentlichkeit in die Irre, wenn wir sie anweisen, professionelle Hilfe bei Leuten zu suchen, die vielleicht persönlich nicht qualifiziert und nicht in der Lage sind, diese Hilfe zu geben.

Massons Argumente sind überzeugend. Die Situation ist in mancher Hinsicht sogar noch schlimmer, als er sie beschreibt. Ausbildungsprogramme für Psychotherapeuten – z.B. Psychiater in der Facharztausbildung oder Studenten der klinischen Psychologie – *versuchen* sogar nicht einmal, ihre Bewerber auszusieben, um gute, freundliche Menschen zu finden, die zu liebevollen, verständnisvollen Therapeuten werden. Sie konkurrieren mit anderen Programmen um Studenten mit den höchsten Testpunkten und den besten

Collegenoten und den beeindruckendsten akademischen Empfehlungen. Außerdem, wie wir bereits gesehen haben, versuchen nur wenige psychotherapeutischen Programme, wenn überhaupt welche, die Leute zu lehren, liebevoller und verständnisvoller zu sein. Oft lehren sie, besonders die psychiatrischen Ausbildungsprogramme, „objektive“, manipulative und manchmal unmenschliche Techniken. Nebenbei, es gibt so viele Meinungsverschiedenheiten unter den psychotherapeutischen „Schulen“, daß „ausgebildet sein“ an sich sehr wenig über die Standpunkte eines Therapeuten oder seinen Ansatz aussagt. Das Individuum kann Verhaltenstherapeut, biologischer Psychiater oder ein spirituell orientierter Geistlicher sein, es kann autoritär oder feministisch sein.

Viele gute Psychotherapeuten würden der Aussage zustimmen, daß sie in ihrer Ausbildung wenig Hilfreiches gelernt haben und daß sie, wenn sie überhaupt etwas gelernt haben, sich von dem Prozeß der Schulung erst einmal *erholen* mußten. Die wertvollsten Lernerfahrungen wurden bezeichnenderweise nach der formalen Ausbildung gemacht und bezogen sich auf privat bezahlte Supervision, spezielle Seminare und persönliche Diskussionen mit Kollegen und auf Erfahrung. Psychotherapie ist beispielhaft für das Axiom, daß Erfahrung der beste Lehrer ist, und in der Psychotherapie wird diese Erfahrung zu oft auf Kosten unwissender Klienten gewonnen.

Ich bin jetzt noch nicht so weit, das Konzept der Psychotherapie als Beruf abzulehnen. Viele gute Psychotherapeuten teilen so etwas wie gemeinsame Werte und Ansätze, ähnlich oder überlappend mit denen, die in diesem Buch vertreten werden, und vielen Klienten wir durch sie geholfen. Ich glaube jedoch, wir müssen das ganze Gebiet entmystifizieren. Psychotherapeuten sind Menschen. Sie leiden unter all den allgemeinen menschlichen Unzulänglichkeiten, und sie sind in verschiedenen, oft miteinander in Konflikt stehenden Ansätzen ausgebildet, von denen einige rundweg schädigend sind. Der Käufer psychotherapeutischer Leistungen muß äußerst vorsichtig sein.

Ob Therapie helfen kann und wird oder nicht, ist eine Frage, die man sich selbst beantworten muß. Wenn Sie sich entscheiden, diese Möglichkeit in Betracht zu ziehen, versichern Sie sich, daß Sie nicht von einem autoritären oder manipulativen Therapeuten unvermutet in Gefahr gebracht werden. Wenn Ihnen ein Therapeut nicht hilfreich zu sein scheint, versuchen Sie es mit einem anderen! Denken Sie daran, daß Sie mit Ihrem Therapeuten eine gute Beziehung haben sollten: Sie beide sollten einander mögen und schätzen.

Sehen Sie sich unter den vielen Psychotherapeuten, die wahrscheinlich nicht allzu weit von Ihnen entfernt arbeiten, um. Sie sollten nach ein paar Stunden ohne große zeitliche oder finanzielle Aufwendungen in der Lage sein, eine gute Vorstellung der „persönlichen Chemie" zwischen Ihnen beiden und von der Nützlichkeit der Sitzungen zu bekommen. Passen Sie besonders bei Ärzten auf, die Ihnen Medikamente anbieten, bevor sie Sie überhaupt kennengelernt haben, und, meiner Meinung nach, lassen Sie die Finger von Ärzten, die an Elektroschock glauben.

Nähern Sie sich der Psychotherapie mit Zweifel und doch mit einem gewissen Maß an Hoffnung und Enthusiasmus. Das Leben vieler Menschen hat sich durch eine sichere, fürsorgliche und verständnisvolle Beziehung zu einem Therapeuten zum Besseren gewendet. Aber denken Sie immer daran, daß Sie, und nur Sie allein, entscheiden können, ob ihr Therapeut Ihnen hilft.[18]

Die Zukunft der Psychiatrie

Wir wollen mehr darüber wissen, wie sich Streß auf den Körper auswirkt und wie sich der Körper von emotionalem Überwältigtsein und chronischer Spannung erholt. Wir müssen herausfinden, ob und auf welche Weise sich unser seelischer und spiritueller Zustand wirklich auf unser Immunsystem auswirken kann. Es ist wichtig, mehr darüber zu erfahren, wie Schädigung oder Krankheit des Gehirns mentale Funktionen beeinträchtigt und wie die betreffende Person versuchen kann, die Schädigung des zentralen Nervensystems zu überwinden oder damit fertig zu werden. Es gibt da wirklich Dinge über das Gehirn und den Geist herauszufinden, von denen wir noch nicht annähernd eine Vorstellung haben. Ich nehme zum Beispiel an, daß die Art neuronaler Beziehung, welche die Entstehung von Geist bewirkt, jenseits unserer kreativsten Vermutungen liegt. Es gibt also jetzt und in Zukunft für den medizinisch ausgebildeten Psychologen oder den psychologisch ausgebildeten Mediziner eine wertvolle Rolle.

Zumindest für einige Leute wird der Wunsch bestehen, Medikamente zu erforschen und anzuwenden, die anscheinend den Verstand und den Geist beruhigen. Somit wird es eine öffentliche Nachfrage nach Ärzten geben, die auf Psychopharmakologie spezialisiert sind, obwohl einige von uns ihre Dienstleistungen vielleicht in Frage stellen.

Aber in Wirklichkeit ist die Psychiatrie viel mehr als eine akademische Disziplin oder ein therapeutischer Ansatz. Die Psychiatrie ist das politische Zentrum eines Multimillionen Dollar psychopharmakologischen Komplexes, der der Gesellschaft sowohl biologische und genetische Theorien wie auch Medikamente aufdrängt. Sie ist eine politische Institution, vom Staat zugelassen, von der Regierung finanziert und von den Gerichten mit Macht ausgestattet. Ihre „Diagnosen" tragen ein enormes juristisches Gewicht und haben weitreichende politische Folgen. Psychiatrische Etiketten erlauben es den Eltern, ihre Kinder in psychiatrischen Krankenhäusern einzusperren, und sie erlauben es dem Staat, ebenso mit den Obdachlosen zu verfahren.

Die politische Macht der Psychiatrie hat es zugelassen, Menschen das Leid zuzufügen, das in diesem Buch dokumentiert wird. Das fängt damit an, Millionen von Kindern unter Medikamente zu setzen, und reicht bis zu den Zehntausenden von älteren Leuten, die geschockt wurden. Ihre Macht hat es der Profession gestattet, im großen und ganzen unwidersprochen und ungehindert damit fortzufahren, eine Epidemie von Gehirnschäden auszulösen.

In einer freien Gesellschaft gibt es keinen Platz für die politische Institution Psychiatrie. Sie sollte abgeschafft werden. In einem ersten Schritt müßte die Psychiatrie ihrer gesetzlich legalen aber illegitimen Macht enthoben werden. Das bezieht sich auch auf das Recht, Menschen gegen ihren Willen zu behandeln und einzusperren, und die Autorität, bei Gericht zu entscheiden, wer „auf Grund von Geisteskrankheit nicht schuldig" ist, nachdem er ein kriminelles Delikt verübt hat.[19]

Der zweite Schritt betrifft die Entmachtung des psychopharmazeutischen Komplexes. Psychiatrische Organisationen und einzelne Psychiater müssen davon abgehalten werden, auf finanziellem Gebiet mit den Medikamentenfirmen zusammenzuarbeiten, während sie gleichzeitig verkünden, als objektive wissenschaftliche Körperschaften oder Wissenschaftler zu arbeiten.

Der dritte Schritt wird sogar noch schwieriger durchzusetzen sein, denn er betrifft das Herz der psychiatrischen Sichtweise. Der Psychiatrie und den Psychiatern darf nicht erlaubt werden, falsche Behauptungen über genetische und biologische Ursachen sogenannter Geisteskrankheit zu machen. Solche Behauptungen sind unmoralisch, wenn nicht betrügerisch, und dienen nur dazu, den Einfluß des Berufstandes und des einzelnen Praktikers aufrechtzuerhalten. Aber wenn die Profession ihre biologisch-psychiatrischen Behauptungen fallenlassen würde, gäbe sie damit zu, etwas zu sein, was sich nur schwer rechtfertigen oder verteidigen läßt – ein medizinisches Spezialgebiet, das keine Krankheit im medizinischen Sinne behandelt.

Wenn die Psychiatrie ihrer unrechtmäßigen Macht enthoben ist, von ihrer korrupten Beziehung mit den pharmazeutischen Firmen und ihren unbegründeten Behauptungen, dann werden wir sehen, ob die Leute wirklich wollen, was sie anzubieten hat. Kann die Psychiatrie auf einem freieren Markt mit der Psychotherapie und den psychosozialen Alternativen sowie auch all den anderen Möglichkeiten, mit denen Leute versuchen, ihren Geist und ihre Herzen zu heilen und zu wachsen, konkurrieren? Werden die Leute ihre Probleme lieber miteinander besprechen und in Selbsthilfegruppen gehen oder Medikamente nehmen? Werden sie eher glauben, daß sie strauchelnde Personen sind, oder sehen sie sich als kaputte biochemische Apparate? Werden es die Leute vorziehen, die Quelle ihrer persönlichen Probleme in sich selbst und in ihrem Leben zu suchen oder in ihren Genen. Suchen sie lieber einen Zufluchtsort auf, der ihnen moralische und spirituelle Unterstützung zukommen läßt, oder gehen sie in psychiatrische Krankenhäuser, um Medikamente und Elektroschock zu bekommen? Wollen sie obdachlose Arme mit besseren, nicht so teuren Wohnmöglichkeiten, die sie sich leisten können, ausstatten oder sie in Landeskrankenanstalten einsperren und unter Medikamente setzen? Werden die Leute es vorziehen, die Älteren mit mehr Liebe zu behandeln und mit besseren sozialen Diensten zu versehen oder mit Elektroschock? Werden sie den Schulkindern der Nation lieber kleinere und anregendere Klassenräume anbieten oder Ritalin®? Werden die Leute es vorziehen, den Problemen, welche die Familien plagen, ins Auge zu sehen, oder sperren sie ihre schwierigen oder Schwierigkeiten machenden Familienmitglieder lieber ein und setzen sie unter Medikamente?

Wie Sie auf die eine oder andere dieser Fragen antworten, mag davon abhängen, wie stark Sie sich mit anderen, weniger glücklichen Menschen identifizieren. Vielleicht versuchen Sie zu protestieren: „Aber ich bin anders; das sind alles Leute, die wirklich Medikamente, Schocktherapie oder Hospitalisierung brauchen." Dann rufen Sie sich die wichtigste Lektion des Lebens ins Gedächtnis! Als menschliche Lebewesen sind wir alle aus dem gleichen spirituellen Stoff gemacht. Die Bedürfnisse nach Sicherheit und Selbstachtung sind allgemeinmenschlich wie auch die Sehnsucht nach Freiheit und Liebe. Was für den einen von uns gut ist, ist wahrscheinlich gut für uns alle.

Was die Psychiatrie angeht, ist am wichtigsten, daß das, was für mich qualvoll ist, wahrscheinlich für jeden von uns quälend sein wird, und was uns nicht hilft, wahrscheinlich anderen Leuten auch nicht hilft. Wenn wir persönliche Probleme oder Konflikte haben, wollen wir nicht, daß uns Autoritäten und deren Lösungen aufgedrängt werden. Wir würden nicht damit rechnen, daß ihre Interventionen uns helfen. Die sogenannten psychiatrisch Kranken sind nicht anders als wir. Sie lehnen es ebenfalls ab, gezwungen zu werden, und sie wollen wahrscheinlich auch nicht, daß man ihnen gegen ihren Willen hilft.

Ich spreche nicht zugunsten der Abschaffung der Psychiatrie als medizinischen Spezialgebiets. Soll es doch Ärzte geben, die sich mit der Beziehung zwischen Geist und Körper beschäftigen, und sollen sie doch ihre Medikamente Leuten auf einer streng freiwilligen Basis anbieten, vorausgesetzt, sie erklären genau, was die Medikamente tatsächlich bewirken. Aber ich spreche mich dafür aus, daß die Psychiatrie für die Schäden, die sie ihren Patienten zufügt, zur Verantwortung gezogen wird. Psychiater, ihre Organisationen und die pharmazeutische Industrie sollten rechtlich verantwortlich gemacht werden, wenn sie es versäumen, die Leute vor den abhängig machenden und schädigenden Wirkungen ihrer Behandlung zu warnen. Der psychopharmazeutische Komplex sollte als eine unmoralische und möglicherweise illegale Vereinigung vom Gericht und Parlament genau untersucht und erforscht werden.

Die Psychiatrie wird bis zum bitteren Ende gegen jede Art Reform kämpfen. Bis heute sträubt sie sich sogar gegen die schwächste Kontrolle ihrer offensichtlich mißbrauchenden Praktiken wie Einweisung in Landeskrankenanstalten, unfreiwillige Einnahme von Medikamenten, Elektroschock und Lobotomie. Sie kämpft gegen jeden Versuch, die Rechte der Patienten zu vergrößern. Wenn sie sich überhaupt im Falle von Kritik um etwas kümmert, dann darum, ihre Überzeugung von Zwang und gehirnschädigenden Behandlungen zu beteuern. Es gibt keinen Grund zu glauben, daß die Psychiatrie dieses Verhalten in Zukunft ändern wird. Aber die Weigerung der Psychiatrie, Reformen zuzulassen, mag schließlich ihre eigene Entmachtung garantieren und frei gewählte, wirksamere, anteilnehmendere Alternativen zum Blühen bringen.

Anmerkungen

Kapitel 1

1 Die Politik der Angst wird in Kapitel 2 und 6 diskutiert.

2 Bezüglich der „linientreuen" Auffassung von Angst siehe Sandy Rovner: „High Anxiety: Probing the Most Common Mental Disorder", *Washington Post Health*, 22. Mai 1990.

3 Während ich empfand, daß diese Methoden, mit ihrer Angst umzugehen, entscheidend für den Heilungsprozeß wären, glaubt Alice, wie wir sehen werden, daß meine Hilfe, ihr gesamtes Leben zu verbessern, sehr wichtig war. Die Klienten unterscheiden sich oft vom Therapeuten in ihrer Einschätzung dessen, was hilft, und es ist für den Therapeuten wichtig zu hören, was man ihm sagt.

4 Peter Breggin (1980): *The Psychology of Freedom: Liberty and Love as a Way of Life*. Buffalo, NY Prometheus (1980).

5 Das *Diagnostical and Statistical Manual* der American Psychiatric Association (APA); s. auch S. 304 unter „DSM-III".

6 Eine ausführliche Diskussion befindet sich im *Diagnostic and Statistical Manual of Mental Disorder (Revised)*. Washington, DC (American Psychiatric Association), 1987. Die Beschreibung ist ausgezeichnet, aber ein wenig zu starr in ihren Kriterien. Sie enthält auch das Phänomen „Dämpfung der allgemeinen Ansprechbarkeit", das in anderen Handbüchern fehlt. Häufiger werden die Leute überempfindlich und hyperreaktiv.

7 Siehe Frank Ochberg (ed.) (1988): *Post-Traumatic Therapy and Victims of Violence*. New York. Brunner/Mazel; und Spencer Eth und Robert Pynos (eds.) (1985): *Post-Traumatic Stress Disorder in Children*. Washington, DC (American Psychiatric Press).

8 Die Gefahren von Abhängigkeit und Entzug in Verbindung mit dem Gebrauch von sedativen Medikamenten wie Alkohol werden in Kapitel 2 diskutiert.

9 Das *Textbook of Psychiatry* (1988) der American Psychiatric Press erwähnt zum Beispiel eine „wachsende Aufmerksamkeit" für das Thema und berichtet, daß „eine Anzahl von Hypothesen, die gegenwärtig untersucht werden, weiterentwickelt werden", aber keiner von ihnen wird Vorrang oder eine genauere Analyse gewährt. Der Überblick von George Vaillant im *New Harvard Guide to Psychiatry* (1988) über die Ursachen von Alkoholismus diskutiert nicht einmal eine biologische Ursache des Alkoholismus. Die vielen Entdeckungen von biologischen Abnormitäten bei Alkoholikern werden der toxischen Wirkung auf Gehirn, Leber und andere Organe zugeschrieben. Als das Oberste Gericht der

USA es ablehnte, dem Alkoholismus den Status einer Krankheit zuzusprechen (im Fall Traynor gegen Turnage und im Fall McKelvey gegen Turnage im Jahre 1988), erschien in der Presse eine Flut von Artikeln für und wider diesen Standpunkt. Siehe Al Kamen: „VA Can Define Alcoholism as ‚Willful Misconduct'", *New York Times*, 21. April 1988; Richard Vatz und Lee Weinberg: „There's a New Skepticism Toward Alcoholism as a Desease", *Washington Post Health*, 7. März 1989; und ein Brief von Jeffrey Schaler: „Alcoholism Is Not a Desease", *Washington Post*, 25. Oktober 1988. Siehe auch Herbert Fingarette (1988): *Heavy Drinking: The Myth of Alcoholism as a Desease*. Berkeley (University of California Press).

10 Bezüglich einer gründlichen Evaluation von genetischen Studien über Alkoholismus siehe John Searles (1988): „The Role of Genetics in the Pathogenese of Alcoholism", *Journal of Abnormal Behavior* 97: 153–67. Sogar die Genforscher im Feld, die mit einem starken Vorurteil hinsichtlich positiver Ergebnisse eingestiegen waren, sind gezwungen, ihre Behauptungen über Beweise für einen „genetischen Effekt" auf „den weniger häufigen Subtypus von Alkoholismus, der durch einen frühen Beginn von schwerem Alkoholabusus und Soziopathie gekennzeichnet ist", einzugrenzen. Annabel Bolos et al. (1990): „Population and Pedigree Studies Reveal a Lack of Association Between Dopamine D2 Receptor and Gene in Alcoholism". *Journal of the American Medical Association* 264: 3156–60. Wie dem auch sei, sogar diese dürftige Erklärung ist unbewiesen. Bolos et al. erkennen weiter an: „Andererseits stützen familiäre Transmissionsstudien bei der Mehrheit der Alkoholiker nicht die Annahme der Existenz eines einzelnen Gens." Der Ausdruck „einzelnes Gen" ist eine Art beschönigenden Ausdrucks, da die Autoren keinen Beweis für multiple genetische Einflüsse zitieren.

11 K. Blum et al. (1990): „Allelic Association of Human Dopamine D2 Receptor Gene in Alcoholism". *Journal of the American Medical Association* 263: 2055–50.

12 Annabel Bolos et al. (1990): „Population and Pedigree Studies reveal a Lack of Association Between the Dopamine D2 Receptor Gene and Alcoholism". *Journal of the American Medical Association* 264: 3156–60.

13 „Alcoholism Gene Report Undercut", *Washington Post*, 26. Dezember 1990. Der schlußfolgernde Satz der Studie selbst ist sehr ähnlich: daß ihre Entdeckungen „im Widerspruch" zu einer „weitergehenden Verbindung" zwischen Rezeptorgen und Alkoholismus stehen.

14 Zum Beispiel veröffentlichte das Suburban Hospital of Bethesda, Maryland, am 27. November 1987 eine große Anzeige in der *Washington Post* mit der Überschrift *„Die meisten Leute wissen nicht, daß Alkoholismus eine biologische, erbliche Krankheit ist, die man behandeln kann"*. Das kleiner Gedruckte versichert nochmals: „Tatsache ist, daß der Alkoholismus eine biologische, vererbbare Krankheit ist, die einen von zehn trinkenden Amerikanern betrifft."

15 Wenn sich die Basisliteratur der Anonymen Alkoholiker auf Alkohol gelegentlich als „Allergie" bezieht, ist es als Methapher gemeint, um vor dem Ge-

schmack von Alkohol abzuschrecken. Es gibt keinen Versuch, Beweise zu liefern oder zu argumentieren, daß Alkoholismus eine körperliche Krankheit ist. Tatsächlich gibt es nirgendwo in der originalen Literatur der AA wie der primären Quelle *Alcoholics Anonymous* (New York: Acoholics Anonymus World Services, 1976) eine wirkliche Diskussion, die davon ausginge, daß Alkoholismus biologisch oder genetisch ist. Die „Zwölf Schritte“ konzentrieren sich ausschließlich auf psychospirituelle Probleme und Lösungen. Unglücklicherweise wird vielen Mitgliedern der AA auf den Entgiftungsstationen und durch verhältnismäßig neue Bücher, die unter den AA-Mitgliedern beliebt sind, die Sprache der biologischen Psychiatrie beigebracht, und sie machen sie zum Teil zu ihrer Umgangssprache. Das führt dazu, daß sie damit die Prinzipien der AA über die persönliche Verantwortung untergraben, indem sie sich selbst für „krank“ erklären.

16 Das zu abrupte Absetzten vieler Medikamente kann sehr gefährlich und sogar lebensbedrohlich sein. Der Entzug von verschiedenen psychiatrischen Medikamenten wird in den entsprechenden Kapiteln diskutiert. Siehe Band 1 von *Giftige Psychiatrie*.

17 Gewöhnlich mit den Angststörungen der modernen psychiatrischen Diagnosen in einen Topf geworfen, sind Zwangsvorstellungen und Zwänge in Wirklichkeit komplexe Versuche, mit den Myriaden von Gefühlskombinationen wie Angst, Schuld und Scham umzugehen. Zwangsvorstellungen sind feste oder hartnäckig bestehende Gedanken, Impulse oder Vorstellungen, die meist als Einbruch von etwas Fremdem anfangen und schließlich die Kontrolle über den Verstand zu übernehmen scheinen. Zwänge sind Handlungen, die sich häufig ritualisiert und sich wiederholend einstellen, um das Verhalten zu beherrschen. Sie sind gewöhnlich von zwanghaften Gedanken getrieben. Der Bequemlichkeit halber spreche ich von „Störungen“, aber ich möchte jede Vermutung, daß es sich hier um „medizinische“ Probleme handeln könnte, vermeiden.

18 Susan Squire (1983): *The Slender Balance*. New York (G.P. Putnam).

19 J. Polivy und C. P. Herman (1985): „Dieting and Bingeing: A Causal Analysis“. *American Psychologist* 40: 193–201.

20 Hilde Bruch (1973): *Eating Disorders: Obesity, Anorexia Nervosa, and the Person Within*. New York (Basic Books).

Kapitel 2

1 Diese Medikamente werden [in der englischsprachigen Welt, Anm. d. dt. Hrsg.] auch „Minor Tranquilizer“ genannt, um sie von den sogenannten „Major Tranquilizers“ zu unterscheiden, die heutzutage im allgemeinen Neuroleptika oder Antipsychotika genannt werden. Obwohl die Minor Tranquilizer jetzt einfach Tranquilizer genannt werden, ist dieser Begriff selbst irgendwie irreführend. Im Grunde sind es Sedativa (Beruhigungsmittel).

2 Siehe jedes psychiatrische Fachbuch oder den Projektbericht der American Psychiatric Association (1990): *Benzodiazepine Dependence, Toxicity, and Abuse.*

Washington, DC (American Psychiatric Association). Diese Medikamente werden immer als Gruppe besprochen und im wesentlichen hinsichtlich ihrer Wirkungsdauer verglichen, statt in bezug auf die tatsächliche Wirkung.

3 Ibid.

4 Als man entdeckte, daß die Benzodiazepine mit einem spezifischen Typ von Rezeptor im Gehirn verbunden sind, wurde dies als Beweis dafür angesehen, daß die Medikamente eine spezielle hemmende Wirkung auf die Angst haben. In Wirklichkeit sind die Rezeptoren überall in der grauen Masse des Gehirns verteilt. Siehe John Talbott et al. (1988): *Textbook of Psychiatry.* Washington, DC (American Psychiatric Association).

5 Der APA-Projektbericht (1990): *Benzodiazepine Dependence, Toxicity, and Abuse.* Washington, DC (American Psychiatric Association), S. 33.

6 Eine Aufstellung der Halbwertzeiten für jedes einzelne Medikament findet sich im *Comprehensive Textbook of Psychiatry* von 1989.

7 Steinberg benutzt den Begriff *Abhängigkeit* im engen Sinne. Er meint damit, daß der Patient zeitweise die Kontrolle über seine Medikamenteneinnahme verliert und die Medikamente zwanghaft einnimmt, obwohl sie nachteilige Konsequenzen haben. Wenn Steinberg nur von Gewöhnung oder von Schwierigkeiten beim Absetzten des Medikaments sprechen würde, wären seine Schätzungen viel höher. Er betrachtet Alprazolam als „sehr leicht zur Gewohnheit führend“ und beobachtet, daß seine Konsumenten besonders für die anfängliche „Euphorie oder die enthemmende Wirkung“, die es mit dem Alkohol gemein hat, empfänglich sind.

8 Siehe Russell Noyes, Jr., et al. (1988): „Benzodiazepine Withdrawal: A Review of Evidence“. *Journal of Clinical Psychiatry 49*: 381–89.

9 Da die Ärzte diesem Problem oft nicht genug Aufmerksamkeit schenken, ist es wichtig, auf zwei relevante Untersuchungen über Gedächtnisstörung hinzuweisen. William Angus und David Romney (1984) stellen in ihrem Artikel „The Effect of Diazepam on Patient's Memory“ im *Journal of Clinical Psychopharmacology* 4: 203–6 fest, daß Patienten mit einer routinemäßigen Dosierung von Diazepam für eine Dauer von mindestens fünf Tagen sowohl beim Test des Kurzzeitgedächtnisses als auch beim Test des Langzeitgedächtnisses schlechter abschnitten als bei den gleichen Tests, die sie vor der Einnahme der Medikamente absolviert hatten. Am schwersten war das Kurzzeitgedächtnis betroffen. Die Autoren warnen vor der Kombination von Psychotherapie und Tranquilizern: „... weil sich das Beweismaterial verdichtet, daß Diazepam das Erinnerungsvermögen schädigt. Seine Anwendung als Unterstützung der Psychotherapie, bei der das Lernen im Vordergrund steht, sollte nochmals geprüft werden. Es ist möglich, daß Diazepam gerade das angestrebte Lernen verlangsamt.“

Daljit Mac, Rajiv Kumar und Donald Goodwin von der Universität Kansas, Medical Center, testeten in einer Doppel-Blind-Studie die Wirkung von Lorazepam auf das Gedächtnis. Sie verabreichten am Morgen eine Dosis von Medikamenten bzw. Placebo und testeten die Freiwilligen dann während des Tages. Das

Erinnerungsvermögen war zwei Stunden nach Einnahme des Medikaments verringert. Die Autoren folgerten: „Diese Ergebnisse unterstützen die Befunde von anderen Forschern, daß Lorazepam eine schädliche Wirkung auf den verbalen Inhalt des Kurzzeitgedächtnisses hat. Dies hat Folgen für Studenten und andere Leute, die sich auf Prüfungen vorbereiten oder geistige Arbeit verrichten, während sie eine therapeutische Dosis von Lorazepam einnehmen". *Journal of Clinical Psychiatry 46 (1985): 137–38.*

10 Auch wenn das Problem des Gedächtnisverlustes nicht ausreichend betont wird, findet sich doch eine Erörterung mit Bibliographie im Projektbericht der APA (1990)*: Benzodiazepine Dependence, Toxicity, and Abuse.* Washington, DC (American Psychiatric Association).

11 Eine Ausnahme ist Jack Gorman (1990): *The Essential Guide to Psychiatric Drugs.* New York (St. Martin's Press). Gorman erklärt: „Buspiron® kann neurologische Probleme (tardive Dyskinesie) hervorrufen, wenn es über längere Zeit genommen wird. Tatsächlich ist dies bei Patienten, die es genommen haben, noch nicht aufgetreten, da das Medikament auch erst seit drei Jahren auf dem Markt gewesen ist. (S. 145)

12 Siehe Victor Cohen: „U.S. Curbs Diazepam, Librium". *Washington Post*, 13. Januar 1975; und „Justice Department to Control Librium, Diazepam". *Psychiatric News*, 19. September 1973.

13 Siehe zum Beispiel die Zeitschrift *Psychiatric Annals* vom Dezember 1990.

14 Tatsächlich haben Studien keinen Unterschied in der Wirkung zwischen Alprazolam und Diazepam bei Panikattacken festgestellt. Siehe David Dunner et al. (1986): „Effect of Alprazolam and Diazepam on Anxiety and Panic Disorder: A Controlled Study". *Journal of Clinical Psychiatry 47: 458–60.* Verglichen mit Placebo war die „Effizienz" des Medikaments nicht sehr beeindruckend.

15 Joe Groedon und Dr. Teresa Graedon *Nervous Breakdown Can Be Drug Induced*, Presseverlautbarung für die Woche vom 30. Oktober 1989 des King Features Syndicates, New York.

16 Chad Carlton: „Alprazolam®: Popular Tranquilizer Creates Anxiety About Abuse, Danger with Alcohol". *Lexington Herald-Leader*, 26. August 1990.

17 Studien für die offizielle Genehmigung durch die FDA werden von der FDA überwacht, sie werden jedoch bezahlt und durchgeführt von den pharmazeutischen Firmen durch Forscher ihrer eigenen Wahl. Siehe Kapitel 6 über einige der Verwicklungen, zu denen dieses Arrangement führt.

18 So dargestellt in identischen achtseitigen Reklameanzeigen für Alprazolam in verschiedenen psychiatrischen Zeitschriften wie der Dezemberausgabe von 1990 der *Psychiatric Annals* und des *American Journal of Psychiatry.* Das Reklamematerial ist mit Oktober 1990 datiert.

19 James C. Ballenger et al. (1988): „Alprazolam in Panic Disorder and Agoraphobia: Results from a Multicenter Trial-I: Efficacy in Short-Term Treatment." *Archives of General Psychiatry 45*: 413–22.

20 Die Zahl von „mehr als 500" wird in einer Reklame für Xanax® in den *Psychiatric Annals* (Dezember 1990) angegeben. Für eine vollständigere Analyse der Stichprobengröße siehe Gerald Klerman (1988): „Overview of the Cross-National Colaborative Panic Study". *Archives of General Psychiatry* 45: 407–12, und James Ballenger et al. (1988): „Alprazolam in Panic Disorder and Agoraphobia: Results from a Multicenter Trial". *Archives of General Psychiatry* 45 (1988): 413–22. Klerman berichtet, daß die grundlegende Studie 600 Patienten einbezieht, wovon nur eine Hälfte Alprazolam nahm, und daß bei einer andere Studie mit 1100 Patienten nur einem Drittel Alprazolam verabreicht wurde. Ballenger et al. erklärten genauer, daß in der Basisstudie nur 481 von den 526 Patienten der Placebo- und Medikamentengruppen drei Wochen durchhielten. Am Ende der Studie blieben nur noch 226 Alprazolam-Patienten übrig.

21 J.C. Pecknold et al. (1988): „Alprazolam in Panic Disorder and Agoraphobia: Results from a Multicenter Trial-III: Discontinuation Effects". *Archives of General Psychiatry* 45: 429–37.

22 Siehe auch die Diskussion über Abhängigkeit, Toleranz und Entzugssymptome in den vorhergehenden Kapiteln.

23 Siehe auch die Diskussion in diesem Kapitel über die Ähnlichkeit zwischen den Entzugssymptomen bei Alkohol und denen bei Tranquilizern.

24 Russell Noyes, Jr., et al. (1988): „Alprazolam in Panic Disorder and Agoraphobia: Results from a Multicenter Trial-II: Patient Acceptance, Side Effects, and Safety". *Archives of General Psychiatry* 45: 423–28.

25 So dargestellt in einer Verkaufsanzeige von Alprazolam® in der Ausgabe vom Dezember 1990 der *Psychiatric Annals*.

26 Siehe Kapitel 8 im ersten Band von *Giftige Psychiatrie* zur Diskussion über die Notwendigkeit aktiver Placebos.

27 Rajiv Kumar et al. (1987): „Anxiolytics and Memory: A Comparison of Lorazepam and Alprazolam". *Journal of Clinical Psychiatry* 48: 158–60.

28 Diese theoretischen Formulierungen über die Psychophysiologie der Angst, die ich während des Medizinstudiums entwickelte und kurz danach veröffentlicht habe, sind vor kurzem von David Barlow (1988) in seinem Buch *Anxiety and Its Disorders*. New York (Guilford Press) bestätigt worden. Er erklärt: „Breggins allgemeiner Eindruck erhält beträchtliche experimentelle Unterstützung, wie unten im einzelnen beschrieben" (S. 116), und „sein psychobiologisches Modell, inzwischen über 20 Jahre alt, ist immer noch bis zu einem Grad in Einklang zu bringen mit den Daten, die durch den Versuch provoziert wurden, wie das kein eindimensionales psychologisches oder biologisches Modell erzielen kann" (S. 157; siehe auch S. 152). Barlow hält fest, daß die Einzelheiten in Übereinstimmung mit den neuen Daten modifiziert werden müssen. Siehe auch Peter Breggin (1965): „The Sedative-like Effect of Adrenaline". *Archives of General Psychiatry* 12: 255–59.

29 Siehe zum Beispiel Lewis Baxter et al. (1990): „PET Imaging in Obsessive Compulsive Disorder With and Without Depression". *Journal of Clinical*

Psychiatry 51 (Suppl.): 61–69. Der Artikel gibt eine Übersicht über verschiedene Studien, wie die eigene Untersuchung, in der fünf von neun Patienten „eine Vielzahl von Antidepressiva, Benzodiazepinen und Neuroleptika" nahmen, während die noch verbleibenden für zwei Wochen ohne Medikamente waren. Die Autoren vermuten, daß der primäre Schaden am Striatum entsteht. Dies ist das Gebiet, von dem man weiß, daß es durch Neuroleptika geschädigt wird (s. Band 1, Kapitel 4) und möglicherweise auch durch die chemisch verbundenen trizyklischen Antidepressiva.

30 Rapoport erörtert die Lobotomie auch auf den Seiten 8–9.

31 Meine internationale Kampagne für ein Ende der Psychochirurgie in den 70er Jahren wurde, wenn auch aus einem negativen Blickwinkel, von Rael Jean Isaac und Virginia Armat (1990) in ihrem Buch *Madness in the Streets*. New York (Free Press) beschrieben. Ich habe nicht ausführlich über meine Reformarbeit geschrieben, aber Isaac und Armat widmen meinem Erfolg, den meisten in den USA durchgeführten psychochirurgischen Eingriff Einhalt geboten zu haben, ein Kapitel – obgleich sie versuchen, die Lobotomie zu verteidigen und meine Anstrengungen in einem negativen Licht zu zeigen.

32 Bezüglich der Zitate, die meine Reformarbeit zur Verhütung eines Wiederauflebens der Psychochirurgie in den frühen 70er Jahren charakterisieren, siehe Kapitel 1 und 3 im ersten Band von *Giftige Psychiatrie*.

Kapitel 3

1 J. Larry Brown und Stephen R. Bing (1976): „Drugging Children: Child Abuse by Professionals". In: Gerald P. Koocher (ed.): *Children's Rights and Mental Health Profession*. New York (John Wiley).

2 Mein Interesse an diesem Thema hat mich dazu gebracht, einen Kurs mit dem Titel „Interpersonal Conflict: The Male Abuse of Women and Children" am Institute for Conflict Analysis and Resolution an der George Mason Universität in Fairfax, Virginia, zu halten.

3 Spencer Rich: „Child-Abuse Cases Total 2,4 Million", *Washington Post*, 27. Juni 1990.

4 Zu denen, die sich gut lesen lassen und leicht erhältlich sind, gehören folgende: Jane Middleton-Moz (1989): *Children of Trauma*; John Bradshaw (1988): *Healing the Shame that Binds You*; Pia Mellody (1990): *Facing Codepency*; Susan Forward (1989): *Toxic Parents* und E. Sue Blume (1990): *Secret Survivors*.

5 In Ergänzung der zitierten Bücher in diesem Abschnitt siehe auch eine neue Bibliographie von Untersuchungen über die Auswirkungen von Kindesmißhandlung auf Erwachsene bei Janet Surrey et al. (1990): „Reported History of Physical and Sexual Abuse and Severity of Symptomatology in Women Psychiatric Patients". *American Journal of Orthopsychiatry* 60: 421–17. In ihrer eigenen

Untersuchung stellten Surrey et al. fest, daß 64 Prozent von 140 weiblichen psychiatrischen Klinikpatientinnen über eine Geschichte von physischem oder sexuellem Mißbrauch berichteten und daß diese Gruppe schwerere Symptome hatte, als die, die nicht von Mißhandlungen berichtete. Siehe auch Kapitel 5 über Frauen und Mißhandlung.

6 Die gleichen Feststellungen wurden in einem früheren Buch von David Wolfe (1987) gemacht: *Child Abuse: Implications for Child Development and Psychopathology*. Newbury Park, CA (Sage).

7 Der DSM-IV (1994) kombiniert die Konzentrationsstörung mit Hyperaktivität, um eine gemeinsame diagnostische Kategorie zu formen, Konzentrationsmangel-Hyperaktivitätsstörung. Die Unterscheidung ist für dieses Kapitel nicht entscheidend.

8 Bezüglich der Forschung zur Konkretisierung der Bedeutung von Traumata in der Kindheit siehe auch Band 1, Kapitel 6 und Kapitel 5 im vorliegenden Band.

9 Bezüglich hochgetriebener Schätzungen siehe auch Diane McGuinness (1989): „Attention Deficit Disorder: The Emperor's New Clothes, Animal ‚Pharm', and Other Fiction". In: Seymour Fisher und Roger Greenbergs (eds.): *The Limits of Biological Treatments for Psychological Distress*. Hillsdale, NJ (Lawrence Erlbaum Associates), 161.

10 Der Psychologe Russell Barkley, Direktor der neuropsychologischen Abteilung am Medical College von Wisconsin, ist einer der meistzitierten Experten in diesem Feld. Ausgewogener als Wender, ist er der Autor von *Hyperactive Children: A Handbook for Diagnosis and Treatment* (New York; Guilford Press, 1981). Barkley erkennt, daß „das typische Bild eines Haushaltes, der ein hyperaktives Kind beherbergt, das eines Tumultes ist", und daß es den Kindern besser geht, wenn den Eltern geholfen wird, ihr Können zu verbessern. Aber nichtsdestoweniger wird gefolgert, daß es die Kinder sind und nicht die Eltern, die diese „destruktiven und aversiven Familiensituationen" schaffen. Gleich Wender stellt auch Barkley fest, daß die Kinder besonders „energisch, ausgelassen, aufgeweckt, neugierig" sind. Wenn das Kind das ganze Bündel dieser Charakterzüge hat, gibt Barkley zu verstehen, können sie sich zu einer „explosiven Kombination" summieren. Und so geraten die Besten und Bewundernswertesten in einigen Familien und Schulen in Schwierigkeiten und werden dann durch die Fachleute für seelische Gesundheit fertiggemacht.

11 Anders als die NAMI, die größte Elterngruppe, ist die Autism Society of America sehr besorgt über den ausgedehnten Gebrauch von psychiatrischen Medikamenten. Ihre Leitung ist sich darüber im klaren, daß die Medikamente die Isolation und den Rückzug von autistischen Kindern und Erwachsenen verstärken. Sie luden mich zum Beispiel 1990 zu ihrer nationalen Tagung ein, um eine Rede über die Gefahren von psychiatrischen Medikamenten zu halten. Trotzdem setzen sie wie die NAMI jedem Hinweis auf eine psychosoziale Erklärung für die Probleme ihrer Kinder unerschütterlichen Widerstand entgegen. Bei der

Konferenz prahlten ihre Leiter damit, daß es für die ASA ein leichtes gewesen sei, die Fachleute dazu zu bringen, daß sie sich „schuldig" fühlen, weil sie „Eltern verantwortlich gemacht" hatten. Sie erklärten, wie sie in einem kurzen Zeitraum von nur fünf Jahren politisch den Wandel der öffentlichen Meinung über Autismus von einer psychosozialen zu einer biologischen Störung bewerkstelligt hätten. Ihre Bemühungen sind eine dramatische Illustration der Politik der psychiatrischen Diagnostik – in diesem Fall im Dienste der Entlastung von Eltern.

12 Man beachte, daß in derselben Zeitschrift auch die Gehirnatrophie in einer Zwillingsstudie bei Schizophrenen, die mit Neuroleptika behandelt wurden, übersehen wurde (vgl. Kapitel 5, Band 1).

13 Zu den Veröffentlichungen von Victor Sanua gehören: „Standing Against an Established Ideology: Infantile Autism, a Case in Point", *Clinical Psychologist* 40 (Herbst 1987): 96–100; „The Organic Etiology of Infantile Autism: A Critical Review of the Literature", *International Journal of Neuroscience 30* (1986): 195–225; „Infantile Autism and Childhood Schizophrenia: Review of Issues from the Sociocultural Point of View", *Social Science and Medicine* 17 (1983): 1633–51; „Cultural Changes and Psychopathology in Children: With Special Reference to Infantile Autism", *Acta Paedopsychiatrica* 47 (1981): 133–42; „Infantile Autism and Parental Socioeconomic Status: A Case of Biomodal Distribution", *Child Psychiatry and Human Development* 17 (1987): 189–98; und „An International Survey of Mental Health Professionals on the Etiology of Infantile Autism". In: Justin Call et al. (eds.) (1985): *Frontiers of Infant Psychiatry,* Vol. 2. New York (Basic Books).

14 David Simmonds (1976): Children's Rights and Family Dysfunction: „Daddy, Why Do I Have To Be the Crazy One?". In: Gerald Koocher (ed.): *Children's Rights and the Mental Health Professions*. New York (John Wiley). Koochers Buch enthält eine Anzahl wertvoller Kapitel.

Kapitel 4

1 „Increase in Doctors Use of Ritalin for School Kids", *San Francisco Chronicle*, 21. Oktober 1988.

2 Carole Wade Offir: „Are We Pushers for Our Own Children?", *Psychology Today*, Dezember 1974.

3 „Physician Warns of Dangers in Drugging Children", *Psychiatric News*, 7. Mai 1975.

4 Die Gemeinden fangen an, die Gelegenheit finanzieller Einsparungen zu nutzen, indem sie intensive Fürsorge zu Hause bereitstellen, statt für Institutionalisierung zu sorgen. Verschiedene Organisationen bieten jetzt Alternativen zur Hospitalisierung an in Form von täglichen Hausbesuchen für die Dauer von mehreren Monaten, um den Familien zu helfen, ihr soziales und wirtschaftliches Gleichgewicht wiederzugewinnen und den einzelnen Familienmitgliedern bei besonderen Problemen zu helfen (siehe Kapitel 7). Mittlerweile berechnen manche Krankenhäuser das Doppelte der hier angegebenen Summe.

5 In dem *Wall-Street-Journal*-Artikel von James Schiffman wurde Ira Schwartz mit dem Satz zitiert: „Das wichtigste Motiv der Krankenhäuser ist der Profit, und in der Atmosphäre des Wettbewerbs, in dem sie sich befinden, verhindert, glaube ich, der Druck ihre Objektivität, und manchmal werden ethische Überlegungen einfach über Bord geworfen."

6 Diese Überzeugung brachte mich dazu, im *Wall Street Journal* (Ausgabe vom 7. November 1989) eine Stellungnahme zu schreiben: „The Scapegoating of American Children". Sie handelt von Hospitalisierung, Diagnose und Medikamenten.

7 Siehe zum Beispiel Timothy Kuehnel und Katherine Slama (1984): „Guidelines for the Developmentally Disabled". In: Kenneth Tardiff (ed.): *The Psychiatric Uses of Seclusion and Restraint*". Washington, DC (American Psychiatric Press), 93–94; Mina Dulcan (1988): „Treatment of Children and Adolescents". In: John Talbott et al. (eds.): *Textbook of Psychiatry.* Washington, DC (American Psychiatric Press); R. Plotkin und K. Rigling (1979): „Invisible Manacles: Drugging Mentally Retarded People", *Stanford Law Review* 31 und Peter Breggin (1983): *Psychiatric Drugs: Hazard to the Brain.* New York (Springer), 12–32.

8 Der weitverbreitete Gebrauch von Ritalin® ist in diesem großen Umfang ein amerikanisches Phänomen. Bei einer kürzlich von mir unternommenen Reise nach Skandinavien stellte ich fest, daß dort offenkundig nur selten Kinder unter Medikamente gesetzt werden. In ihren mehr kindorientierten Schulen und der dortigen Kultur würde so etwas als abstoßend betrachtet. Es bestand aber die Angst, daß die skandinavischen Psychiater versuchen könnten, die diesbezüglichen Neigungen ihrer amerikanischen Berufskollegen zu übernehmen.

9 Wir wollen selten die wahren Gefühle von Menschen wissen, die wir zu etwas zwingen oder mißbrauchen. Ich diskutiere dies in dem Buch *The Psychology of Freedom* (1980) und in meinem nächsten Buch *Beyond Conflict* (1992).

10 Tatsächlich gibt es wenig Beweise für die Verbesserung der Aufmerksamkeitsspanne, und wir werden sehen, daß eine längere Einnahme leicht dazu führt, die Aufmerksamkeitsspanne zu unterbrechen.

11 Häufig ist der klinische Effekt gemischt, das Kind tagsüber ruhigzustellen verursacht jedoch in der Nacht Schlaflosigkeit oder erzeugt Kreisläufe von Auf und Nieder. Ritalin® kann ein Kind auch noch eher irritierbar machen als ruhiger.

12 Siehe C. Keith Conners (1979): „Psychopharmacologic Treatment of Children". In: Albert DiMascio und Richard Shader (eds.): *Clinical Handbook of Psychopharmacology.* New York (Science House), 285.

13 Siehe das Zitat von Martin Baren am Anfang dieses Kapitels.

14 Siehe den APA-Projektbericht *Treatments of Psychiatric Disorders.* Washington, DC (American Psychiatric Association, 1989), 374.

15 Zusätzlich zu den aufgeführten Quellen über Nebenwirkungen siehe die DSM-III-R-Beschreibung über psychologische Veränderungen und Veränderungen auf der Verhaltensebene bei Abhängigkeit von Ritalin®: „Depression",

„soziale Isolation", „Anergie" (Verlust von Energie) und „Anhedonie" (Verlust von Freude).

16 Zur Diskussion über die Nebenwirkungen von Ritalin® siehe John Talbott et al. (1988): *Textbook of Psychiatry.* Washington, DC (American Psychiatric Press), 990–93; M.K. Dulcan (1986): „Comprehensive Treatment of Children and Adolescents with Attention Deficit Disorders; the State of Art". *Clinical Psychology Review* 6: 539–70; Carol Whalen und Barbara Henker (1980): „The Social Ecology of Psychostimulant Treatment: A Model for Conceptual and Empirical Analysis". In: C. Whalen und B. Henker (eds): *Hyperactive Children: The Social Ecology of Identification and Treatment.* New York (Academic Press); und Richard Scarnati (1986): „An Outline of Hazardous Side Effects of Ritalin (Methylphenidat)". *International Journal of Addictions* 21: 837–41. (Scarnati zitiert eine Anzahl von Artikeln, die psychotische Reaktionen auf Ritalin® dokumentieren. Das Vermischen von Ritalin® mit anderen Medikamenten wie Depressiva kann besonders gefährlich sein.) Siehe auch Charles Grob und Joseph Coyle (1986): „Suspected Adverse Methylphenidate-Imipramine Interactions in Children". *Journal of Developmental and Behavioral Pediatrics* 7: 265–67.

17 Der Arzt Larry Plumlee richtete meine Aufmerksamkeit auf eine Ironie in der Geschichte „Fairfax Family Battles Legacy of Addiction" von Lynda Richardson in der *Washington Post* vom 9. Februar 1990, die sich mit einer Familie beschäftigt, deren Sohn Andy von verschiedenen Drogen, darunter Kokain, abhängig ist. Larry hält fest, daß Andy „im Alter von 9 Jahren Medikamente gegen Hyperaktivität verschrieben worden waren". Jahre später, so berichtet der Artikel, wurde der Familie gesagt, daß „seine Hyperaktivität ihn für Abhängigkeiten anfällig gemacht hätte". Wahrscheinlicher ist es, so vermutet Plumlee, daß die Medikation gegen die Hyperaktivität ihn dafür prädisponiert hat, im späteren Leben nach ähnlichen Drogen zu suchen. Später, im selben Artikel, stellen wir fest, daß die Mutter „mehr als ein Dutzend Medikamente gegen Depression eingenommen hatte, seit die Abhängigkeitsprobleme der Familie vor fünf Jahren offenbar wurden". Solange psychiatrische Medikamente als „Behandlung" etikettiert sind, während unerlaubte Drogen als „Sucht" bezeichnet werden, wird die Öffentlichkeit verwirrt bleiben. Psychoaktive Medikamente helfen Menschen im allgemeinen, vor ihren Gefühlen und ihren wirklichen Lebensproblemen zu flüchten. Sie verlagern die Verantwortung für die Kontrolle nach außerhalb des Individuums und machen es den Leuten körperlich und seelisch schwer, ohne eine chemische Krücke weiterzuleben.

18 Siehe die verschiedenen Quellen, die bereits über die Nebenwirkungen von Ritalin® aufgeführt wurden, und die Beschreibung der Symptome im DSM-III-R (1987), die mit der Ritalin®-Abhängigkeit verbunden sind, wie beispielsweise „Irritierbarkeit", „Konzentrationsstörungen" und „Gedächtnisstörungen".

19 James Spotts und Carol Spotts: *Use and Abuse of Amphetamine and Its Substitutes.* Rockville, MD (National Institute of Drug Abuse; nicht datiert, circa 1978).

Kapitel 5

1 Zitiert nach „„America Facing Its Most Tragic Moment'- Dr. Carl Jung", *New York Times*, 29. September 1912

2 Sigmund Freud (1932): New Introductory Lectures aon Psychoanalysis, S. 183 [dt. (1933): Neue Folge der Vorlesungen zur Einführung in die Psychoanalyse].

3 Kate Millett kritisiert in *Sexual Politics* (New York: Ballantine, 1969) die Sichtweise Freuds, daß Frauen ihrer inneren Natur nach masochistisch sind.

4 Elaine Showalter (1985): *The Female Malady: Women, Madness, and English Culture, 1830–1980*. New York (Pantheon), 19.

5 Virginia Raymond et al.: „Mental Health and Violence Against Women: A Feminist Ex-Inmate Analysis". *Phoenix Rising*, Winter 1983. Dies war ein Papier zur Standortbestimmung. Es war das Ergebnis einer Arbeitsgruppe beim zehnten Jahrestreffen der Internationalen Konferenz über Menschenrechte und Unterdrückung in der Psychiatrie in Toronto, im Mai 1982.

6 Aus einem unveröffentlichten Bericht der Second International Conference on Psychosurgery in Kopenhagen 1970, vorgelegt von R. F. Hetherington, P. Haden und W. Craig aus der chirurgischen, psychiatrischen bzw. psychologischen Abteilung des psychiatrischen Krankenhauses von Kingston und der Queens Universität, Kingston Ontario. Zitiert von Peter Breggin: „The Return of Lobotomy and Psychosurgery", *Congressional Record*, 24. Februar 1972. Erneut gedruckt mit einer neuen Einführung in Rem B. Edwards (1982): *Psychiatry and Ethics*. Buffalo, NY (Prometheus Books).

7 Die meisten der neueren Daten stammen aus Kalifornien. Siehe Band 1, Kapitel 9.

8 Dies ist der letzte Bericht des Projektes der American Psychological Association über Frauen und Depression, *Women and Depression: Risk Factors and Treatment Issues.* Washington, DC (American Psychological Association), 1990. Die Herausgeber sind Ellen McGrath, Gwendolyn Puryear Keita, Bonnie R. Strickland und Nancy Felipe Russo. Der Bericht stand noch nicht zur Verfügung, daher stammen die Zitate von einem achtseitigem Werbeflyer mit gleichem Titel.

9 Malcolm Gladwell: „Women and Depression: Culture Called a Key Factor", *Washington Post*, 6. Dezember 1990.

10 Die etablierte Psychiatrie repräsentierend, warnte Alan Leshner, der amtierende Direktor der Bundesbehörde, die für Alkohol, Drogenmißbrauch und seelische Gesundheit zuständig ist, davor, biologische Ursachen zu übersehen. Wie auch immer, es gibt wenig Beweismaterial, um eine genetische oder biochemische Grundlage für Depression zu unterstützen. Siehe Band 1, Kapitel 7.

11 Judy Mann: „Our Culture as a Cause of Depression", *Washington Post*, 7. Dezember 1990.

12 Dies ist nicht der Ort, um eine vollständige feministische Philosophie darzustellen. Zusätzlich zu den Büchern von Friedan und Millett ist Marilyn

Frenchs Buch *Jenseits der Macht* (1988) ein guter Ausgangspunkt, da es eine einmalige und äußerst umfassende Sicht des Feminismus wiedergibt und auch eine gute Kritik der Psychiatrie enthält. Gerda Lehners Buch *The Creation of Patriarchy* (1986) bietet eine akademische Analyse der historischen Entwicklung der Unterwerfung von Frauen.

13 In der feministischen Theorie wird der Begriff Patriarchat benutzt, um Institutionen und Werte zu kennzeichnen, die die männliche Vorherrschaft aufrechterhalten. „Hierarchisch" ist das Adjektiv, das meist benutzt wird, um die fundamentale Struktur des Patriarchats zu beschreiben – die Aufteilung der Menschen in Überlegene und Untergeordnete und die Ausübung von Macht und Kontrolle über diejenigen, die als weniger wertvoll betrachtet werden. Aus dem Patriarchat entspringt nicht nur die Degradierung der Frauen, sondern auch die Herabsetzung von Kindern, rassischen Minderheiten, religiösen und ethnischen Gruppen und anderen, die als minderwertig etikettiert werden. Da der modernen Kultur Patriarchat und Hierarchie innewohnen, glauben die Feministinnen nicht, daß das Problem dadurch gelöst werden kann, daß man mehr Frauen in verantwortliche Positionen bringt, obwohl dies ein Schritt in die richtige Richtung zur Gleichheit wäre. Nötig ist eine Transformation der Institutionen und Werte, weg von Macht und Kontrolle und in eine Richtung, in der alle Menschen und die Erde selbst wertgeschätzt und bewahrt werden.

14 Es wurde inzwischen von Elaine Showalter (1985) mit ihrem Buch *The Female Malady: Women, Madness and English Culture, 1830–1980* (New York: Pantheon) ergänzt. Showalter glaubt, daß durch den Feminismus und die feministische Psychologie eine dritte Revolution in der Psychiatrie inspiriert wurde. „Gemeinsam haben sie beharrlich darauf bestanden, daß die kulturellen Verknüpfungen zwischen ‚Frauen' und ‚Verrücktheit' abgebaut werden müssen, daß ‚Weiblichkeit' nicht in männlichen Normbegriffen definiert werden muß und daß wir keinen Fortschritt erwarten können, wenn eine von Männern dominierte Berufsgruppe Konzepte von Normalität und Abweichung bestimmt, die Frauen notgedrungen akzeptieren müssen."

15 Man kann davon ausgehen, daß Männer in ihrer Ablehnung der Werte, die eher mit Frauen assoziiert werden, tatsächlich in der frühen Adoleszenz unumstößlich festgelegt werden, mit ihrer Betonung auf Konkurrenzverhalten und ihrer Ablehnung von Zärtlichkeit, Fürsorge, Empfindsamkeit, persönlicher Kommunikation und gegenseitigem Vertrauen.

16 Die Anwältin Pam Clay erzählte mir, daß die beim Staat Kalifornien angestellten Psychiater sich über neue Regeln beklagt hätten, die besagten, daß sie ihren Patienten die Wirkungen der Medikamente erklären müßten, weil sie damit gezwungen wären, mit jedem Patienten zu *sprechen*. Sie waren gewöhnt, die Behandlung zu supervidieren, und verschrieben die Medikamente auf der Basis der Informationen, welche Krankenschwestern und Helfer ihnen gaben.

17 Peter Breggin, „Psychiatry and Women", Tonbandmitschnitt eines Seminars bei der jährlichen Versammlung der National Association for Rights Protection and Advocacy (NARPA), Miami Lakes, Florida.

18 Die Psychiatrie, gewachsen aus der medizinischen Schule und der Tradition des Hospitals, hat eine besonders hierarchische Struktur, in der Unterwürfigkeit von Patienten und schlechter ausgebildetem Personal gleichermaßen erwartet und erzwungen wird.

19 In seinem Buch *Beyond Freedom and Dignity* (New York: Bantam, 1971) schreibt Skinner über den Behaviorismus:

„Die Richtung der kontrollierenden Beziehung ist umgekehrt: eine Person reagiert nicht auf die Welt, die Welt reagiert auf sie. (S. 202) ... Eine experimentelle Analyse wendet die Bestimmung des Verhaltens vom autonomen Menschen zur Umwelt – einer Umwelt, die für beide Evolutionen verantwortlich ist, für die der Arten und für die des Repertoires, das jedes Mitglied erwartet hat ... Es ist der autonome innere Mensch, der verworfen wird, und das ist ein Schritt vorwärts." (S. 205)

20 Einige Feministinnen sehen die romantische Liebe für Frauen als Falle an und glauben, daß sie bei manchen Frauen Abhängigkeit gefördert und sie bewegt hat, in selbstverletzenden Beziehungen zu verharren. Nach all meinen Erfahrungen als Therapeut lehnen Männer romantische Liebe in ihrer Ehe meist ab, weil sie darauf abzielt, Werte hervorzurufen wie Gleichheit, Nähe, Leidenschaft, Fürsorge und Verwundbarkeit. In dem Buch *The Psychology of Freedom* erörtere ich, wie Freiheit und Individualität häufig in der romantischen Liebe zum Ausdruck kommen. Siehe auch Peter Breggin (1987): „Sex and Love: Sexual Dysfunction as a Spiritual Disorder". In: Earl Shelp (ed.): *Sexuality and Medicine. Vol. 1: Conceptual Roots.* Boston (D. Reidel).

21 Tatsächlich würde nur ein durchgedrehter Mechaniker dem Motor eines Automobils das antun, was Psychiater normalerweise dem menschlichen Gehirn antun.

22 Zur Konzeptualisierung tief verwurzelter Konflikte (persönlicher und politischer), wie sie aus unbefriedigten grundlegenden Bedürfnissen hervorgehen – beispielsweise dem Bedürfnis nach wertvoller Beziehung und Anerkennung – siehe John Burton, *Conflict: Resolution and Prevention*. New York) St. Martin's Press, 1990). Auch Peter Breggin (1992): *Beyond Conflict. From Self-Help and Psychotherapy to peacemaking.* New York (St. Martin's Press).

23 In dem Buch *Lasting Effects of Child Sexual Abuse.* (Newbury Park, CA: Sage Publications, 1988), herausgegeben von Gail Wyatt und Gloria Powell, beobachtet ein Team, geleitet von Judith Stein, mehr als 3000 Männer und Frauen in Los Angeles. Von den Frauen, bei denen sexueller Mißbrauch vorlag, trafen bei fast 63,6 Prozent zu bestimmten Zeiten in ihrem Leben die Kriterien für eine psychiatrische Diagnose zu, im Vergleich zu 29 Prozent unter den nicht mißbrauchten. Die Autoren folgern: „Abhängigkeiten, Depression, Phobien, Angststörungen und antisoziale Persönlichkeit zeigen sich vermehrt bei solchen Personen, die in der Kindheit mißbraucht wurden – sogar unter Berücksichtigung von Geschlecht, Volksgruppenzugehörigkeit, Alter und Bildung ..." (S. 146). Im selben Buch untersucht Stephanie Peters „Child Sexual Abuse and Later Psycho-

logical Problems" und stellt bei diesen Frauen eine erhöhte Rate verschiedener psychischer Probleme fest.

24 *The New Harvard Guide to Psychiatry* (1988) diskutiert die selbstzerstörerische Persönlichkeit, ohne die damit in Verbindung stehende Kontroverse, die bedrohlichen Folgen für Frauen oder irgendeine Beziehung zwischen Diagnose und einer Geschichte von Mißbrauch in der Kindheit zu erwähnen. Das *Textbook of Psychiatry* (1988) der American Psychiatric Press erwähnt einige der Streitfragen, verbindet aber die Diagnose nicht mit der verletzenden Behandlung in der Kindheit. In dem Buch gibt es keine signifikante Diskussion des Kindesmißbrauchs.

25 Jeffrey Masson (1994): Was hat man dir, du armes Kind, getan? Oder Was Freud nicht wahrbaben wollte. Freiburg (Kore). In *A Dark Science: Women, Sexuality and Psychiatry in the Nineteenth Century* (New York: Farrar, Straus und Giroux, 1986) erörtert und übersetzt Masson auch eine Anzahl von Dokumenten, die psychiatrischen Mißbrauch betreffen, oft sexueller Art.

26 Masson wurde heftig angegriffen. Er wurde von seinem Direktorenposten in den Sigmund-Freud-Archiven gefeuert. Dann wurde er in einem Zeitschriftenartikel und in einem Buch lächerlich gemacht und falsch zitiert (siehe David Gonzalez: „Plaintiff and Publishers Say They Are Satisfied", und andere Berichterstattung in der *New York Times* vom, 21. Juni 1991). Schließlich mußte er erkennen, daß es für ihn unmöglich war, eine Anstellung zu finden, wo er lehren konnte. Ein berühmter Sanskrit-Gelehrter! Er konnte nicht einmal Arbeit in einem Feld bekommen, das mit Psychiatrie und Psychoanalyse nur wenig gemein hatte. Masson erzählt diese Geschichte in *Final Analysis: The Making and Unmaking of a Psychoanalyst* (New York: Addison-Wesley, 1990). Nach Massons Ansicht, die er mir persönlich mitteilte, wurde er verspottet und fallengelassen „wie eine Frau", weil er die Partei von Frauen und Kinder ergriffen hatte.

27 Peachey war die erste, die mich auf die Literatur aufmerksam machte, die aufzeigt, daß geschlagene Frauen bei der klinischen Evaluation und den psychologischen Tests „schizophren" wirkten. Siehe Band 1, Kapitel 2.

28 Ich empfehle auch, schon vorab die Ansicht eines Therapeuten über unfreiwillige Behandlung, biologische und genetische Theorien, Medikamente und Elektroschock zu erfragen. Auch wenn diese Alternativen für Sie unwahrscheinlich erscheinen, wird die Sichtweise ihres möglichen Therapeuten aufschlußreich sein. Ich glaube zum Beispiel, daß einem die Einstellung eines Therapeuten Menschen im allgemeinen gegenüber suspekt sein sollte, wenn er Elektroschockbehandlung für irgendeinen Patient befürwortet. Für weitere Erörterungen zur Wahl eines Therapeuten siehe Kap. 7.

Kapitel 6

1 Zitiert von Matthew Dumont (1990): „In Bed Together at the Market: Psychiatry and the Pharmaceutical Industry". *American Journal of Orthopsychiatry* 60: 484–85.

2 Mein damaliger Forschungsassistent, Wade Hudson, kam zu einer Schätzung der Druckkosten von ca. 70 000 Dollar, die Kosten für Herstellung (Redaktion, Satz) und Versand nicht inbegriffen. Die Summe schließt auch keine Bezahlung der Ärzte, die an der Schrift gearbeitet hatten, ein.

3 Ich begegnete Klerman erstmals in den Jahren um 1957–58, als ich im Freiwilligenprogramm des Harvard-Radcliff Mental Hospital College arbeitete und er ein junger Psychiater am Massachusetts Mental Health Center war. Wir unterhielten uns freundschaftlich über mein Interesse, an eine medizinische Fakultät zu gehen, um Psychiater zu werden. Ich erläuterte ihm meinen Wunsch, mehr zu lernen, um schließlich zu unserem Wissen über die menschliche Natur, die menschliche Psychologie und die psychosoziale Therapie beizutragen. Klerman beriet mich dahingehend, daß ich die falsche Richtung einschlüge. Die Psychiatrie bewege sich in Richtung Medikamente und computerisierte Diagnostik und Behandlung. Was die Medikamente angeht, helfe er, diese Vorhersage wahr zu machen. Mittlerweile ist trotz vieler Experimente die Computerisierung der Psychiatrie noch nicht Wirklichkeit geworden.

4 APA Official Actions, *American Journal of Psychiatry* 147 (1990): 1401.

5 Ich fand Marks in bezug auf den Einfluß der Pharmafirmen auf die Psychiatrie tief besorgt. Ich war auch mit ihm darüber einer Meinung, daß Freedmans Brief an ihn in beleidigendem Ton abgefaßt war.

6 Als ich Freedmans drei P.s Louise Massoud, einer meiner Studentinnen an der George Mason Universität, beschrieb, erklärte sie mit Bestürzung: „Er schließt in den drei P.s keine Patienten ein!" Tatsächlich scheinen Patienten in der Motivation psychiatrischer Forscher kaum vorzukommen.

7 „Alprazolam® First Drug to Receive FDA Approval for Treatment of Panic Disorder [Alprazoplam®, das erste Medikament zur Behandlung der Angststörungen, erhält die Genehmigung der APA]. *Psychiatric News* 4, Januar 1991.

8 Der Mann gab mir die Erlaubnis, seinen Namen zu nennen, doch ich glaube nicht, daß er sich des Ausmaßes möglicher Rückwirkungen bewußt war, daher möchte ich seinen Namen zurückhalten.

9 *American Journal of Psychiatry* 138 (Oktober 1981): 1408.

10 Tina Adler: „Budget Deal is Sweet to Behavioral Science" *APA Monitor* 21 (Dezember 1990). Der Bericht besagt, daß das NIMH im Kongreß „fast den Status einer heiligen Kuh erreicht hat", ein enormer Tribut an die Lobby der Vertreter der Psychiatrie, angeführt durch den psychopharmazeutischen Komplex und die damit verbundene American Psychological Association.

11 Spätere Konferenzen wurden noch schlimmer.

12 Ich erwähnte nicht, daß er der leitende medizinische Herausgeber einer glänzenden Monatszeitschrift war, die bei Merrell Dow herauskommt.

13 Die Zahlen waren dem „Bericht des Schatzmeisters" entnommen, *American Journal of Psychiatry* 143 (1986): 1340, Tabelle 2.

14 Zur Kritik am Schwerpunkt Judds beim NIMH siehe Tina Adler: „Judd Leaves NIMH, Return to Old Job". *APA Monitor* 21 (Dezember 1990): 6.

15 Die vom NIHM unabhängigen National Institutes of Health (NIH) lassen einige ihrer regelmäßigen Fortbildungsprogramme von Pharmafirmen finanzieren. Zum Beispiel halten die NIH regelmäßig Auffrischungsveranstaltungen zur Psychopharmakologie für praktizierende Psychiater ab. Ihr Programm vom Oktober 1987 im Hyatt Regency in Bethesda, Maryland, wurde, wie bekannt, von *Abbot Laboratories, Bristol Meyers, Hoechst-Roussel Pharmaceuticals* und *Werner Lambert* getragen.

16 Siehe „Neuroleptics to Carry FDA Class Warning", *Psychiatric News*, 17. Mai 1985. Die Warnung der FDA vor tardiver Dyskinesie, die in Zusammenarbeit mit den pharmazeutischen Firmen und der organisierten Psychiatrie verfaßt wurde, enthielt keinen Hinweis auf die außerordentliche Häufigkeit der Krankheit (siehe Band 1, Kapitel 4). Die FDA erklärte, daß „das Syndrom anscheinend bei älteren Menschen vorherrschend ist", und obgleich das wahr ist, läßt dies doch Raum für die vollkommen irreführende Schlußfolgerung, daß die Krankheit bei allen anderen medikamentös behandelten Personen wie Kindern und Jugendlichen nicht sehr häufig ist.

17 „Two New Psychiatric Drugs", *FDA Drug Bulletin* 20, Nr. 1 (April 1990): 9.

18 Ibid.

19 Die Generika-Abteilung der FDA bestimmt, welche Firmen mit einer *Generic-Version* eines Medikaments auf den Mark kommen werden, wenn das Patent eines Medikaments ausläuft. Charles Chang, ein Chemiker der FDA, der sich schuldig bekannte, Zuwendungen von der pharmazeutischen Industrie angenommen zu haben, beschreibt in einer eidesstattlichen Erklärung den Einfluß, den die Medikamentenhersteller auf die FDA ausüben. Er bekennt, daß „Begünstigung und besondere Behandlung von Anträgen in der Abteilung für Generika üblich waren", was die hochrangigen offiziellen Vertreter der FDA betraf. Chang beschreibt „einen ständigen Druck, der von der (pharmazeutischen) Industrie auf alle Ebenen der Abteilung ausgeübt wurde, durch Beeinflussung seitens der Leitung, der Anwälte, Berater und gelegentlich durch politische Kanäle innerhalb und außerhalb der FDA". Er stellte fest, daß „die größeren und erfahreneren Generik-Firmen auf Grund persönlicher Kontakte innerhalb der Abteilung eine besondere Behandlung erfahren".

20 Kürzlich hörte ich wenigstens von einer örtlichen Ausnahme von dieser Regel. Im übrigen suchen nicht alle Eltern die Ursache der Probleme alleine bei ihren Kindern, aber die *Leitung* der NAMI hat in aggressiver Weise versucht, alle, die nicht mit ihr übereinstimmen, mundtot zu machen.

21 Brief von Lewis Judd, Professor und Direktor der Abteilung für Psychiatrie an der Universität von Kalifornien, San Diego, an Laurie Flynn, Verwaltungsdirektor in der NAMI, 15. November 1990.

22 Das Buch von Jean Isaac und Virginia C. Armat: *Madness in the Streets: How Psychiatry and the Law Abandoned the Mentally Ill* [Verrückheit auf der Straße. Wie Psychiatrie und Gesetzgebung die Geisteskranken im Stich ließen], (New York: Free Press, 1990), spiegelt die Ansicht der NAMI wider. Auf dem Schutz-

umschlag finden sich Aussagen vom vorhergehenden Präsidenten der NAMI und dem gegenwärtigen Präsidenten des kalifornischen Zweiges, CAMI. Die lobenden Anerkennungen danken „vor allem“ einem Vertreter der CAMI. Das Buch unterstützt Lobotomie, Elektroschock, Medikamente, härtere Arten von Zwangsbehandlung und die staatlichen psychiatrischen Krankenhäuser. Es greift die Bewegung für Patientenrechte und die Kritiker der biologischen Psychiatrie an.

23 Milt Freudenheim: „Maker of Schizophrenia Drug Bows to Pressure to Cut Cost“ [Hersteller von Schizophrenie-Medikament beugt sich dem Druck zur Preissenkung], *New York Times*, 6. Dezember 1990. Während die verringerten Kosten für das Medikament als ein humanitärer Akt begrüßt wurden, bedeutet dies in Wirklichkeit, daß jetzt noch mehr Patienten gezwungen werden, ein Medikament zu nehmen, das eine besonders überwältigende lobotomieartige Wirkung erzeugt (siehe Band 1, Kapitel 3 und 4).

24 Im Dezember 1990 hielt Senator Ted Kennedy Anhörungen über die Bestechung von Ärzten durch Pharmafirmen in Form von „verschwenderischen Freizeiten, Geschenken und Bargeld“ ab. Wie Warren Leary am 12. Dezember 1990 in der New York Times berichtete, äußerte Kennedy, daß die pharmazeutischen Firmen viermal soviel für die Werbung von Medikamenten ausgeben wie 1975. Es scheint so, als seien der psychopharmazeutische Komplex und die Psychiatrie bei diesen Anhörungen den Prüfungen entronnen.

25 Wie ich in *Psychiatric Drugs: Hazards to the Brain* [Psychiatrische Medikamente: Gefahren für das Gehirn] (New York: Springer, 1983), beschrieben habe, hat sich die Angst, daß die psychiatrischen Stationen vollkommen außer Kontrolle geraten, in Bundesstaaten wie Massachusetts, das das Patientenrecht auf Ablehnung der Behandlung anerkennt, nicht bestätigt. Noch immer wird dieses Argument häufig von der etablierten Psychiatrie erhoben, um zu vereiteln, daß die Öffentlichkeit die Erweiterung von Patientenrechten unterstützt.

26 Der GAP-Bericht von 1989 klagt, daß die Konkurrenz unberechtigte Eingriffe in die Psychiatrie vornimmt: „Da die Kosten einer wachsenden Anzahl von Spezialisten für psychische Gesundheit und anderen Ärzten erstattet werden und der Wettbewerb um Patienten sich verstärkt, wird es für die Öffentlichkeit wichtig, die Rolle der Psychiater zu verstehen.“ (S. 16). Der Anspruch des Psychiaters auf den Löwenanteil am Markt beruht auf seiner medizinischen Identität – „auf seinen besonderen Kenntnissen bei der Diagnose und Behandlung von psychischen Störungen“. Sind diese Störungen nicht genetisch und biologisch, dann können Psychologen und andere nichtmedizinische Fachleute ebenso gut diagnostizieren und behandeln. Tatsächlich bieten sie oft die besseren Hilfen an.

27 Ich war im Januar 1991 einer der wenigen Psychiater, die als vollständiges Mitglied der American Psychological Association anerkannt wurden. Eines meiner Ziele, derentwegen ich der American Psychological Association beitrat, war, sie zu ermutigen, vom psychopharmakologischen Komplex unabhängig zu bleiben. Ein weiteres war, dabei zu helfen, die Unabhängigkeit der Psychologen zu

unterstützen. Die Psychiatrie hat immer versucht, das Recht der Psychologen, unabhängig zu praktizieren, einzuschränken. Mittlerweile bin ich als Psychiater seit mehreren Jahrzehnten Mitglied der American Psychiatric Association.

Kapitel 7

1 Das Problem beim Zitieren von Jung und Freud oder auch von anderen berühmten Therapeuten ist, daß sie auch so viele haarsträubende Sachen gesagt haben. In: „Das Unbehagen in der Kultur" (1930) nennt Freud das ethische Gebot „Du sollst deinen Nächsten lieben wie dich selbst" „jenes großartige Gebot". In der Fußnote zitiert er Heine: „Ja, man muß seinen Feinden verzeihen, aber nicht früher, als bis sie gehenkt werden!" (Studienausgabe Bd. 9, S. 239).

2 Leonard Frank ist selbst „Überlebender" der Elektroschocktherapie (s. Band 1, Kap. 9); (Anm. d. dt. Hrsg.).

3 Tatsächlich würde Leonard den Begriff *Heilung* seiner medizinischen Begriffsinhalte wegen fallenlassen. Er zieht das Konzept der Selbstverwirklichung vor.

4 Wenn der Therapeut eine unfreiwillige Behandlung vornimmt, körperliche Interventionen, medizinische Diagnosen oder autoritäre Ansätze, wird Therapie zu einer der *unsichersten* Situationen der Welt. Besonders seit der Vorherrschaft der biologischen Psychiatrie ist der Gang zum Psychiater zur gefährlichsten Unternehmung geworden, die ein Mensch überhaupt machen kann.

5 Carter Umbarger, Andrew Morrison, James Dalsimer und Peter Breggin (1962): *College Students in a Mental Hospital: An Account of Organized Social Contacts Between College Volunteers and Mental Patients in a Hospital Community*. New York (Grune and Stratton). Siehe auch Peter Breggin (1962): *„The College Student and the Mental Patient*". In: *College Student Companion Program: Contribution to the Social Rehabilitation of the Mentally Ill* (Connecticut State Department of Mental Health and NIMH).

6 Siehe z.B. Roger Coate und Jerel Rosati (eds.) (1984): *The Power of Human Needs in World Society.* Boulder, CO (Lynne Rienner); und John Burton (1990): *Conflict Resolution and Prevention*. New York (St. Martin's Press). Ich arbeite zur Zeit an einem Buch, das auf ähnlichen Prinzipien basiert: *Beyond Conflict*. New York (St. Martin's Press, 1992). Ich glaube, Liebe ist die eingehendste Methode bei Konfliktlösungen.

7 Die Zitate von Pinel und Esquirol finden sich in Thorn Shipley (ed.) (1961): *Classics in Psychology*. New York (Philosphical Library).

8 Diejenigen, die andere Leute gerne dominieren und kontrollieren möchten, vergleichen sie oft mit Kindern. Esquirol war sicher paternalistisch und autoritär, und zeitweise vertrat er das medizinische Modell; aber er versuchte auch ein menschlicheres Verhalten als es vordem in psychiatrischen Institutionen verbreitet war einzuführen. Seine Sichtweise blieb in vieler Hinsicht sensibler und

aufmerksamer als die der heutigen biologischen Psychiater. Vor allem stimmen Historiker im allgemeinen darin überein, daß die Praktiken der moralischen Ära weit unterdrückender waren als ihre dargelegten Prinzipien.

9 Ich weiß von keiner weiteren Informationsquelle als Sankeys eigenen Beschreibungen seiner Prinzipien und Praktiken.

10 Wie schlecht die Krankenhäuser ihre Patienten in den vergangenen hundert Jahren behandelt haben, ist in vielen Quellen dokumentiert, z.B. bei Emil Kraepelin (1918): 100 Jahre Psychiatrie. Ein Beitrag zur Geschichte menschlicher Gesittung. Berlin (Springer); und Albert Deutsch (1949): *The Mentally Ill in America,* 2nd ed. New York (Columbia University Press). Daß die ungeheuerliche Fehlbehandlung fortgesetzt wird, ist dokumentiert in den gemeinsamen Anhörungen des Subcommittee on the Handicapped of the Committee on Labor and Human Resources, *Care of Institutionalized Mentally Disabled Persons,* Teil 1 und 2, 1.–3. April, 1985. Washington, DC (Government Printing Office).

11 Siehe Loren Mosher und Lorenzo Burti (1989): *Community Mental Health: Principles and Practices.* New York (W. W. Norton); Loren Mosher, Ann Reifman und Alma Menn (1973): „Characteristics of Nonprofessionals Serving as Primary Therapists for Acute Schizophrenics". *Hospital and Community Psychiatry* 24: 391–96; Loren Mosher und Alma Menn (1978): „Community Residental Treatment for Schizophrenia: A Two-Year Follow up". *Hospital and Community Psychiatry* 29: 715–23; Susan Matthews et al. (1979): „A Non-Neuroleptic Treatment for Schizophrenia: Analysis of the Two-Year Postdischarge Risk of Relapse". *Schizophrenia Bulletin* 5: 322–33; und Loren Mosher et al.: „Millieu Therapy in the 1980: A Comparison of Two Residential Alternatives to Hospitalisation". *Bulletin of the Menninger Clinic* 50 (Mai 1986): 229–322.

12 Anm. d. dt. Hrsg.: Siehe dazu Elisabeth Aebi, Luc Ciompi und Hartwig Hansen (Hrsg.) (1994): Soteria im Gespräch. Über eine alternative Schizophreniebehandlung. Bonn (Psychiatrie Verlag).

13 Außer den Studien über die Kommunikation der Familie, die in diesem Teil zitiert werden, gibt es mehrere Untersuchungen in einem ausgezeichneten Handbuch: Thomas W. Miller (ed.) (1989): *Stressful Life Events.* Madison, CT (International Universities Press). Es werden auch Forschungsarbeiten zitiert, die darauf hinweisen, daß die sogenannte Schizophrenie durch Streß verursacht werden kann. Siehe Band 1, Kapitel 2 und 5 zur weiteren Diskussion dieser Themen.

14 Kürzlich half der Kongreß ein wenig nach, damit das widerwillige NIMH diesen Drop-In-Centern Geldmittel zur Verfügung stellt, aber der politische Trend der Zukunft wird sich wahrscheinlich gegen eine Unterstützung durch das NIMH richten.

15 Das nationale Büro der Association for Humanistic Psychology ist in San Francisco angesiedelt. Die jährlichen Konferenzen wie auch die Versammlungen werden an verschiedenen Orten im Lande verteilt abgehalten.

16 Siehe das Freud-Zitat am Anfang des Kapitels.

17 Re-evaluation Co-counselling, *Fundamentals of Co-Counselling Manual*. Seattle (Rational Island, 1962). Die Prinzipien beruhen auf einem besonderen psychotherapeutischen Ansatz; die Individuen, die einander mittels dieser Techniken helfen, „führen" – nach fast jeder Definition – „Psychotherapie durch", auch wenn sie nicht dafür bezahlt werden.

18 Kapitel 5 enthält weitere Gedanken dazu, wie man einen Therapeuten auswählt.

19 Wie Thomas Szasz und andere gezeigt haben, hat die rechtliche Kompetenz der Psychiatrie, zu entscheiden, ob das kriminelle Verhalten eines Individuums durch eine „Geisteskrankheit!" beeinflußt wurde, für die Gesellschaft sehr negative Konsequenzen. Sie legitimiert die Autorität der Psychiatrie über das, was im wesentlichen moralische, soziale und politische Probleme sind.

Index der Medikamente

[Die einzelnen Stoffe sind jeweils ohne weitere Kennzeichnung mit ihren Generic Names angegeben, Handelsmarken, unter denen die einzelnen Präparate vertrieben werden, sind durch ® gekennzeichnet]

Abkürzungen

AA: *Anonyme Alkoholiker* – Alkoholiker-Selbsthilfeorganisation.

ADD: *Attention deficit disorder* – Aufmerksamkeitsstörung.

AMA: *American Medical Association* – Amerikanische Gesellschaft für Medizin.

APA: *American Psychiatric Association* – Berufsverband der amerikanischen Psychiatrie.

AS: *Affective Style* – affektiver Stil. In der empirischen Familienforschung verwendetes Maß für direkt zu beobachtende kritische, schuldzuweisende und einmischende Äußerungen.

CD: *Communication Deviances* – Kommunikationsabweichungen. Bezeichnung für bestimmte Merkmale der Kommunikation in Familien mit Patienten, die als schizophren diagnostiziert wurden, beispielsweise die Unklarheit und Verschiebung des Aufmerksamkeitsfokus, Unterbrechungen, Sprachanomalien etc.

DART: *Depression Awareness, Recognition, and Treatment Programme* – Depressionsbewußtseins-, Erkennungs- und Behandlungsprogramm; eine Aktion im Rahmen der Öffentlichkeitsarbeit des NIMH.

DSM-III: *Diagnostic and Statistical Manual of Mental Disorders, No. III* – Diagnostisches und statistisches Handbuch seelischer Störungen, Fassung Nr. III. Es handelt sich um einen Leitfaden zur Diagnose und statistischen Erfassung psychischer Erkrankungen, das von der APA herausgegeben wird und weltweit zunehmend Anwendung findet. Symptome werden beschrieben und zu Krankheitseinheiten zusammengefaßt bzw. gegen andere Klassifizierungen abgegrenzt. Inzwischen ist eine neue Version (DSM-IV) erschienen.

Anm. d. dt. Hrsg.: Eine aktuelle deutsche Bearbeitung wurde 1996 unter dem Titel „Diagnostisches und Statistisches Manual Psychischer Störungen, DSM-IV“ veröffentlicht (bearb. v. H. Saß, H.-H. Wittchen u. M. Zandig. Göttingen: Hogrefe).

ECT: *Electroconvulsive Therapy* – Elektrokrampftherapie.

EE: *Expressed Emotions* – geäußerte Gefühle. Maß für die von Familienmitgliedern in der familiären Interaktion geäußerten (vorwiegend negativen, kritischen oder auch überfürsorglichen) Gefühle dem Patienten gegenüber.

EEG: *Elektroenzephalogramm* – Aufzeichnung der Hirnstromkurven.

EKT: *Elektrokrampftherapie.*

FDA: *Food and Drug Administration* – das Bundesgesundheitsamt der USA, das u.a. über die Zulassung von Medikamenten auf dem amerikanischen Markt zu entscheiden hat.

JAMA: *Journal of the American Medical Association* – Zeitschrift der amerikanischen Gesellschaft für Medizin.

LD: *Learning disorder* – Lernstörung.

NAMI: *National Alliance for the Mentally Ill* – nationale Allianz für Geisteskranke. Selbsthilfeorganisation von Eltern als „psychisch krank" diagnostizierter Kinder, begründet vom Vater John Hinckleys, dem Reagan-Attentäter.

NAPS: National Association of Psychiatric Survivors – Nationale Vereinigung für Überlebende der Psychiatrie; früher National Alliance of Mental Patients (NAMP) – Nationale Vereinigung psychischer Patienten.

NIMH: *National Institute of Mental Health*. Nationales Institut für geistige Gesundheit. Eine der angesehensten psychiatrischen Forschungseinrichtungen in den USA. Die theoretischen und praktischen Konzepte, die dort vertreten werden, gewinnen erfahrungsgemäß einen großen Einfluß auf die Schulpsychiatrie in den USA (und in Deutschland zumindest auf die akademische Psychiatrie).

PDR: *Physicians Desk Reference* – Nachschlagewerk für den Schreibtisch des Arztes.

PTSD: *Posttraumatic Stress Disorder* – posttraumatisches Streßsyndrom.

TD: *Tardive Dyskinesia* – Spätdyskinesie.

VA: *Veterans Administration* – Organisation der Kriegsveteranenfürsorge, die auch in der Krankenversorgung der Soldaten tätig ist und Hospitäler unterhält.

WHO: *World Health Organization* – Weltgesundheitsorganisation.

YAP: *Youth Advocate Program* – Anwaltsprogramm für Jugendliche.

ZNS: *Zentrales Nervensystem*.